PROFESSEUR LEGUEU

CLINIQUES DE NECKER

A. MALOINE ET FILS
ÉDITEURS

CLINIQUES DE NECKER

DU MÊME AUTEUR

Traité chirurgical d'Urologie. Préface du Professeur GUYON, 1 vol. gr. in-8, avec 663 gravures dans le texte et 8 planches en couleurs hors texte. (Couronné par l'*Académie de Médecine*.)

Paris, ALCAN, 1910. Prix . . . . 40 fr.

Exploration radiographique de l'appareil urinaire, en collaboration avec E. PAPIN et G. MAINGOT, 1 grand ouvrage illustré de 72 planches hors texte dont 67 en noir et 5 en couleurs.

Paris, GITTLER, 1913. Prix . . . . 30 fr.

Archives urologiques de la Clinique de Necker. Quatre fascicules réunis en un gr. in-8 de 532 pages, avec 54 figures dans le texte et 15 planches en couleurs hors texte.

Paris, GITTLER, 1914. Prix . . . . 40 fr.

CLINIQUES

DE

NECKER

PAR

FÉLIX LEGUEU

PROFESSEUR DE CLINIQUE DES MALADIES DES VOIES URINAIRES
A LA FACULTÉ DE PARIS
CHIRURGIEN DE L'HOPITAL NECKER

(1912-1916)

Avec 68 figures
dont 3 en couleurs hors texte

A. MALOINE ET FILS, ÉDITEURS
27, RUE DE L'ÉCOLE-DE-MÉDECINE, 27
PARIS

—

1917

INTRODUCTION

Dans ce volume qui sera, je l'espère, le premier d'une série, je publie quelques-unes des *Leçons Cliniques* que j'ai faites à Necker, de 1912 à 1914.

Elles auraient dû paraître plus tôt : mais la guerre, en arrêtant momentanément le mouvement scientifique, a retardé leur publication. J'ai pu ainsi y ajouter trois leçons sur l'Urologie de guerre.

Les autres questions que j'ai traitées, n'ont aujourd'hui rien perdu de leur importance, car elles dominent toujours la chirurgie urinaire. Le temps n'a, par ailleurs, changé aucune des opinions dont elles contiennent l'exposé ; sur tous les points j'ai pu, au contraire, acquérir de nouveaux et très nombreux documents, et donner une nouvelle force à mes conclusions.

On ne trouvera ici ni un chapitre de pathologie, ni un mémoire original, car la leçon clinique n'est ni l'un ni l'autre.

Elle est le développement et le commentaire d'une observation ; elle est l'enseignement d'un fait dont on rapproche par synthèse les observations analogues; elle est encore l'exposition d'une idée et le point de départ d'un mémoire. Elle ne saurait donc avoir l'allure dogmatique d'un chapitre de pathologie, ni comporter l'inutile bibliographie d'un travail original.

Ces Cliniques, qui s'inspirent des faits que le hasard met en nos mains, constituent pour celui qui les vient écouter en passant, un morceau détaché qui se suffit à lui-même et trouve en une seule fois son principe et sa conclusion.

Mais pour le Professeur qui les répartit dans la durée d'une ou plusieurs années, elles représentent un ensemble, une suite dont les éléments se complètent comme les anneaux d'une chaîne, et se fortifient en se juxtaposant, comme les fondements d'un édifice. Ainsi de l'ensemble résulte une vue plus générale, une conception plus large, que ne le laissait apercevoir une clinique considérée isolément.

C'est seulement en les rapprochant les unes des autres que l'on peut saisir cet enchaînement d'un enseignement prolongé, cette harmonie des parties qui fait l'unité de l'ensemble.

Et c'est une des raisons pour lesquelles je présente aujourd'hui au public, condensée en un volume, cette suite de Leçons Cliniques échelonnées sur une succession de plusieurs années.

Elles sont disposées, non dans l'ordre chronologique, mais par groupement de sujet, de manière à consacrer dans le livre l'ensemble qu'elles constituent.

Ainsi sont juxtaposées mes leçons sur la *Néphrectomie,* et celles sur l'*Adénome prostatique*, qui forment le contingent le plus important de ce volume.

Toutes ont été rédigées par moi et sont ainsi présentées avec le caractère qui a servi à leur exposition.

Je les dédie aux élèves, aux assistants étrangers, aux moniteurs qui les ont entendues ; ils y retrouveront sans doute un souvenir. Je souhaite qu'elles apprennent aux autres quelque chose et que tous y trouvent ne fut-ce qu'un reflet des qualités qui ont établi dans l'histoire de la médecine la supériorité de la Clinique française.

Professeur F. LEGUEU.

Paris, ce 31 décembre 1916.

I

PATHOLOGIE GÉNÉRALE DE L'APPAREIL URINAIRE

(LEÇON D'OUVERTURE)

13 Novembre 1912

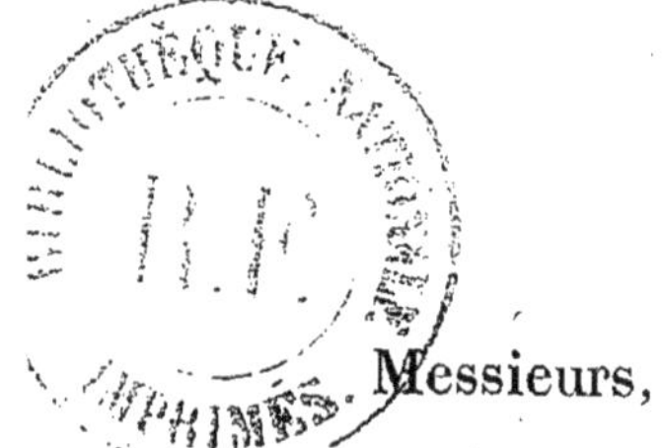

Messieurs,

En reparaissant aujourd'hui dans cet amphithéâtre, où, pendant les meilleures années de ma vie, j'ai reçu d'un Maître illustre et vénéré d'inoubliables leçons, en revenant muni de l'investiture professorale en cette maison paternelle, d'où de légitimes circonstances semblaient m'avoir à jamais éloigné, je me vois entrer dans la réalité d'un rêve inespéré, et mon âme se trouble d'une émotion profonde.

Car celui que je viens ici remplacer avait, par sa valeur, forcé l'admiration du monde chirurgical, et sa disparition prématurée me laisse, avec les regrets d'une amitié brisée, le fardeau trop lourd de deux successions difficiles.

En m'appelant à cette chaire, à la presque unanimité de ses voix, la Faculté a surtout pensé qu'appartenant plus intimement et depuis plus longtemps à la grande École qui a projeté sur le monde le rayonnement parti de cet hôpital, j'étais plus qualifié qu'un autre pour continuer, après Albarran, les traditions du professeur Guyon.

J'apprécie à sa haute valeur, je ressens avec une légitime

fierté le grand honneur qui m'est fait; et je donne toute ma reconnaissance à ceux qui en furent pour moi les dispensateurs.

Je remercie tout spécialement M. le Doyen de la bienveillance qu'il m'a toujours témoignée et que j'ai senti particulièrement affectueuse depuis le jour où j'ai frappé à la porte de la Faculté. J'y suis d'autant plus sensible que je ne suis son élève à aucun titre, mais je n'ai pas encore renoncé à le devenir. Et j'espère même qu'en devenant désormais son collaborateur immédiat, je vais enfin apprendre à sa manière : le moyen de remplir, à la satisfaction de tous, les devoirs d'une charge écrasante; le secret d'exercer l'autorité sans cesser de se faire aimer; l'art enfin d'être l'homme nécessaire d'une situation difficile et d'une période troublée.

En ce moment où je commence cette noble mais troublante mission de donner aux autres l'enseignement et de préparer des générations d'élèves, mon souvenir se reporte naturellement vers tous ceux qui m'ont formé et à qui je dois le meilleur de ce que je pense avec la plus grande partie de ce que je sais. Et je revois tout d'abord mes Maîtres de l'École d'Angers, et mes premiers Maîtres en médecine à Paris; ils ont entr'ouvert à mon ignorance le grand livre de la nature, et, par leurs commentaires, développé la curiosité de savoir et éveillé les premières ambitions. Mon souvenir reconnaissant ne les a jamais oubliés.

Je dois au professeur Le Dentu mon éducation en chirurgie générale et mon initiation à la chirurgie rénale, qu'il fut un des premiers à implanter ici. Il préparait alors son grand ouvrage sur les Maladies des Reins, où il devait montrer sa vaste érudition et son sens clinique éclairé. Sa correction dans l'opération, sa conscience de chirurgien; dans la vie, son affabilité pour ses élèves m'ont laissé un profond souvenir et je lui garde beaucoup de reconnaissance. En se retirant avant l'heure et sans raison, il vient de donner à tous une belle leçon de sagesse et de philosophie et montré comment on peut grandir encore en descendant.

Je trouvais l'année suivante dans le professeur Lannelongue

une tout autre nature. Son caractère ardent ne lui permettait plus de se plier au rythme régulier d'une fonction déterminée. Les réalités objectives de la chirurgie ne suffisaient plus aux aspirations de son tempérament, il voyait plus loin, il se passionnait alors pour la bactériologie qu'il étudiait aux côtés de Pasteur et dont il venait de faire à la chirurgie des os les premières applications.

Lannelongue nous étonnait par son désir de progrès, il nous entraînait par sa curiosité toujours en éveil, il nous émerveillait dans ces examens cliniques où à propos d'une difformité congénitale ou d'une maladie osseuse, il développait la perspicacité de son observation, avec l'originalité et la largeur de ses vues.

J'ai conservé avec admiration le souvenir de ces leçons de choses, et je pense avec reconnaissance à la bienveillance que mon Maître m'a toujours témoignée et jusqu'à la fin de sa vie.

En même temps, je recevais l'enseignement de ce professeur extraordinaire, de cet enseigneur étonnant que fut Farabeuf. Je suis fier d'avoir été de ces générations fortes et sûres de leur anatomie, qui sont sorties tout armées de son Ecole pratique et qui ont donné à nos hôpitaux un corps chirurgical incomparable d'élégance et de précision.

Ce que nous sommes comme opérateurs, c'est à Farabeuf que nous le devons, et je ne puis taire la gratitude que je dois au Maître, qui a exercé sur la chirurgie contemporaine une influence aussi incontestable et aussi féconde.

Mais s'il est vrai que nous ne sommes guère l'élève que de celui-là seulement qui a exercé sur nous l'ascendant le plus supérieur, imprimé à notre carrière l'orientation la plus précise et laissé dans notre caractère et jusque dans toute notre vie l'empreinte la plus profonde, à ce titre, je n'ai qu'un Maître : c'est Guyon.

Il est ici, Messieurs! j'ai la joie immense de l'avoir près de moi, dans ce moment solennel de ma vie professorale, et de sentir vibrer en sa présence les sentiments que la Postérité réservera toujours à sa mémoire.

Il est venu pour me présenter lui-même aux générations qui viendront chercher son souvenir en cette maison, pour me marquer une fois encore du sceau de son empreinte et bien montrer que c'est un peu de lui-même qui revient aujourd'hui avec moi dans sa Clinique.

Depuis vingt-deux ans, je lui suis attaché à des titres divers.

Lorsqu'il m'accueillit comme interne, il dirigeait, depuis 1867, ce service fondé par Civiale, et renouvelait l'Urologie tout entière à la lumière de ses mémorables travaux. Un des premiers, il avait appelé la physiologie à l'étude des maladies urinaires; il avait comparé les réactions morbides des organes à leur fonctionnement normal, et, accentuant encore l'impulsion donnée par Claude Bernard à la Médecine, orienté l'Urologie dans les voies fertiles de la Physiologie pathologique.

En outre, il avait, avec la sûreté de son jugement, saisi de bonne heure le bouleversement admirable que les découvertes de Pasteur, allaient apporter à la Chirurgie, et de suite il en avait fait à son domaine l'application.

Dès lors, la notion de l'Infection urinaire s'édifiait sur des bases scientifiques. La séméiologie se perfectionnait à son appel : le diagnostic, entre ses mains, s'élevait à d'étonnantes précisions, et la thérapeutique elle-même, avec la physiologie pathologique comme fondement et l'antisepsie comme moyen, atteignait à des résultats jusqu'alors insoupçonnés. On entrevoyait entre les organes urinaires des relations encore inconnues ; l'Urologie prenait un corps, elle devenait une Science. Et désormais, dans ce domaine, fertilisé de ces conceptions nouvelles, le progrès va lever avec les années sous l'inspiration du Maître et avec le travail des élèves qu'il aura formés à son image.

Du monde entier, des chirurgiens venaient ici chercher un enseignement et une méthode; ils retournaient ensuite en leur pays, pour fonder, en France ou à l'étranger, ces centres qui brillent aux quatre coins du monde de l'éclat qu'ils ont puisé dans ce service.

La Faculté ne pouvait plus ignorer un enseignement déjà tant recherché; et elle s'honorait elle-même en lui donnant en 1890 la consécration officielle.

Je venais d'arriver dans ce service comme interne, et seize

ans après, je m'y trouvais encore comme agrégé de mon Maître, lorsque, atteint par la limite d'âge, il dut prendre sa retraite.

Et pendant cette période d'une belle activité, je l'ai vu organiser cette Clinique jusqu'à en faire un modèle devant l'étranger ; et dans ce cadre, élargi et perfectionné par son organisation, donner chaque jour aux élèves les trésors de son savoir et l'enseignement de son exemple.

Je l'ai vu continuer ses fonctions jusqu'au dernier jour, avec une régularité qui ne comporta jamais une défaillance et rester ainsi partout et toujours comme la personnification vivante du devoir et de la conscience.

Je l'ai vu enfin, suivi de l'admiration respectueuse de tous, passer au milieu des générations, dans le rayonnement de sa valeur, sans une tache à son âme et sans une ombre à sa dignité.

De tels souvenirs, Messieurs, puisés à pareille source, suffiraient déjà au bonheur d'une existence; mais j'ai reçu plus encore. Mon maître m'a comblé de son affection; il m'a conduit avec son cœur par les voies, dont sa sollicitude avait pour moi choisi les directions et aplani les difficultés; et si je suis ici, c'est à lui que je le dois. Je puis donc dire que je lui dois tout, et je lui reste attaché par les liens d'une reconnaissance dont aucune expression ne pourra dire assez la profondeur et la fidélité.

Et c'est devant lui, maître de l'Urologie française; devant lui, fondateur et toujours chef de cette école de Necker; que je veux prêter le serment de fidélité, et dire que je consacrerai désormais toute mon activité au développement, à la sauvegarde et à la prospérité des grands intérêts scientifiques dont je reçois aujourd'hui le dépôt sacré.

*
* *

Depuis quelque temps déjà, Albarran avait le pressentiment de sa fin prochaine, et lorsque, le 14 novembre de l'année 1906, il terminait ici la leçon inaugurale par laquelle il prenait possession de sa chaire, il disait : « Puisse, dans quelques années, mon successeur dire de moi : il continua dignement l'œuvre de son Maître! »

Deux années de professorat seulement et trois années d'une lente agonie, voilà, Messieurs, tout ce que la Destinée réservait, hélas! à ce travailleur incomparable, à cette intelligence lumineuse qui s'éclaira parfois des lueurs du génie, et que l'Espagne, un jour, avait généreusement donné à la France.

Né à Cuba, Albarran venait de terminer à Barcelone ses études médicales, lorsqu'il arriva très jeune à Paris. Il y venait pour apprendre le français, pour compléter son instruction et retourner plus tard exercer la médecine en son pays natal. Mais, tout de suite, il se sent attiré par le génie de notre race, séduit par la clarté de notre langue; il reconnaît dans le caractère français, si ouvert et si large, les affinités qui conviennent à son tempérament; déjà, il prévoit que c'est en France seulement qu'il pourra, sous le libéralisme de nos institutions, donner le plein essor à son activité scientifique; et encouragé par ses premiers maîtres, qui ont déjà remarqué les dons merveilleux dont la nature l'a gratifié, il se décide à rester à Paris, il se lance dans la voie des concours, et, à l'exemple des Damaschino et des Panas, il entrevoit déjà, dans une vision de rêve, le couronnement professoral de sa carrière.

Depuis lors, la vie n'est pour lui qu'une série de succès : il marche en conquérant d'étape en étape, il gagne tous ses grades de haute lutte, étonnant partout ses juges par la sûreté de son jugement et par la lucidité de sa conception.

Sa quatrième année d'internat l'amène chez Guyon, où il est attiré par la réputation mondiale de l'Ecole de Necker; il en devient bientôt le premier chef de clinique, puis le premier agrégé; et désormais attaché pour toujours à ce service, il va pouvoir se consacrer définitivement à la spécialité qu'il s'est choisie.

De son côté, le Maître le voit paraître comme une étoile qui monte : il reconnaît en lui les qualités nécessaires à la direction de son Ecole; et par l'initiative qu'il lui laisse, par la collaboration qu'il lui prête, par l'inspiration qu'il lui prodigue et l'affection dont il l'entoure, longtemps avant l'heure, il l'a désigné au choix de la Faculté comme son successeur.

Albarran apportait à l'Urologie des connaissances générales qui lui constituaient une incontestable supériorité ; il avait étudié la médecine avec Grancher, la chirurgie avec Trélat et Le Dentu, la bactériologie avec Pasteur, l'histologie avec Malassez et Ranvier. Ainsi des confins d'un horizon illimité, il pouvait envisager de très haut le domaine de sa spécialité ; ses vues étaient plus vastes, ses conceptions plus élevées.

Il va se servir de ses connaissances générales pour éclairer la pathologie de l'appareil urinaire, mais il va utiliser l'appareil urinaire comme un moyen d'éclairer nos connaissances en pathologie générale.

Ainsi, quand il étudie les Tumeurs de la vessie, il se préoccupe moins de classer les tumeurs d'un organe que de trouver la formule générale du développement et de l'évolution des néoplasmes : ses recherches remarquables sur les Tumeurs des gencives lui apportent, à ce point de vue, les éclaircissements nécessaires, et il propose une classification nouvelle, histogénique, qui résume l'origine, l'évolution et les transformations des tumeurs, et s'applique à tous les néoplasmes de l'économie.

Ses recherches sur l'Infection urinaire proviennent du même esprit, accusent la même tendance : après avoir découvert avec Hallé l'agent de cette infection urinaire, la *bactérie pyogène*, qui ne devait que plus tard être identifiée avec le colibacille, Albarran étudie son rôle dans l'appareil urinaire, l'influence des associations microbiennes, les infections anaérobies ; sur le rein, il découvre la sclérose microbienne, précise le mécanisme jusqu'alors inconnu de l'infection descendante, et formule, à l'aide de l'expérimentation et de l'anatomie pathologique combinées, une doctrine si juste et si vraie des infections glandulaires que Claisse, Dupré et d'autres peuvent en faire aux glandes salivaires, au foie la vérification : ils en trouveront partout l'éclatante confirmation.

Telle est, Messieurs, la fécondité d'une haute culture, alors même qu'elle évolue dans un domaine restreint. La spécialité devient alors un foyer de généralisation, sans cesser d'être un centre d'application : et c'est ainsi, Messieurs, que je la comprends.

Albarran était en outre, un chirurgien de premier ordre : et dans son dernier livre, dans son *Traité de médecine opératoire des voies urinaires,* il nous a donné sa technique personnelle, et il y révèle ses qualités de technicien habile et de chirurgien avisé, de chirurgien qui sait se préoccuper des indications et attribue aux soins post-opératoires une part considérable dans la guérison des malades.

Il eut d'ailleurs la joie, souvent refusée aux grands travailleurs, de voir se réaliser en des applications immédiates le bénéfice de son activité.

D'abord c'est à lui que l'on doit l'inauguration en France de la prostatectomie : les tentatives de l'étranger n'avaient eu ici que peu d'échos lorsque les premières statistiques d'Albarran vinrent montrer au monde chirurgical étonné et la bénignité d'une opération, qu'on pouvait croire très meurtrière, et son efficacité sur une vessie dont toutes les conceptions antérieures semblaient établir la déchéance fonctionnelle définitive. A partir de ce jour, la cause de la prostatectomie était gagnée ; sans doute cette opération devait se perfectionner, elle allait même changer de voie, mais c'était le même principe qui changeait son application : et ce principe, c'est Albarran qui l'avait établi.

Ensuite, en modifiant par une ingénieuse disposition le cystoscope à cathétérisme de l'uretère, Albarran a rendu pratique et mis à la portée de tous cette exploration qui commande la néphrectomie. Dès lors, l'ablation d'un rein pouvait se faire en pleine connaissance de l'existence et de la qualité du rein opposé. Lui-même, étudiant dans de longues et consciencieuses recherches le fonctionnement comparatif des reins sains et des reins malades, parvenait à établir les lois qui les régissent, en déduisait des formules de diagnostic, des chiffres de mensuration fonctionnelle, et il arrivait à régler son épreuve de la *Polyurie expérimentale*. Toutes ces recherches sont exposées dans un livre considérable par l'importance des documents qu'il contient, dans son livre sur l'*Exploration des fonctions rénales,* et qui restera longtemps comme la base nécessaire à laquelle tous les chercheurs de l'avenir devront demander un conseil et une documentation.

Enfin, comme conséquence immédiate du cathétérisme de l'uretère, Albarran inaugurait la doctrine de la localisation primitive sur le rein de la tuberculose urinaire ; il affirmait la nécessité de la néphrectomie précoce et montrait par des statistiques magnifiques dressées en face de la médecine impuissante l'action nécessaire et toujours bienfaisante de l'intervention.

Voilà, Messieurs, ce que fut au point de vue scientifique le plus brillant élève de l'Ecole de Necker, et vous pouvez penser avec quelle fierté le Maître qui l'avait formé, le voyait ainsi prolonger son enseignement et sa méthode en des acquisitions, dont le recul du temps ne pourra que confirmer les bénéfices et multiplier les applications.

Albarran portait en son extérieur la marque de sa supériorité ; sa belle intelligence se révélait tout entière dans l'ampleur de son front, dans la flamme étincelante de ses yeux. La nervosité de ses traits, et je ne sais quelle impressionnabilité qui se dessinait en toute sa personne disait l'ardeur de sa pensée, et accusait la vie intense dont il était animé.

C'est dans ses cours et ses communications que sa personnalité pensante se montrait tout entière. On apprenait à l'entendre tant de faits intéressants et d'idées nouvelles, Albarran trouvait pour les exposer une telle justesse d'expression, il présentait ses arguments dans une ordonnance si logique, et développait ses convictions avec tant d'ardeur à la fois et d'autorité, que malgré cet accent très prononcé qu'il conserva toujours en souvenir de sa première patrie, on se sentait immédiatement conquis par son incontestable maîtrise.

Il se dépensait sans compter ; habitué à voir tout lui réussir, il ne voulut jamais écouter les sages conseils qui l'invitaient au repos, et volontiers, d'ailleurs, il eût répondu, comme tous les passionnés des grandes causes : « *Aliis inserviendo consumor* ». « Qu'importe, puisque c'est au service des autres que je me consume ! »

Dans les premiers jours de 1909, il dut quitter son service

et ce fut pour toujours. Une maladie lente le minait dans l'ombre, et, pendant trois années, il sentit, en pleine conscience, ses forces décliner par degrés ; il vit la mort venir pas à pas, il l'attendit comme une délivrance, et jusqu'au dernier jour ne cessa de se préoccuper de ceux qu'il aimait, de ses enfants, de son cher Necker, de sa succession.

Depuis longtemps, je le suivais de loin : je lui avais succédé dans ce service comme interne médaille d'or, comme chef de clinique, comme agrégé. Il s'en souvint ; et lorsqu'au commencement de janvier, il sentit ses forces faiblir d'une façon plus rapide, lorsqu'il comprit que le grand moment allait enfin paraître, de ses mains défaillantes il détacha lui-même le flambeau de l'Urologie française qui dormait à son chevet et il me l'envoya avec le Sceau de Necker, voulant ainsi, au seuil de la tombe, réserver une dernière joie à la douleur de son Maître et me donner, dans un adieu suprême, la marque d'estime et de confiance qui pouvait m'être la plus chère et la plus précieuse.

Et maintenant, Messieurs, rendons à sa mémoire l'hommage qui lui tenait tant au cœur ; mais regrettons surtout qu'il n'ait pu poursuivre plus loin l'œuvre de son Maître. Oui ! pour longtemps encore, nous souffrirons de l'avoir vu disparaître juste à ce moment de sa vie, où fort de son passé, où riche de toutes ses acquisitions, il allait pouvoir, dans le plein épanouissement de sa puissance, contribuer plus efficacement que jamais au prestige de son Ecole et à la suprématie de l'Urologie française.

*
* *

Dans sa recherche consciencieuse du diagnostic, dans sa détermination précise des indications thérapeutiques, la clinique ne peut se passer des éclaircissements de la Pathologie générale.

Mais dans le domaine étroit d'une clinique spéciale, ce rôle de la Pathologie générale ne m'apparaît pas moins nécessaire ni indispensable. Un appareil avec son agglomération d'organes n'est qu'une image réduite de l'ensemble de l'organisme : c'est un État dans l'État.

Les mêmes principes, les mêmes lois en régissent la pathologie avec des articles nouveaux, commandés par certaines affinités spéciales et surtout par des dispositions anatomiques particulières.

C'est précisément tout cela que nous enseigne la Pathologie générale d'une spécialité : elle nous apprend les lois suivant lesquelles les processus morbides évoluent dans ce domaine, elle règle le déterminisme de leurs extensions, elle fixe les conditions de leurs propagations, et ce sont même ces données qui, centralisées à leur tour de plusieurs appareils différents, donnent un corps à la Pathologie générale et la constituent tout entière.

C'est au concours de la clinique, de l'expérimentation et de l'anatomie pathologique que l'on doit ce travail de synthèse. Il est et restera toujours susceptible de variations, car c'est le propre des données scientifiques d'être toujours en mouvement et de ne jamais être fixées dans l'immuabilité d'un dogme. Mais à certaines périodes aussi, il est bon de s'arrêter pour mesurer le chemin parcouru, pour dominer d'une hauteur l'horizon qui se découvre et orienter vers une direction précise les recherches de l'avenir.

Il y a quelque trente ans, on ne connaissait guère que des maladies d'organes urinaires : on ne voyait pas toujours ni partout la relation qui les unissait entre elles. Aujourd'hui, avec le travail des années, et surtout grâce à l'œuvre de Guyon, on peut concevoir enfin une Pathologie générale de l'appareil urinaire et l'envisager successivement en elle-même et dans ses rapports avec la pathologie des autres appareils.

Au moment de commencer une œuvre exclusive de clinique, il me paraît utile et sage, Messieurs, d'entr'ouvrir ce chapitre et d'y jeter, ne fût-ce qu'un coup d'œil, avant de poursuivre, comme nous le ferons demain, l'analyse de chacun des cas cliniques qui s'offriront à notre observation.

Ce qui constitue, au point de vue pathologique, la spécialité de l'appareil urinaire, ce n'est pas la particularité des processus morbides qui s'y répandent. A part quelques exceptions, à part quelques tumeurs comme les hypernéphromes, qui trouvent, dans un voisinage embryonnaire immédiat, une raison unique à leur présence, toutes les maladies qui s'y développent ont leur analogue dans l'économie.

Ce qui est spécial à l'appareil urinaire, c'est d'abord l'affinité que certaines lésions y trouvent à la faveur d'une disposition histologique spéciale. Ainsi, le gonocoque trouve dans la muqueuse urétrale des affinités qu'il ne rencontre nulle part plus favorables et il choisit là son terrain d'élection. Ainsi, le coli-bacille affecte pour cet appareil une prédilection particulière que ni le staphylocoque, ni le streptocoque ne présentent au même degré. Ainsi, encore, le papillome trouve ici dans l'épithélium urinaire, dans l'origine allantoïdienne de la vessie et peut-être aussi dans le courant vecteur de l'urine, une raison de sa fréquence et de sa disposition particulière.

Ce qui est spécial, c'est ensuite et surtout la façon suivant laquelle des processus pathologiques généraux pénètrent, évoluent et se propagent dans les limites anatomiques d'un appareil disposé d'une façon spéciale pour les recevoir, troublent le jeu normal des fonctions auxquelles il doit présider et réagissent d'une façon propre à chacun d'eux sur l'état général de l'individu. Essayons donc, Messieurs, de pousser plus loin l'analyse, et voyons comment et en quoi sur ces trois points : de l'altération anatomique, du trouble fonctionnel et de la réaction générale, la maladie urinaire accuse sa personnalité et caractérise enfin sa spécialité.

Disposé exclusivement pour la sécrétion et l'élimination de l'urine, l'appareil urinaire n'est qu'un long canal, qui, avec un réservoir intermédiaire, la vessie, va du rein à l'extérieur.

Sur son trajet, il est exposé d'abord à des traumatismes comme tous les organes abdominaux ou à des compressions gênantes. Ainsi, chez la femme, l'appareil génital est un danger pour l'appareil urinaire : un voisinage immédiat, des connexions vasculaires intimes permettent aux inflammations des trompes et du petit bassin de se propager à la vessie, et aux tumeurs utérines ou annexielles d'exercer sur elle et les uretères des compressions gênantes pour leur intégrité.

Mais au point de vue pathologique, le danger de l'appareil urinaire, ses points faibles, ceux par lesquels il est surtout vulnérable et reçoit la maladie, ce sont ses deux points extrêmes.

Sa communication avec le milieu extérieur l'expose nécessairement aux contaminations microbiennes, et pour lutter contre l'envahissement ascendant, il dispose de moyens de défenses assez faibles. Des sphincters que leur fonction oblige à s'ouvrir souvent, ne permettent qu'une protection très insuffisante. Seule, la prostate reste chargée de défendre les zones déclives de l'appareil, et de lutter de toute la force de ses lipoïdes contre les processus infectieux locaux ou généraux.

A l'autre pôle, le rein domine l'appareil urinaire ; il en est l'organe le plus noble d'ailleurs et en commande les fonctions. Mais cette tâche l'expose à recevoir d'une façon funeste, l'influence de tous les produits pathologiques qui circulent dans le sang.

Filtre électif, chargé de l'élimination des toxines, il reçoit les atteintes de leur passage ; il en résulte des néphrites aiguës ou chroniques; l'élimination prolongée des albumines hétérogènes au cours des suppurations longues est même susceptible de provoquer sa dégénérescence.

Chargé par accident ou par fonction de l'élimination des microbes, des bacilles tuberculeux ou autres en circulation dans le sang, il verse à l'appareil urinaire au cours de toutes les maladies infectieuses, les éléments parasitaires qui le traversent; il les élimine longtemps après que la maladie principale semble éteinte et provoque dans la vessie, par exemple, ces bactériuries éberthiennes qui survivent longtemps à la fièvre typhoïde.

En fixant sur son tissu le bacille de Koch, il contracte la tuberculose ulcéro-caséeuse, et crée un nouveau foyer, d'où va résulter la contamination de tout l'appareil. Et ainsi les mêmes propriétés qui font du rein une sauvegarde pour l'organisme en font un danger permanent pour l'appareil urinaire.

Il élimine encore l'acide urique en excès, et tandis que sous cette influence se constitue une néphrite lithiasique, dans le bassinet se forment des concrétions qui descendront un jour par l'uretère jusque dans la vessie et provoqueront sur leur passage diverses sortes d'accidents.

En outre, tous les organes à sécrétion interne, le corps thyroïde, l'hypophyse, la capsule surrénale, exercent une action de régulation sur le fonctionnement du rein, mais les mêmes substances peuvent à dose continue altérer la cellule rénale et par une action trop brusque, troubler définitivement ses fonctions.

Ainsi toutes les réactions, toutes les infections de l'organisme ont leur retentissement sur le rein et peuvent, grâce à lui, parvenir à l'appareil urinaire.

Une fois venue à l'appareil, la Maladie va utiliser encore pour sa propagation ces communications larges et faciles qui établissent entre tous ces organes des relations de continuité et de dépendance. Grâce à cette disposition, la maladie ne reste jamais, ou presque jamais, localisée à un organe : elle s'étend de l'un à l'autre au fil de ces communications, en suivant ou en remontant le courant de l'urine, en rompant les faibles barrières créées par les sphincters, et, partie d'un organe, elle devient rapidement, par ses extensions, par ses réactions et ses influences à distance, la maladie d'un appareil.

Voyez les Infections : qu'elles soient ascendantes ou descendantes, qu'elles abordent l'appareil par l'urètre pour remonter au rein, ou qu'elles y viennent par le rein pour descendre à la vessie, elles utilisent, dans un cas comme dans l'autre, les voies faciles qui sont ouvertes à leur extension. Sans doute chacune d'elles, tout en suivant la même marche générale, conserve sa personnalité par ses affinités particulières pour tel organe, par ses tendances à brûler telle étape : la tuberculose, infection descendante, n'a pas la même allure que les infections coli-bacillaires qui viennent du rein. Chaque maladie possède donc sa physionomie propre dans le cadre général de ses propagations.

De même encore dans la manière d'organiser à l'aide de ces moyens sa défense et sa réaction, chaque organe conserve son individualité basée sur sa constitution anatomique. Ainsi, dans la tuberculose, la vessie protégée par son épithélium et par le courant de l'urine, résiste beaucoup plus longtemps que le rein, qui va de suite à l'ulcération et à la caséification.

Mais, et c'est sur ce fait que je veux insister, au bout d'un temps variable, l'infection s'est étendue plus ou moins profondément au rein, à l'uretère, à la vessie, à la prostate, quelquefois au tissu cellulaire voisin, et l'appareil urinaire est envahi dans sa totalité.

Dans la Lithiase, il en est de même : voici que dans le rein se forme un calcul. Il sera peut-être toléré pendant un certain temps, mais non sans déterminer dans le rein qui le contient des lésions de présence dont l'évolution silencieuse est de nature cependant à compromettre son tissu.

En outre, ce calcul peut encore se mobiliser dans l'appareil canaliculé où il a pris naissance ; il y va produire des accidents de migration, d'obstruction ou d'infection, lutte souvent impuissante de l'organisme contre un étranger dont il faut se défaire comme d'un parasite. En se mobilisant, le calcul sème le désordre avec la lésion sur son passage ; en s'arrêtant ailleurs, il va devenir le centre de formation d'un plus gros calcul. Et cependant le rein qu'il a quitté reste apte à le reproduire ; le rein souffre encore de la néphrite que le calcul a causée par sa présence, de celle que la diathèse urique cause facilement.

Et ainsi même avec ce calcul vésical, si limité qu'il va disparaître en une séance de broiement, on ne peut pas dire que la maladie soit localisée en ce point ; elle est à la fois plus générale et plus étendue, et plusieurs organes ont été dans l'appareil urinaire touchés par la formation et la migration d'un calcul ; ils resteront aptes à des formations calculeuses ou continueront à souffrir, après sa disparition, des lésions que le calcul aura causées par sa présence.

Dans notre appareil, Messieurs, les réactions sont donc d'emblée ou rapidement très générales. Sa forme spéciale, loin de le protéger contre l'envahissement morbide, favorise au contraire singulièrement les propagations et les troubles mécaniques à distance. Au-dessus de l'individualité organique, on voit se dresser contre la maladie, la solidarité collective de tout l'appareil. Et la conclusion suivante se dégage et s'impose au point de vue anatomique : dans les maladies urinaires, il n'y a pas de maladies d'organe, il n'y a que les maladies d'un appareil.

***

Sur le terrain de la physiologie, l'unité de l'appareil urinaire, se retrouve aussi parfaite qu'au point de vue anatomique. Tous ses organes sont solidaires les uns des autres, depuis le rein qui commande et règle la sécrétion, jusqu'à toutes ces voies par lesquelles s'effectue et se continue l'élimination.

Et la solidarité vasculaire, musculaire ou nerveuse entre ces divers organes n'est pas seule à pouvoir expliquer leur synergic fonctionnelle. Voici que des sécrétions internes du genre des hormones viennent jouer un rôle dans des relations immédiates que la continuité expliquait seule jusqu'ici et dans des relations à distance, dont il nous semblait, jusqu'alors, que le système nerveux faisait seul les frais.

Elles ne sont pas toutes connues : mais on peut déjà les prévoir.

Ainsi la prostate dont hier encore on ne connaissait que l'action sur les spermatozoïdes, commence à nous laisser pénétrer son mystère : elle n'agit pas seulement sur la vessie pour gêner un jour par un obstacle mécanique son fonctionnement, elle agit encore tous les jours sur sa fibre musculaire, pour en réveiller ou en entretenir la contractilité.

La sécrétion interne du rein, qui ne fut jamais isolée, mais dont l'expérimentation a montré l'existence et précisé quelques actions, exerce sur le parenchyme, d'où elle émane, et sur le rein opposé, une influence incontestable.

Les expériences d'Albarran et Bernard avaient montré sa réelle toxicité, mais Meyer et d'autres, en injectant l'extrait rénal, à doses peu élevées et discontinues ont mis en relief ses effets stimulateurs sur le rein. Il est donc possible, vraisemblable, que c'est cette sécrétion qui entretient, règle et répartit l'activité compensatrice et parfois alternante des deux reins.

Ce serait donc une hormone qui règlerait dans notre appareil l'association fonctionnelle de ces organes, et, suivant l'heureuse expression de Starling, ce seraient « des réflexes chimiques » qui se substitueraient aux actes nerveux que l'on croyait appelés seuls jusqu'alors à ces fonctions.

Dans ces conditions, que la maladie paraisse sur un point quelconque, et, de suite, tout l'équilibre fonctionnel est troublé : ce n'est pas la fonction d'un organe qui sera seulement ébranlée, ce sont les fonctions de tout l'appareil qui seront plus ou moins bouleversées par la lésion d'un seul organe.

Voici, par exemple, un obstacle mécanique localisé : il ne peut s'accroître, sans gêner partout en amont l'excrétion de l'urine. Sans doute, le trouble de la fonction ne sera jamais exactement proportionnel au degré de l'obstacle : l'hypertrophie musculaire le compense pendant un certain temps, alors que la vasodilatation augmente à d'autres moments ses effets. Mais le trouble sera progressif dans la suite des années ; il forcera certainement un jour la tension de l'uretère à s'élever, et ce jour-là le rein sera ébranlé dans sa force d'élimination, car il ne peut subir un excès de tension sans perdre de sa valeur.

Et, après quelques années, l'obstacle, quelque limité qu'il ait été primitivement, aura tellement étendu les conséquences éloignées d'une lésion localisée, que le malade mourra un jour d'une double insuffisance rénale provoquée par l'hypertension.

C'est surtout quand le rein est atteint directement que le trouble de la fonction est, dès le début, profond, durable et progressif. Tout de suite, la puissance éliminatrice du rein est ébranlée ; c'est sa concentration maxima qui s'abaisse, c'est la polyurie uréique qui diminue, c'est l'élimination de l'eau, des chlorures, qui est modifiée ; c'est l'urée qui croît dans le sang et la constante qui s'élève.

Le trouble de la fonction varie sans doute d'importance avec la maladie ; il est plus important dans la tuberculose que dans le cancer, plus accentué dans le cancer que dans la lithiase. Mais il est général dans ce rein, bien que la lésion ne soit qu'en apparence partielle. Et, pour une même maladie, l'affaiblissement de la fonction est progressif et proportionnel aux altérations et à l'envahissement du parenchyme, jusqu'à ce que, enfin, la valeur physiologique de ce rein soit annihilée définitivement par la sclérose ou la distension de son tissu et l'atrophie de ses glomérules.

Contre cette déchéance, l'organisme se défend en suscitant dans le rein malade quelques zones d'hypertrophie compensatrice qui seront vite étouffées par l'extension de la maladie, et surtout en provoquant dans le rein opposé une excitation fonctionnelle, proportionnelle à la déperdition du rein malade. Le congénère pourvu de cette possibilité d'adaptation qui est une des propriétés du rein sain et un des caractères des fonctions vitales donne par nécessité plus d'urée et plus de sels. Quelles que soient sur ce point les incertitudes de la morphologie, qu'il y ait dilatation ou multiplication des canaux, peu importe. Le fait physiologique est là indiscutable, l'élimination augmente dans ce rein, l'organisme restaure d'un côté ce qui se meurt de l'autre, et ainsi l'équilibre fonctionnel est à peu près maintenu, le niveau total de l'élimination urinaire reste sensiblement normal.

Mais d'où vient cette hypertrophie et qui est-ce qui la provoque? Est-ce le système nerveux? N'est-ce pas plutôt une de ces sécrétions internes régulatrices? C'est très probable. Le rein en mourant sécrète des toxines qui par elles-mêmes ou par les anticorps qu'elles suscitent exercent sur le parenchyme rénal sain une influence excitante d'où résulte l'excès de la fonction.

Presque en même temps d'autres toxines parties de ce même rein malade, et provenant soit de la destruction de son tissu, soit de la lésion même qui le détruit, vont aller, en vertu d'une propriété en quelque sorte élective, attaquer le rein sain dans sa tâche de compensation ; elles vont entraver l'œuvre de défense qu'il essayait laborieusement d'instaurer; et en fin de compte, ce rein sain, suprême espoir de l'organisme, va subir des altérations cellulaires, temporaires ou définitives, sous la seule influence des poisons que le rein malade a versés à son congénère.

De là viennent ces oliguries, ces anuries temporaires ou persistantes, qui conduisent parfois à l'urémie après l'opération et dont on a trop de tendance à dire qu'elles sont exclusivement réflexes parce qu'elles se produisent sur un rein de forme et d'aspect normaux. Le domaine des réflexes nerveux se rétrécit de plus en plus dans la physiologie pathologique au fur et à mesure que nous apprenons à mieux connaître ces troubles cellulaires ou moléculaires d'origine toxique.

Quoi qu'il en soit, vous voyez, Messieurs, la complexité et la généralité des troubles physiologiques que la Maladie apporte à l'appareil urinaire. Toute la fonction est troublée et faussée de par la maladie d'un seul rein ; le trouble est général et profond, il dépasse l'étendue des altérations cellulaires et nous montre, en nous conduisant dans le domaine intime de l'activité moléculaire, dans quelle large mesure la physiologie commande aujourd'hui le problème de la pathologie organique.

Nous croyions, il y a quelques années, ne pouvoir faire la néphrectomie que dans les cas où nous étions sûr de l'intégrité anatomique du rein opposé, et à l'origine du cathétérisme urétéral nous voyions surtout en lui un moyen d'acquérir sur ce point les précisions nécessaires.

Actuellement, le problème est tout autre ; à peu d'exceptions près, la néphrectomie ne se fait que chez des individus dont l'autre rein a déjà perdu son intégrité.

Mais quelles sont dans ce rein les lésions définitives et irrémédiables ? Quelles sont celles qui, légères et transitoires, vont permettre la néphrectomie pour disparaître peut-être après elle ?

A cette question, ce n'est plus l'histologie qui peut répondre ; le problème est devenu exclusivement physiologique. Sa solution dépend de la capacité fonctionnelle de ce rein, qui va désormais commander l'existence, et de la richesse de ses facultés d'adaptation. L'altération anatomique est passée au second plan, et le problème de la néphrectomie est devenu, comme tant d'autres en médecine aujourd'hui, un problème d'humorisme et de physiologie moléculaire.

*
* *

De l'appareil où elles ont pris naissance et réparti leurs propagations, les maladies urinaires étendent encore leurs réactions à tout l'organisme. Le moindre trouble provoqué dans ces organes est suivi d'une répercussion générale, et aucun appareil n'exerce même sur l'économie une influence plus directe et plus importante.

C'est d'abord par les éliminations qu'il commande que l'appareil urinaire tient les fils de la santé. Filtre régulateur à l'état normal, le rein maintient à un niveau toujours égal la composition du sang. Doué de la faculté d'adaptation aux fonctions supplémentaires qui lui sont imposées, il répond par la polyurie à la surcharge moléculaire du sang.

Son intégrité est donc une des conditions de cet équilibre que constitue la santé, et son altération devient très vite un danger.

Les éléments qu'il ne peut plus éliminer, s'accumulent dans le sang et reviennent aux tissus : ceux-ci ne les prennent qu'à l'état de dilution et l'œdème traduit la rétention des chlorures, la dyspnée traduit la rétention de l'eau : la rétention de l'urée conduit à l'urémie. Le foie, l'appareil digestif, le cœur subissent des altérations secondaires, des troubles fonctionnels ou des modifications en rapport avec l'altération du filtre rénal. Quand le rein est malade, toutes les grandes fonctions sont donc plus ou moins désorganisées et souvent d'une façon irrémédiable.

On a longtemps cru qu'il y avait entre les affections médicales et chirurgicales des reins une différence profonde, voire même une complète opposition. C'est une erreur. Les maladies chirurgicales ne méritent ce terme que par la déduction opératoire à laquelle l'unilatéralité dont elles bénéficient pendant longtemps conduit naturellement. Mais, au point de vue pathologique, la réaction est la même, les troubles de sécrétion sont identiques : on voit ici les mêmes dissociations fonctionnelles que Widal, Achard et Castaigne ont étudiées et établies pour les néphrites urémigènes et hydropigènes : et quand les progrès de la chimie auront permis d'étudier toutes les autres formes de rétention auxquelles expose l'insuffisance rénale, on trouvera ces mêmes rétentions dans les néphrites chirurgicales comme dans les néphrites médicales. Ce qui longtemps entretint la confusion, c'est que les néphrites chirurgicales ne donnent que rarement les œdèmes ou les grands signes de l'urémie. Il en est ainsi parce que l'unilatéralité habituelle permet à l'autre rein d'établir une compensation. Mais grâce aux nouvelles méthodes d'examen du sang, on peut arriver à reconnaître que tous les urinaires sont des urémiques; ils le sont à l'état latent, à un état trop faible pour se caractériser par une symptomatologie personnelle : d'autres, tout aussi nombreux, sont en état de rétention chlorurée légère et bénéficient largement d'un traitement médical adapté, avant ou après une opération.

Et ainsi peu à peu s'abaissent et s'effacent les barrières artificiellement élevées entre l'Urologie médicale et l'Urologie chirurgicale : les deux domaines se pénètrent réciproquement et se confondent. Je ne vois plus leurs limites. L'Urologie dérive directement des sources de la médecine et ne devient chirurgicale que par les applications opératoires auxquelles elle conduit habituellement.

Bien que l'élimination constitue la grande fonction par laquelle l'appareil urinaire commande l'organisme, là ne se borne pas son action; d'autres réactions plus intimes, plus profondes et par conséquent moins connues permettent encore à l'appareil urinaire d'exercer sur l'organisme son influence par l'échange de sécrétions internes, et la formation des anticorps.

Le rein est par ses sécrétions internes hypertenseur et régulateur de la pression sanguine : il exerce peut-être une action antitoxique sur certains poisons du sang ; il exerce sur le foie une action dont l'excès aboutit à la dégénérescence de la cellule hépatique.

La prostate elle-même est pourvue d'une action générale sur la circulation que la transformation adénomateuse ne fait qu'augmenter.

En outre, les infections spécifiques ou non qui affectent l'appareil réno-urétéral déterminent dans le sang les mêmes réactions d'anticorps que les infections des autres appareils et il en résulte pour la clinique et la thérapeutique des indications utiles. Ainsi, c'est par l'anaphylaxie qu'on peut vraiment expliquer la multiplicité et souvent la gravité de certains accidents d'infection urinaire aiguë. C'est par la diminution de l'anaphylaxie ou par une sorte d'immunisation que s'explique ce fait invraisemblable que certains individus peuvent indéfiniment s'exposer aux contaminations les plus virulentes sans en recevoir à aucun degré les atteintes. Malheureusement, aucune des infections ne confère l'immunité définitive ; mais ce que ne fait pas la nature, la thérapeutique pourra peut-être le réaliser: il sera sans doute bientôt possible d'assurer l'immunisation vis-à-vis du gonocoque par la vaccination antigonococcique.

Enfin, rappellerai-je encore l'influence de la maladie urinaire, sur le système nerveux?

Peu d'affections sont, plus que les maladies de l'appareil urinaire, susceptibles de conduire à la tristesse, à l'hypocondrie, à la neurasthénie. C'est surtout chez l'homme que se manifeste cette influence, dont tous les spécialistes ont, en tout temps, remarqué la gravité. « Quand je redeviendrai nosologiste, disait Ricord, je classerai la blennorragie parmi les maladies mentales. » Et en effet, que de vies empoisonnées, que de soucis, que de préoccupations pour une blennorragie qui traîne, pour une prostatite qui dure.

Et pourquoi cette dépression si profonde? On dit : la communauté chez l'homme, dans un seul organe, de deux fonctions atteint en nous, par l'ébranlement d'une seule d'entre elles, cet instinct supérieur qu'est la conservation de l'espèce, et troublant l'être dans ce qu'il y a en lui de plus essentiel, produit l'effondrement de ses énergies physiques et morales. C'est possible. Mais d'autres ont cherché et trouvé dans les toxines prostatiques l'agent de l'influence dépressive sur un système nerveux prédisposé. La neurasthénie urinaire ne serait donc plus, elle aussi, que le résultat d'une intoxication.

Et cependant on ne peut nier les relations directes du système nerveux et de l'appareil urinaire. Tout le monde connaît, pour l'avoir éprouvée, l'influence des émotions sur les reins et sur la vessie, sur les reins, pour augmenter leur sécrétion, sur la vessie pour multiplier ses incitations. La vessie peut même aussi recevoir d'une façon permanente l'influence de l'attention, conserver son excitation psychique à titre habituel, et à tel point qu'il sera difficile un jour d'affirmer qu'elle n'est pas malade pour son propre compte. Et toute une série de troubles fonctionnels, de sensations pénibles ne tiennent qu'à ce fait que, autour d'une lésion objective insignifiante, s'est concentrée une préoccupation maladive qui a créé, à son tour, le trouble fonctionnel permanent.

Ainsi, entre l'organisme et l'appareil urinaire, partout les rapports sont intimes, partout se retrouvent des échanges pathologiques, dont le spécialiste consciencieux doit être à même, par ses qualités, de connaître la variété et d'apprécier la répartition.

*
* *

La spécialisation est devenue depuis longtemps une des nécessités du progrès scientifique. En ouvrant chaque jour à l'esprit humain un nouveau domaine, en multipliant les procédés d'investigation et les méthodes d'examen, en suscitant dans le monde entier d'innombrables travaux, la Science ne permet plus à l'esprit le plus ouvert, à l'activité la plus féconde de tout embrasser, de tout savoir et de tout retenir. La spécialisation vient heureusement remédier à cette impossibilité et confiner les activités scientifiques dans un domaine limité. La tendance actuelle s'accentuera sans doute davantage : après la spécialisation par appareil viendra la spécialisation par organe. Je n'y verrais aucun inconvénient, si cette spécialisation devait être tardive et non initiale.

La spécialisation ne vaut que par les idées, que par la culture générale qu'on y apporte. Tous nos organes en effet sont étroitement unis les uns aux autres : leurs synergie constitue par ses tendances l'individualité, et l'altération d'un seul suffit à déterminer un trouble général.

La connaissance exclusive d'un appareil ne saurait donc

jamais suffire à la parfaite compréhension de ses relations fonctionnelles et pathologiques.

Pour les bien comprendre, il faut avoir acquis, par une instruction médicale approfondie, les notions générales que tout médecin doit savoir sur la genèse et la marche des maladies, sur les moyens de les reconnaître et de les traiter. Comme dans l'ordre social, il est ici encore des étapes indispensables ; on ne peut les brûler sans se priver d'une force considérable, d'une lumière nécessaire. Il faut de toute nécessité savoir beaucoup de choses avant de chercher à connaître dans son domaine ce que les autres ne savent pas : la spécialisation ne peut être qu'une consécration finale, elle est un perfectionnement.

Il faut tout d'abord avoir appris la science du diagnostic pour en faire ici l'application avec profit et en tirer toutes les ressources possibles. Cela est d'autant plus utile que, nulle part ailleurs, la séméiologie ne peut déduire d'un symptôme des conclusions plus sûres, qu'on ne peut le faire ici des modalités de l'hématurie ou de la pyurie.

Nulle part, on ne peut tirer plus de ressources de l'observation minutieuse et attentive, quand elle est appliquée à l'étude d'un symptôme et à l'examen d'un malade.

Celui qui pense que l'exploration suffit à tout, celui qui croit que la multiplicité de nos instruments, la sûreté de nos investigations nous mettent à l'abri des erreurs, se trompe profondément.

On ne doit prendre l'instrument qu'après avoir déjà demandé à la clinique une idée directrice. Alors même que l'exploration est faite, la clinique est encore nécessaire pour contrôler, pour vérifier, pour interpréter le résultat d'une exploration troublante par ses conclusions. Et combien de fois d'ailleurs, la clinique n'a-t-elle pas raison contre une inoculation négative, contre une radiographie qui ne donne aucune tâche ou qui en donne une trompeuse.

C'est dans ce rôle d'arbitre que le clinicien devra exercer sa sagacité et il ne le peut faire qu'après s'être habitué de longue date et sur des territoires différents à connaître la complexité des diverses maladies.

Ne faut-il pas encore avoir l'habitude des malades pour comprendre le retentissement qu'une lésion insignifiante peut avoir sur le système nerveux, et renoncer chez certains à des traitements compliqués plutôt que d'ébranler souvent pour toujours un organisme fragile ou prédisposé. Le spécialiste qui aura développé sa psychologie au contact des malades, saura l'influence que peuvent avoir sur une mentalité troublée les thérapeutiques excessives, des paroles imprudentes, un mot nouveau, une nouvelle théorie : car de tout cela le malade ferait des réalités, et de nouvelles sensations seraient la conséquence directe, quoique imprévue, de la nouvelle consultation.

Enfin, dans notre domaine, le spécialiste doit être doublé d'un chirurgien, c'est-à-dire d'un technicien, car la thérapeutique urinaire conduit à des opérations sérieuses : ce sont des opérations comme les autres ; elles nécessitent ces connaissances anatomiques qui doivent être l'instint même du chirurgien ; elles exigent cette habileté, cette initiative, cette décision, ce sang-froid qui constituent le tempérament chirurgical. A chaque pas, les opérations de l'appareil urinaire conduisent à un autre territoire : une opération commencée sur le rein conduit à la rate, au foie, à l'intestin. Le chirurgien de notre spécialité, pour répondre à toutes les nécessités de la pratique, doit donc pouvoir exécuter toutes les opérations de la chirurgie abdominale, et c'est à ce titre, et c'est en cela qu'il fera bien celles qui sont du ressort de sa spécialité.

Je vous demanderai, Messieurs, de mettre beaucoup de douceur au service de nos malades, et de vous rappeler toujours que nous n'exerçons pas un métier, mais un art. Et si nous pouvons demander à des malades d'hôpital de se prêter à des examens dont la multiplicité est une des nécessités de l'enseignement clinique, nous ne le pouvons faire qu'à la condition de mettre un peu de bienveillance en nos paroles, un peu de douceur en nos gestes, et jusqu'à un peu de pitié dans nos explorations.

***

Messieurs, l'enseignement n'est pas la seule tâche d'un professeur, ni la chirurgie son seul devoir; il doit encore penser à l'avenir, travailler lui-même et faire travailler les autres, et apporter à la science, toujours en évolution, l'appoint de sa contribution personnelle.

Pour être et rester homme de science tout en étant clinicien, nous n'aurons qu'à soumettre l'observation, sur quelque point que porte notre investigation, aux conditions qui l'ont toujours rendue et la font encore scientifique aujourd'hui. Nous devrons observer avec cette méthode « qui, en laissant à l'esprit une entière liberté de penser, l'oblige à l'incessant contrôle des idées par l'étude approfondie des faits qui leur ont donné naissance ». Nous devrons apporter à l'observation l'esprit scientifique, c'est-à-dire les données et les moyens de cette méthode expérimentale dont Claude Bernard a doté la science et qui fut la source la plus féconde des progrès scientifiques accomplis dans ces dernières années.

Avec cette force dans la main, nous n'aurons qu'à puiser largement dans le champ illimité que nous offre la clinique.

En nous mettant en présence du grand effort que la nature développe contre la Maladie sur toute l'étendue d'un organisme, la Clinique, en effet, nous montre seule, dans toute son ampleur, l'ardeur défensive de l'économie; elle nous permet d'envisager à la fois et sous toutes ses faces le combat qui se livre dans l'intimité des tissus : elle nous dévoile la personnalité vitale de l'individu dominant les altérations des organes et les maladies des appareils.

Aussi, par les nouveaux aperçus qu'elle offre chaque jour à nos investigations, dans la richesse si variée des réactions morbides, la Clinique a-t-elle toujours été la grande inspiratrice des idées originales. « Dans les champs de l'observation, disait Pasteur, le hasard ne favorise que les esprits préparés. » Le jour où « cet esprit préparé » a reçu l'inspiration du fait accidentel, l'hypothèse est née, une nouvelle direction a été imprimée aux recherches ; et c'est ainsi que la Clinique se retrouve à l'origine de tous les grands progrès scientifiques.

Là même où elle ne fut pas inspiratrice, la Clinique a toujours apporté à la science son contrôle et son appui. Elle lui fut toujours nécessaire, et actuellement encore, on ne peut s'en passer, puisque seule, elle permet de vérifier et de contrôler ces réactions intimes dont le laboratoire ne peut souvent que soupçonner la présence et dont le malade présente à l'observateur toutes les modalités réunies dans leur immense complexité.

Mais combien difficiles sont devenus de nos jours les problèmes de la Clinique? En découvrant à chaque détour un horizon nouveau, le progrès nous laisse entrevoir aussi une complexité plus grande dans le jeu des rouages organiques et reporte à des domaines insoupçonnés les limites de nos investigations.

Il y a cent ans, Laënnec étendait ces limites à l'organe, lorsqu'en découvrant l'auscultation dans cet hôpital, il édifiait, sur les ruines des doctrines de Broussais, les bases scientifiques de la méthode anatomo-clinique et préparait la grande évolution dont la Clinique française donna le spectacle au XIXe siècle.

Depuis, le domaine a passé, avec Claude Bernard, de l'anatomie à la physiologie : il s'est étendu avec Virchow de l'organe à la cellule, avec Pasteur de la cellule au microbe. Et voici que, actuellement, pénétrant encore davantage dans l'intimité des tissus, la médecine veut arracher à l'organisme le secret de ses réactions biologiques et humorales ; avec les anticorps et les antigènes, avec les alexines et les précipitines, voici que nous assistons à la renaissance d'un humorisme scientifiquement renouvelé.

Le professeur, le chef d'école, même s'il est chirurgien, même s'il est spécialiste, doit suivre la Médecine dans ses orientations nouvelles, sans rien négliger des domaines où se concentrait hier son activité. Anatomo-pathologiste, physiologiste, histologiste, bactériologiste, chimiste, il doit être tout à la fois s'il veut éclairer l'avenir à la lumière du passé, s'il tient à prendre sa place « dans toute cette suite des hommes », dont Pascal disait « qu'elle peut être considérée dans la série des siècles comme un même homme qui subsiste toujours et apprend continuellement ».

C'est avec ce programme, Messieurs, et avec ces idées que nous nous mettons au travail, avec ces collaborateurs sur lesquels je suis heureux de pouvoir compter et dont le concours m'apportera les compétences techniques qu'il me faudrait avoir universelles pour les avoir suffisantes. Nous abordons notre tâche avec le sentiment net et la préoccupation exclusive de nos Devoirs : nous y apportons la foi la plus absolue dans la Science et jusqu'à cet enthousiasme frémissant des dernières conquêtes dont ma génération a vu le merveilleux essor.

Ah! sans doute, je ne puis penser que le flambeau de ma Clinique brillera dans mes mains du même éclat qu'au temps de mes prédécesseurs; mais puissé-je du moins, lorsque viendra pour moi l'heure de le remettre entre des mains plus jeunes et plus vaillantes, puissé-je ne l'avoir jamais animé qu'au souffle de cet Idéal, dont je sentirai toujours en mon cœur les aspirations confondues : pour la Science, pour l'Humanité et pour la France!

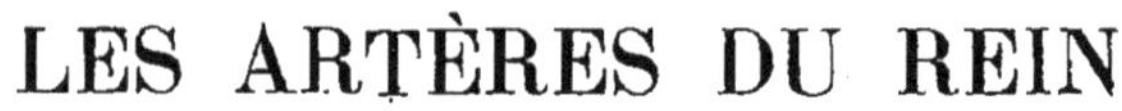

LES ARTÈRES DU REIN

II

LES CONSÉQUENCES CHIRURGICALES

DE LA

TERMINALITÉ DES ARTÈRES DU REIN

Messieurs,

Les artères du rein sont des artères terminales. De ce fait incontestable découlent pour la chirurgie rénale des applications de la plus haute importance.

Je suis conduit à vous en parler aujourd'hui par une observation troublante qui s'est déroulée dans nos salles et se résume à ceci : au cours d'une pyélotomie normale et simple, la déchirure inaperçue d'une petite artère anormale au pôle supérieur a produit un infarctus de tout le pôle supérieur du rein. Des hématuries graves m'ont forcé à pratiquer une néphrectomie secondaire qui a mis fin aux accidents et guéri le malade.

Il s'agissait d'un homme de 29 ans chez lequel la radiographie nous avait montré à droite un calcul du bassinet.

Le 4 novembre 1912, je l'opérais sous chloroforme.

Par l'incision lombaire droite, le rein est facilement extériorisé : je le renverse en dedans, j'inspecte la face postérieure du bassinet et je sens le calcul.

Le bassinet est incisé et le calcul extrait.

Tout a été dans cette opération aussi simple que possible. Un drain est laissé dans le haut de la plaie, au contact du bassinet; le reste est soigneusement fermé par une suture à trois plans.

Le 7 novembre j'enlève le drain. Tout se passe très bien.

Mais le 8 novembre, il se produit une hématurie assez abondante par la vessie.

Le 9, l'hématurie continue, et les caillots font même rétention : on doit faire l'aspiration des caillots.

Le 10, l'hématurie continue et l'état général devient mauvais.

Les jours suivants, il semble que l'hématurie tend à diminuer : mais le 15 novembre, à la suite de l'expulsion d'un long caillot, l'hématurie reprend de plus belle. L'uretère avait été sans doute bouché, et le rein augmenté de volume était en rétention.

A partir de ce moment il y a de la fièvre : l'état général décline sensiblement et je me décide à pratiquer la néphrectomie.

Le 16 novembre, débridement de la cicatrice : on ne trouve autour du rein que peu de caillots, mais la glande apparaît nécrosée à sa partie supérieure et il est évident que la néphrectomie s'impose ; après placement des clamps et section du pédicule, les clamps lâchent au moment de lier le pédicule. Il en résulte une abondante hémorragie. On replace de nouveaux clamps qu'on laisse à demeure.

Le malade se réveille au bout d'une heure et demie, on le réchauffe, il a le pouls fuyant; on lui injecte du sérum avec strychnine et caféine et de l'huile camphrée.

Les jours suivants le malade se remonte et la guérison s'achève sans aucune nouvelle complication.

La pièce que je vous présente montre un rein dont le quart supérieur environ est nécrosé et a changé de couleur. Il y a là un territoire important qui a été privé de sa vascularisation artérielle. La petite artère rompue en extériorisant le rein est très visible au bord (fig. 1).

Le reste du rein paraît normal.

Telle est, Messieurs, l'observation intéressante peut-être,

instructive j'en suis sûr, qui mérite votre attention. Elle gravite autour de deux données, à savoir : l'existence et la terminalité d'une artère anormale. Revenons un peu sur ces deux points pour y puiser les enseignements nécessaires.

*
* *

I. — *Il y avait ici une artère anormale,* qui fut déchirée au cours de la dénudation du rein.

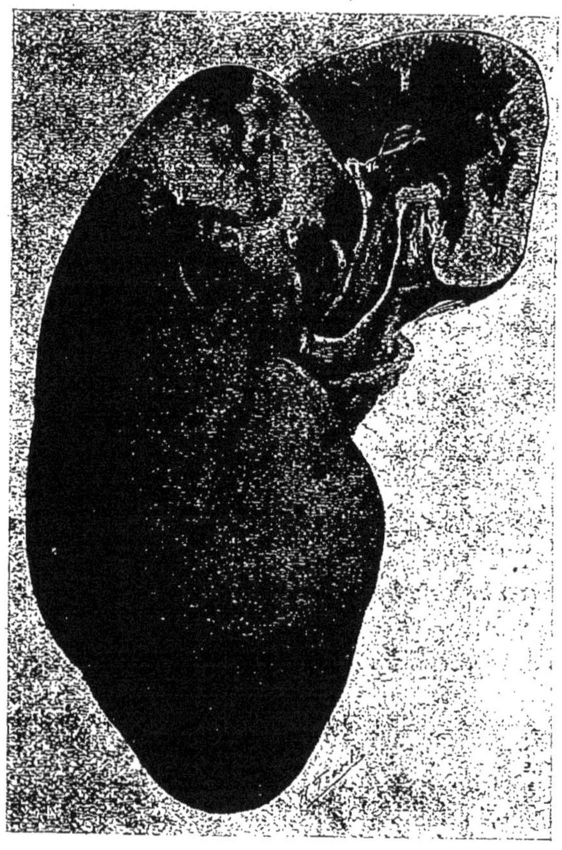

Fig. 1. — Rein enlevé, après pyélotomie, par néphrectomie secondaire. Tout le pôle supérieur est nécrosé. Remarquer la petite artère rompue, cause de tout le mal.

Est-ce là un fait exceptionnel ? Ne le croyez pas.

Ces anomalies artérielles sont bien plus fréquentes qu'on ne le suppose en général. Un certain nombre de statistiques ont été publiées. Brewer a étudié 302 reins, Zeldowitsch 300,

Thompson a réuni 419 reins, mais empruntés à des auteurs divers ; la statistique personnelle la plus nombreuse est celle de Papin (1) qui a réuni 364 reins et a figuré la plupart des cas étudiés dans la thèse de son élève Iglésias. Pratiquement il faut distinguer deux cas :

1° L'artère rénale est unique ;

2° Il y a plusieurs artères rénales.

1° *Si l'artère est unique*, elle peut présenter diverses variétés dans son origine, son trajet, etc. Une seule chose nous intéresse, c'est son mode de division et de pénétration dans le rein. Si l'artère pénètre tout entière dans le sinus, il y a en effet peu de chances de blesser accidentellement une de ses branches ; mais il arrive souvent que l'artère se divise de façon précoce et alors quelques-unes de ses branches pénètrent dans le rein en dehors du hile soit sur les faces, soit au niveau du pôle supérieur. J'ai vu dans un cas une de ces artères pénétrer dans le rein par le bord convexe. Ces branches anormales peuvent être brisées dans les opérations sur le rein et il en résulte un trouble grave de la circulation rénale.

2° Plus importantes encore sont *les artères multiples*. Je pense que vous n'avez aucune idée de la fréquence de cette multiplicité des artères du rein. La plupart des auteurs qui ont étudié la question donnent en moyenne 30 p. 100.

Papin a trouvé sur 320 reins pris absolument au hasard qu'il y a au moins deux artères dans un rein sur cinq (et non pas sur cinq sujets). Cette anomalie est d'ailleurs fréquemment bilatérale.

Le plus souvent il y a deux artères rénales, mais il peut y en avoir jusqu'à six dont l'origine le plus souvent aortique ou iliaque peut aussi être différente. Pratiquement les artères multiples se rangent en trois catégories :

Hilaires ou moyennes ;

Polaires supérieures ;

Polaires inférieures.

Les hilaires ou moyennes ne sont pas dangereuses ; elles sont sans intérêt pour nous.

(1). — PAPIN. Les anomalies des artères du rein et leur importance chirurgicale. XIIIe Session de l'*Assoc. fr. d'Urologie,* Paris 1909, p. 442.

Au contraire, *les polaires supérieures sont des artères chirurgicales et les polaires inférieures sont des artères pathologiques.*

Je m'explique : les polaires supérieures, qu'elles proviennent du tronc de la rénale ou directement de l'aorte, peuvent être très dangereuses si elles sont méconnues. Lorsqu'on extériorise le rein, le pôle supérieur est le plus souvent énucléé au doigt sans contrôle possible pour l'œil. Dans ces conditions on peut, en cas de rein fixé par une forte périnéphrite, prendre pour une adhérence ce qui est en réalité un vaisseau anormal. Si on tire avec trop de violence, le vaisseau sera rompu. Il se produira une hémorragie immédiate, ou, ce qui est plus grave, l'artère se recroqueville sur elle-même et ne donne lieu qu'à une perte de sang insignifiante ; mais plus tard, au bout de quelques jours une grave hémorragie secondaire pourra être la conséquence de cette hémostase incomplète.

Ces artères polaires supérieures sont de deux sortes : les unes courtes, qui amarrent solidement le rein en haut et en dedans, les autres longues, qui permettent de descendre le rein et de le luxer hors de sa loge. Ce sont peut-être celles-là les plus dangereuses parce qu'on s'en méfie moins.

Lorsqu'on veut faire une opération conservatrice sur le rein, il faut à tout prix respecter ces vaisseaux : ainsi la néphrotomie pourra être rendue très difficile ; ainsi la pyélotomie devra parfois être rejetée.

S'il s'agit au contraire d'enlever le rein, ces vaisseaux seront coupés séparément, pincés et liés soigneusement à part ; les étreindre dans le pédicule principal serait une faute grossière, on s'exposerait presque sûrement à avoir une hémorragie secondaire par glissement et rétraction du vaisseau.

Je ferai remarquer que les artères anormales du pôle supérieur sont plus difficiles à voir du côté droit parce que, quand il existe une polaire supérieure de ce côté, elle passe derrière la veine cave, l'autre branche artérielle du rein passant devant le tronc veineux.

D'autres opérations peuvent blesser ces artères anormales sans qu'elles soient rompues par traction. Ainsi une néphrotomie prolongée trop haut vers le pôle supérieur du rein peut sectionner un de ces vaisseaux.

J'ai dit que *les artères polaires inférieures étaient des artères pathologiques*. Il est rare qu'elles puissent être blessées involontairement quand on décortique le rein, car on

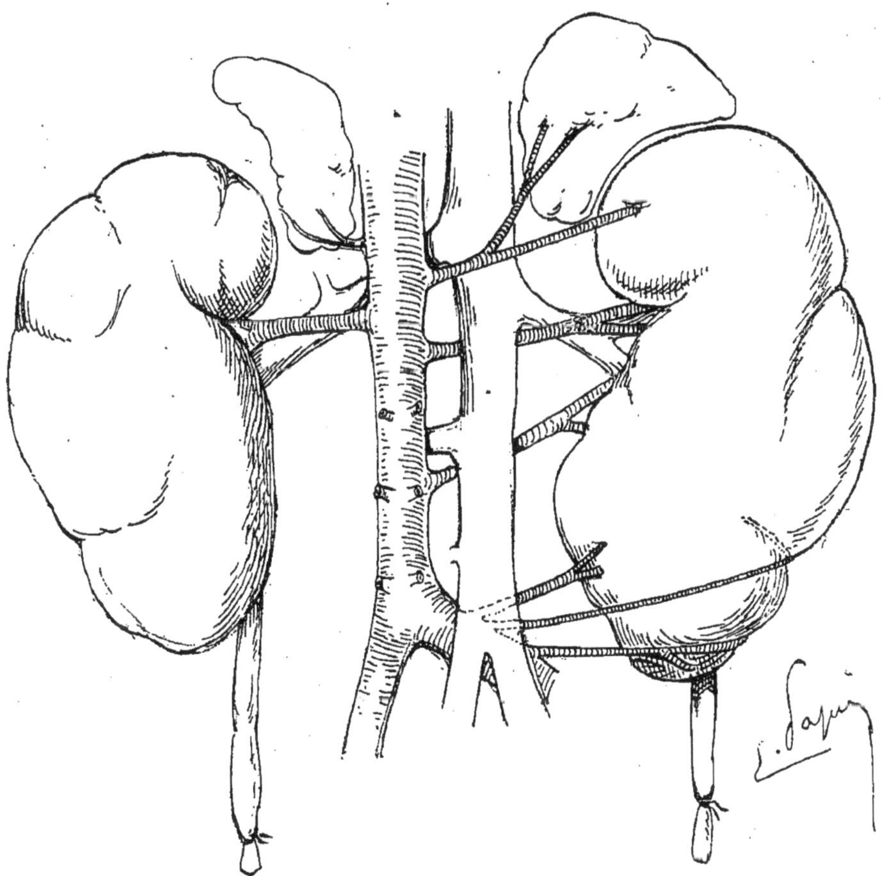

Fig. 2. — Anomalie des artères du rein. — A droite (vue postérieure) 6 artères : 3 aortiques et 3 iliaques.

les a sous les yeux ; mais on pourrait être tenté de les couper volontairement pour remédier à certaines rétentions rénales.

En effet, il existe des hydronéphroses qui coïncident avec des vaisseaux anormaux, artères ou veines, et j'avoue que de plus en plus il me semble impossible d'admettre qu'il y ait une simple coïncidence dans l'existence simultanée de ces deux anomalies. Je crois qu'il y a des hydronéphroses dues à la compression d'un uretère par une artère ou une veine anormales et je l'ai établi par des observations très précises.

C'est Rokitansky qui en 1842 signala le premier cette relation. Plus tard les cas se sont développés à tel point qu'en 1909, Papin et Iglésias pouvaient en réunir 47 observations. Depuis lors les publications se sont multipliées et l'on n'aurait pas de peine à réunir plus d'une centaine d'observations ; les

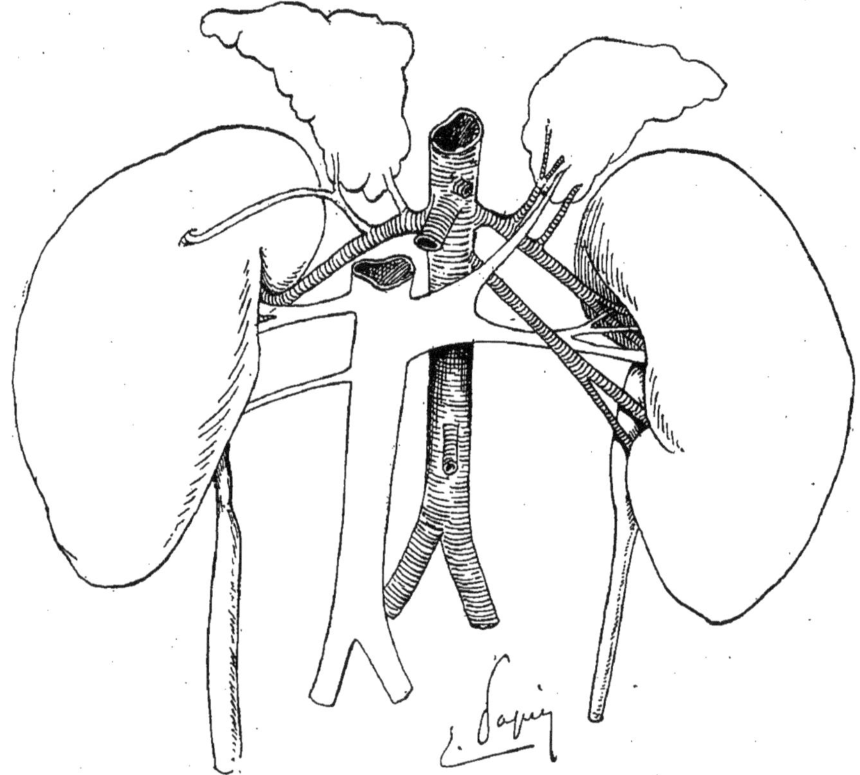

Fig. 3. — Anomalie des artères du rein. — A gauche : 2 artères ; à droite : polaire supérieure (type court).

chirurgiens américains, surtout, en ont rapporté un grand nombre de cas.

Cependant un certain nombre de chirurgiens nient énergiquement l'existence d'hydronéphroses de ce genre et pensent qu'il s'agit toujours de coudure secondaire, l'hydronéphrose étant préexistante. Je me garderai de tomber dans l'excès contraire et de dire que toutes les hydronéphroses croisées par un vaisseau anormal sont provoquées par la compression de ce vaisseau. J'ai déjà dit bien des fois mon opinion à ce sujet (1) ; si l'uretère est dilaté au-dessous du vaisseau, il n'y a aucun doute, la compression vasculaire est accessoire ; si au contraire la dilatation commence juste au-dessus du vaisseau et s'il n'y a aucune autre cause évidente de rétention, il faut bien admettre le rôle pathogénique du vaisseau.

Je pense qu'on pourrait faire trois groupes de ces observations : ceux où le rôle de l'artère est évident, ceux où son rôle est sûrement accessoire, enfin ceux où son rôle est douteux.

La mobilité du rein est évidemment une cause favorisante et j'ai déjà insisté autrefois sur son importance, mais cette condition ne me paraît pas essentielle et je pense qu'il y a des hydronéphroses par anomalies vasculaires en dehors du rein mobile.

J'ai pu constater, au cours d'une des opérations que j'ai pratiquées pour cette affection, que l'artère anormale déterminait sur l'uretère une empreinte si nette qu'il y avait là comme une modification anatomique définitive de la paroi.

Souvent on observe une véritable soudure de l'artère à l'uretère par adhérence inflammatoire : à tel point qu'un chirurgien autrichien, Latzko, a cru que le vaisseau était dû à une néoformation inflammatoire ; mais ceci n'est pas soutenable quand il s'agit d'artères du volume de celles dont nous parlons ici.

Ekehorn a cherché à déterminer les conditions dans lesquelles un vaisseau peut comprimer l'uretère. Si le vaisseau passe devant l'uretère pour aller à la lèvre antérieure du hile, ou derrière l'uretère pour aller à la lèvre postérieure, il ne peut comprimer l'uretère. Si au contraire le vaisseau passe derrière l'uretère pour gagner la lèvre antérieure ou devant l'uretère pour gagner la lèvre postérieure, il y aura compression.

Malheureusement les faits ne confirment pas cette ingénieuse hypothèse, car on trouve seulement 12 fois sur 32 cas la disposition signalée par Ekehorn.

Merkel pense que ce sont surtout les vaisseaux passant

(1) F. Legueu. Le rôle des vaisseaux anormaux dans la pathogénie de l'hydronéphrose. *Annales des maladies des org. gén. urin.*, 1904. p. 1361.

devant l'uretère qui peuvent le comprimer; mais les faits donnent également tort à cette conception, car on trouve aussi souvent le vaisseau derrière que devant.

Ce qui est surtout important, c'est le degré de l'hydronéphrose. Or à mesure que la dilatation augmente, le bassinet qui chevauche sur l'artère vient s'accoler à l'uretère et former avec lui un éperon qui devient de plus en plus saillant. Si bien qu'à un certain moment l'hydronéphrose étant très déve-

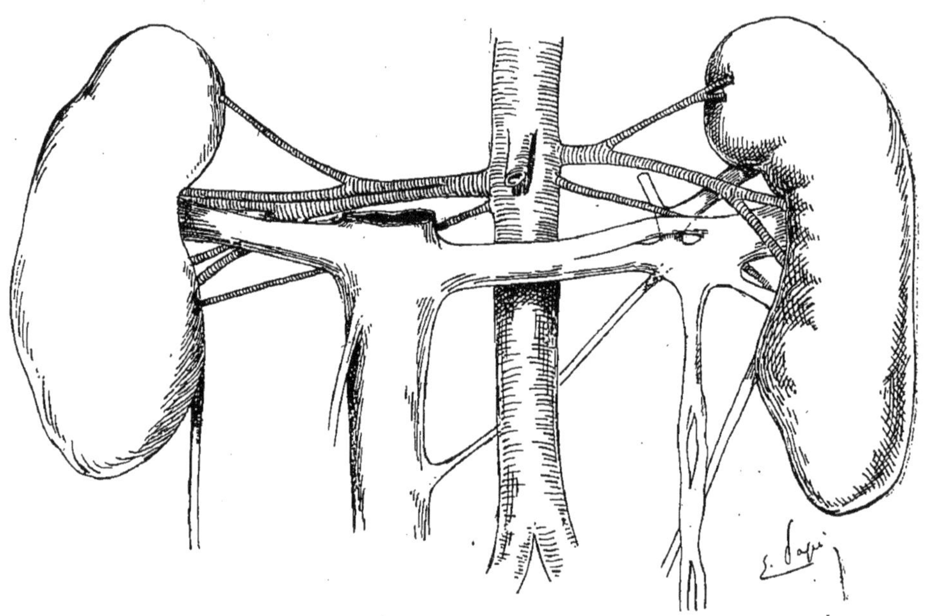

Fig. 4. — Anomalie des artères du rein. Deux artères de chaque côté et deux polaires supérieures (type long).

loppée et l'éperon très élevé, le petit vaisseau anormal devient insignifiant et peut même finir par s'oblitérer dans les très grosses poches à parenchyme effacé.

*
* *

II. — *L'artère était terminale.* Devons-nous nous en étonner? Nullement, Messieurs. Les artères du rein sont toutes terminales, et comme cette notion en opposition formelle avec les classiques a des raisons de vous étonner, je dois l'appuyer sur des arguments solides.

Lorsque vous ouvrez la plupart des ouvrages d'anatomie, même quelques-uns parmi les plus récents, vous trouvez au chapitre de la circulation artérielle du rein la description de la voûte anastomotique sus-pyramidale. Cette voûte dont les mailles enserrent la base des pyramides de Ferrein a suscité les comparaisons les plus poétiques; c'est une corbeille, c'est un berceau. Malheureusement cette voûte n'existe pas et il est facile aujourd'hui de le démontrer. Cruveilhier indique longuement la manière de la préparer et depuis lors tous les anatomistes ont reproduit cette description. Il n'est pas tout à fait exact de dire « tous les anatomistes », car depuis longtemps déjà des voix s'étaient élevées pour affirmer la terminalité des artères du rein et nier par conséquent l'existence de la voûte sus-pyramidale. Le travail le plus ancien et le plus important sur ce sujet est celui de Hyrtl qui, dès 1876, présenta de magnifiques pièces par corrosion obtenues en injectant les artères rénales à l'aide d'une substance inattaquable aux acides et en faisant digérer tout le parenchyme. Ces préparations montraient de façon évidente le caractère terminal des artères du rein et la division en deux grands territoires pré et rétro-pyéliques.

Malheureusement cette publication resta à peu près lettre morte et il fallut tout l'essor de la chirurgie rénale contemporaine pour susciter des recherches nouvelles et montrer l'exactitude de la description de l'anatomiste viennois.

C'est un fait aujourd'hui bien acquis : les artères ne s'anastomosent aucunement dans le rein et ceci est d'une importance capitale au point de vue chirurgical. Chaque branche qui pénètre dans le rein est terminale au sens strict du mot, c'est-à-dire qu'elle se distribue à un territoire clos.

Autour de chaque pyramide on voit monter 4 ou 5 artères qui s'incurvent vers la base de cette pyramide, cheminant à la limite de la moelle et de l'écorce. Là ces branches se divisent et se subdivisent en un grand nombre de ramuscules qui forment un chevelu très serré non anastomotique.

Des branches péri et sus-pyramidales partent les artères radiées destinées à l'écorce; elles s'irradient perpendiculairement à leurs branches d'origine et montent dans la corticale, en donnant de distance en distance de petits rameaux chargés de corpuscules de Malpighi. Ici la description classique reste exacte et je n'y insiste pas.

Un certain nombre des artères radiées perforent la capsule propre du rein et se terminent en s'anastomosant avec le système artériel de la capsule graisseuse. On pourrait croire que

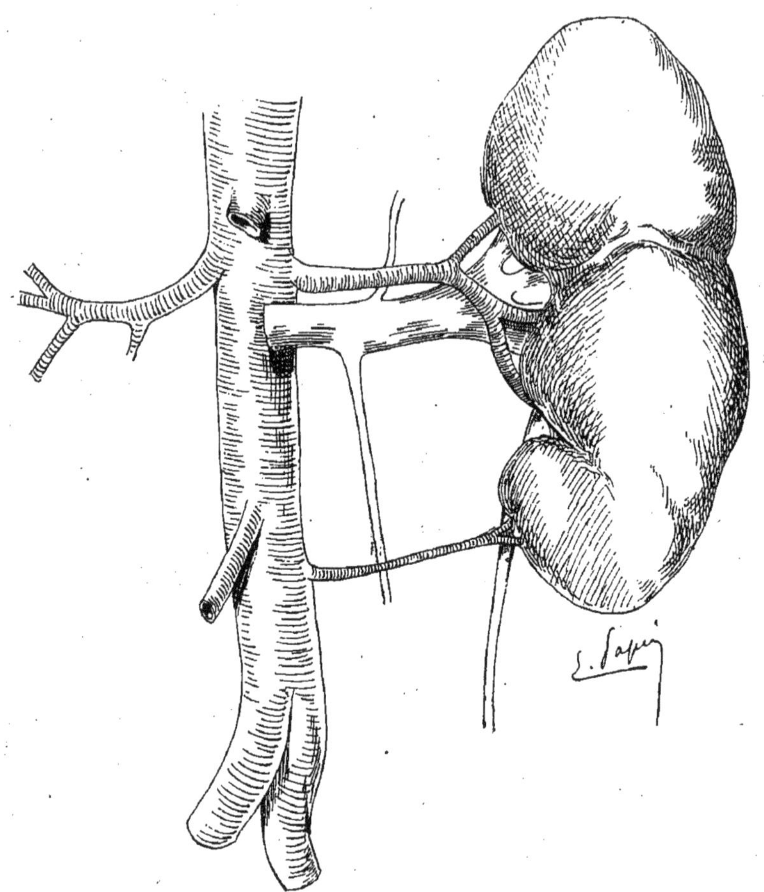

Fig. 5. — Anomalie des artères du rein. Deux artères à gauche; dont une polaire inférieure pré-urétérale.

ce système anastomotique a quelque valeur : anatomiquement peut-être, mais pratiquement elle est nulle, car on ne trouve ces vaisseaux, d'ailleurs très peu nombreux, qu'au niveau des sillons séparant les lobes primitifs du rein; d'autre part, ces petits vaisseaux sont rompus quand on sort le rein de sa capsule graisseuse.

Si les artères qui entourent une pyramide rénale ne s'anastomosent pas entre elles, peut-il y avoir anastomose d'un lobe à l'autre, d'une pyramide à l'autre? Charpy avait cru pouvoir l'affirmer parce que dans un cas il avait injecté toute la corticale par une seule artère. Mais toutes les recherches modernes tendent à prouver le contraire.

Il est nécessaire d'exposer brièvement par quels procédés on a pu mettre en évidence la terminalité des artères du rein, d'une façon indéniable.

1° La *méthode des préparations par corrosion,* longue et délicate, a été employée en Allemagne par Hyrtl, Chievitz, Zondek, en Amérique par Max Brœdel et par Robinson, en France par Dieulafé, Grégoire et surtout Albarran et Papin. Cette méthode n'a jamais permis de déceler aucune anastomose entre les artères du rein.

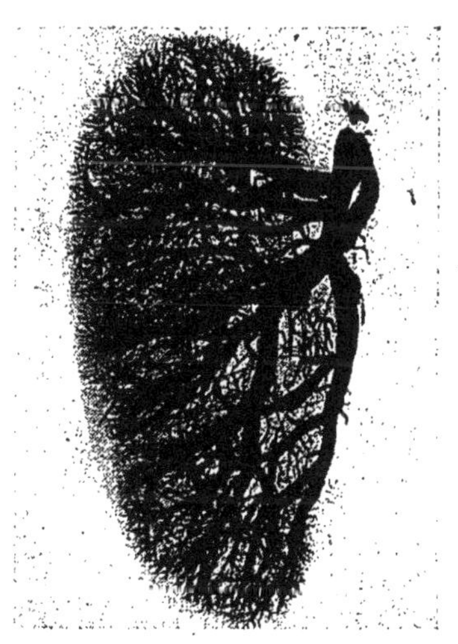

Fig. 6. — Injection de toutes les artères du rein. Radiographie.

2° La *méthode des injections partielles* consiste à n'injecter qu'une seule branche terminale avec une injection colorée et à couper le rein en série horizontale pour y déterminer le territoire injecté. On peut injecter chaque branche de division du tronc rénal avec une couleur différente et l'on voit que les colorations restent bien distinctes.

3° Mais le meilleur procédé anatomique est assurément la *radiographie.* Dès 1897 Bérard et Destot ont démontré par la radiographie les territoires artériels du rein. Depuis lors Gérard et Castiaux, Robinson, Janni, Simon ont employé la même technique. J'ai moi-même, avec M. Papin, injecté un certain nombre de reins pour contrôler et compléter ces recherches et nos radiographies décèlent des injections parfaites des vaisseaux rénaux (fig. 6).

Nous avons employé une masse au vermillon en suspension dans l'essence de térébenthine, poussée avec force dans l'artère rénale préalablement lavée par un courant d'eau chaude.

Nous avons fait plusieurs sortes de préparations : des injections totales sur lesquelles on ne voit pas trace d'anastomoses et cette constatation peut être faite avec beaucoup de certitude sur les radiographies stéréoscopiques que nous avons prises de la plupart de nos pièces.

Nous avons fait également des injections partielles ; en voici une par exemple qui représente une artère rétro-pyélique, injectée seule : on voit que l'injection ne passe pas hors de son territoire, qui est complètement fermé ; on peut injecter de même l'artère pré-pyélique ou la polaire supérieure et, dans tous les cas où le territoire est limité, rien ne passe au dehors. On peut faire de même pour des branches de second ou de troisième ordre : le territoire est alors plus petit, mais il demeure fermé.

Enfin sur des pièces injectées puis durcies au formol, nous avons fait des coupes dans divers sens et soumis ces tranches à la radiographie. Sur la coupe horizontale que vous voyez ici nous avons les deux territoires antérieur et postérieur nettement séparés un peu en arrière du bord convexe. C'est ce que Hyrtl appelle « la zone exsangue ». Sur cette coupe frontale nous voyons autour d'une pyramide les artères qui s'incurvent vers la base et donnent leurs branches radiées sans s'anastomoser (fig. 8).

A ces diverses méthodes anatomiques on pourra toujours objecter que si l'injection ne passe pas, c'est qu'il s'agit d'anastomoses de très petit calibre et que rien ne démontre que ces anastomoses ne puissent se développer au moins dans certaines conditions.

4° A ce dernier argument nous opposerons les résultats constants des *ligatures artérielles du rein.*

Si on lie expérimentalement chez le chien une branche de l'artère rénale, on voit qu'immédiatement le territoire correspondant devient d'un bleu violacé, et peu à peu il se nécrose. Voici une pièce expérimentale de MM. Ambard et Papin qui ont employé ce procédé pour réduire le parenchyme du rein dans leur étude sur les concentrations urinaires. Ici la ligature est récente : on voit la zone nécrosée, mais quand l'animal résiste, on voit aux autopsies tardives la région privée d'artère complètement rétractée, réduite à un mince moignon fibreux.

IV

DES HYDRONÉPHROSES TRAUMATIQUES

(A propos d'une rupture de l'uretère.)

Messieurs,

Lorsqu'une contusion violente atteint la région rénale par la voie antérieure ou postérieure, on voit parfois se former sous l'influence du traumatisme des collections de sang ou d'urine dans la région lombaire.

Les hématomes périrénaux sont les plus fréquents et traduisent souvent en clinique la rupture du rein. Plus rarement l'épanchement de sang se fait dans le bassinet et les calices : il produit alors une *hématonéphrose traumatique*. Cette lésion est très rare ; je ne l'ai observée qu'une fois.

Bien plus fréquents sont les épanchements d'urine traumatiques : comme les épanchements de sang, ils sont de deux variétés suivant que l'urine se répand dans le tissu cellulaire périrénal ou est retenue dans les cavités du rein. Dans le premier cas, il y a *périnéphrose* ou encore *pseudo-hydronéphrose traumatique* : dans le deuxième, il s'agit bien d'une véritable *hydronéphrose*.

Le hasard vient justement en ce moment de nous donner une malade chez laquelle le traumatisme a produit une de ces périnéphroses traumatiques. Le fait est assez rare, surtout

Chez l'homme les résultats sont identiques ; la rupture ou la ligature d'une branche artérielle amène la nécrose du territoire correspondant : l'observation que je viens de vous rapporter démontre encore d'une façon en quelque sorte expérimentale cette terminalité des artères du rein.

Elle montre que cette propriété de la terminalité n'est pas

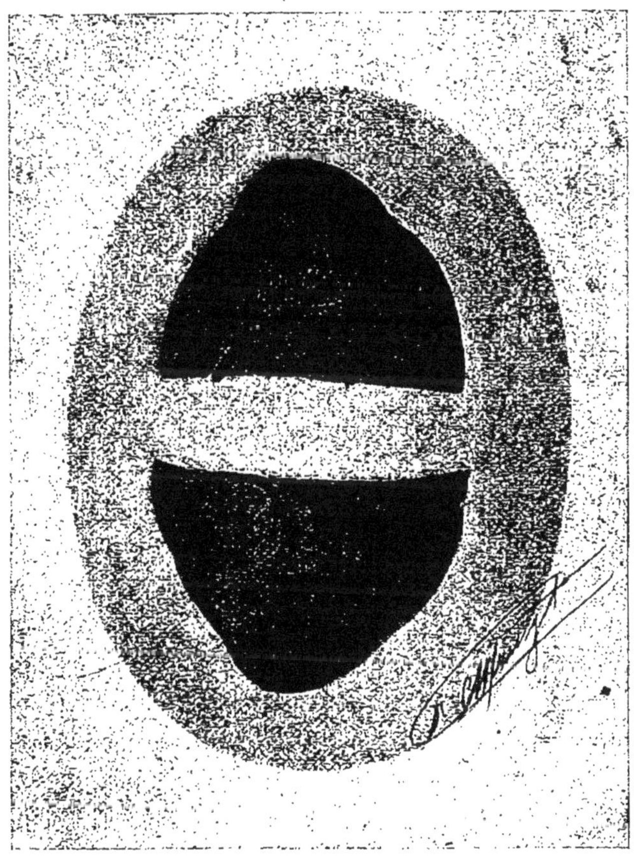

Fig. 7. — Injection des artères du rein. Radiographie d'une coupe frontale montrant bien les artères péripyramidales et l'absence d'anastomoses.

particulière aux artères normales, qu'elle s'étend encore aux artères anormales, et réfute ainsi une assertion de mon distingué collègue et ami Pousson. Ce dernier pensait qu'il y avait à ce point de vue une différence entre les anormales nées du tronc de l'artère rénale et celles qui ont une autre origine. Il n'en est rien : dans les deux cas la disposition anatomique est la même : ces deux sortes d'artères sont également terminales. Papin a vérifié le fait en injectant et radiographiant le territoire d'artères anormales nées de l'aorte.

Voici donc un point acquis : les artères du rein sont terminales. Mais *de quelle manière se font ces terminaisons dans le rein?* C'est ce qu'il nous faut maintenant préciser.

Hyrtl avait montré que le rein peut être divisé en deux valves : une antérieure, l'autre postérieure, qui s'ouvrant comme les deux coquilles d'une huître au niveau du hile comme charnière engainent le bassinet et les calices. Mais l'importance des deux valves n'est pas la même : la valve postérieure ne répond qu'au tiers ou au quart postérieur du rein. Parfois les deux valves sont égales : il est tout à fait rare que la postérieure l'emporte en volume sur l'antérieure.

La ligne exsangue de Hyrtl ne se trouve donc pas au niveau du bord convexe au point le plus saillant, mais en moyenne à un demi-centimètre en arrière. Cette ligne n'est pas une ligne droite, mais bien une ligne sinueuse, comme vous le voyez sur cette figure qui montre un bassinet injecté vu de profil et les deux grands territoires sanguins (fig. 8).

On a cherché à préciser davantage la disposition des territoires dans le rein et Gérard a distingué des reins à territoires primaires superposés de haut en bas ou d'avant en arrière; mais ceci a moins d'intérêt à notre point de vue purement chirurgical.

***

Essayons maintenant, Messieurs, de dégager de ces notions les conclusions qu'elles comportent.

A la suite de la déchirure ou de la section d'une artère anormale, trois accidents sont possibles :

a. Une *hémorragie* périrénale immédiate ou secondaire, si la ligature de l'artère n'a pas été faite. Dans un cas d'Auvray, l'hémorragie fut mortelle après la néphrectomie : la cause de l'hémorragie ne fut reconnue qu'à l'autopsie.

b. Une *nécrose* de toute une fraction du rein avec atrophie consécutive ou infarctus et hématuries secondaires comme dans notre observation. L'hématurie n'est pas nécessaire; l'atrophie du foyer nécrosé peut se faire sans accidents. Dans notre rein nécrosé, nous voyons ainsi un infarctus par thrombose en évolution aseptique. Sur un malade j'ai vu, au cours d'une dénudation du rein, tout un segment du rein ischémié par la déchirure accidentelle d'une petite artère anormale. Il a cependant guéri sans aucun accident : évolution aseptique.

c. Une *suppuration secondaire*, car la nécrose du corps étranger entraîne facilement la suppuration.

Helferich (1902), ayant coupé volontairement une artère du pôle inférieur du rein, observa de la fièvre pendant quelques jours et dut finalement enlever le rein suppuré. M. Pousson

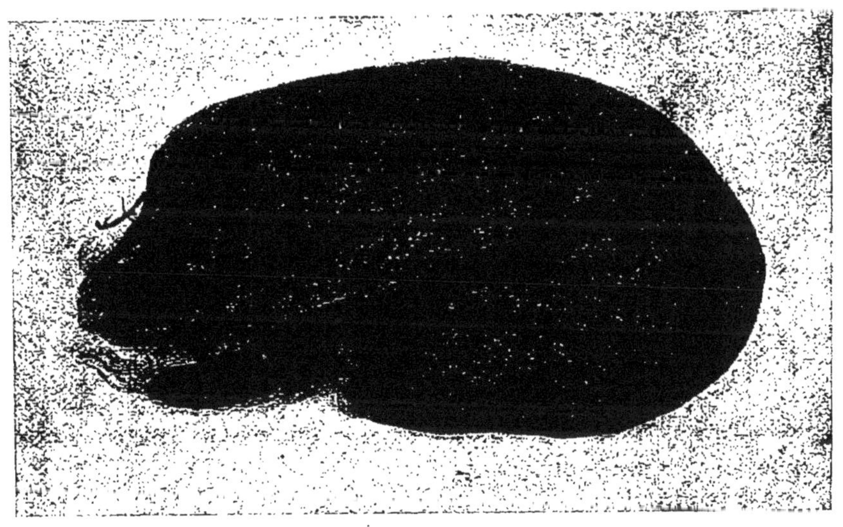

Fig. 8. — Injection des artères du rein. Radiographie d'une coupe horizontale montrant bien les deux zones pré et rétro-pyéliques.

a rapporté également au Congrès d'Urologie de 1908 une observation du même genre. Ayant dû couper une artère et une veine formant un pédicule anormal, il vit se produire de la suppuration avec une fièvre élevée et un état grave qui nécessita l'ablation du rein.

Serait-il possible de prévenir ces accidents en enlevant par *néphrectomie partielle* tout ce territoire correspondant à l'artère dont on est amené accidentellement à faire la ligature ?

Zeldowitsch l'a prétendu ; mais c'est là une grossière erreur. Il suffit d'avoir fait un certain nombre d'injections d'artères du rein pour savoir qu'il est impossible de dire à quel territoire appartient une branche artérielle donnée, car ce territoire peut être disposé en hauteur ou en largeur, et avoir des contours extrêmement irréguliers.

1° En conséquence, on devra donc, au cours de toutes les dénudations du rein, prêter une attention très minutieuse à la recherche de ces artères anormales. Si elles venaient à être déchirées, il faudrait pratiquer la ligature du bout central, et se tenir prêt, si on n'enlevait pas le rein dans cette première opération, à voir se produire des accidents ultérieurs d'infractus (hématurie) ou de nécrose (suppuration) qui conduiront à une opération secondaire.

2° *En présence d'une hydronéphrose causée par une artère anormale*, le problème thérapeutique devient très compliqué quand il y a des raisons de faire une opération conservatrice, puisque la terminalité ne permet pas de réaliser cette section de l'artère qui apparaît tout d'abord comme une solution simple et efficace.

Sur une jeune fille que j'ai opérée cette année d'une hydronéphrose à gauche par la néphrectomie, la même lésion se reproduit à droite.

Or ce rein qui reste est le siège de crises douloureuses répétées, répondant au type de l'hydronéphrose intermittente. La pyélographie que nous avons faite et que je vous présente montre une petite dilatation du bassinet, mais sa forme est conservée. Que faire ? Si les crises se répètent je serai peut-être appelé à pratiquer une incision exploratrice, et si je trouve un vaisseau anormal, quelle conduite faudra-t-il tenir ?

Si je trouve une veine, je peux encore la couper, car les veines du rein sont largement anastomosées ; mais si c'est une artère, j'ai le choix entre deux procédés : couper l'artère ou couper l'uretère.

Couper l'artère c'est condamner un territoire du rein dont j'ignore l'étendue à une nécrose qui ne sera peut-être pas aseptique.

On ne pourrait couper le vaisseau que si on était sûr qu'il s'agit d'une veine.

Couper l'uretère pour le repasser devant l'artère et le réimplanter en bonne position, c'est aussi risquer un rétrécissement consécutif et par conséquent exagérer la rétention chez une malade qui n'a qu'un rein. Je ne parle pas d'une suture artérielle, car avec des vaisseaux de ce calibre, c'est une acrobatie impraticable.

Peut-être la néo-implantation urétérale bien faite serait-elle l'opération la moins fâcheuse.

Je crois également que la voie lombaire n'est peut-être pas la voie de choix pour ces opérations délicates et qui portent non sur le rein, mais sur son pédicule, et qu'il serait bon de lui substituer la voie antérieure.

3° Enfin une dernière conséquence de la terminalité des artères du rein, *c'est qu'elle oblige, dans la néphrotomie, à passer autant que possible entre le territoire antérieur et le territoire postérieur*, car toute zone séparée de ses artères d'origine est fatalement vouée à la nécrose. Or l'inégalité des deux territoires est à peu près constante, le postérieur est le plus petit, et l'incision doit être faite, non pas exactement sur le bord convexe, mais un peu en arrière de ce bord, à quelques millimètres, comme l'ont montré Zondek et, après lui, Albarran et Papin.

Voilà, Messieurs, les principales déductions pratiques que je crois pouvoir tirer de la terminalité des artères du rein : elles s'adressent à toute la chirurgie du rein et sont d'application journalière.

EXPLORATIONS

III

LA PYÉLOGRAPHIE

Messieurs,

La radiographie dans la lithiase n'est pas la seule application intéressante pour nous des rayons de Rœntgen; la pyélographie elle aussi comporte un intérêt de premier ordre. Depuis longtemps, elle est utilisée : mais récemment nous avons perfectionné sa technique, étendu ses indications, vulgarisé son emploi.

Le moment est venu de jeter un coup d'œil sur les résultats acquis et de vous montrer en particulier les résultats qu'elle nous donne pour le diagnostic de rétentions rénales, que les méthodes habituelles de diagnostic ne nous permettent pas de déceler.

*
* *

L'hydronéphrose a sans doute des symptômes qui caractérisent sa présence : elle détermine par exemple des crises douloureuses, intermittentes, qui correspondent à l'hypertension du contenu, sous des influences variables et d'ailleurs multiples en effet. Le contenu de la poche hydronéphrotique subit un accroissement qui fait que à certains moments la tension s'élève dans une poche dont la dilatation est constante : elle s'élève pour quelques heures, pour un jour ou deux, et à ce moment la douleur paraît, la crise réno-urétérale est amorcée.

Ces douleurs n'ont rien de pathognomique ; elles n'appartiennent pas en propre à l'hydronéphrose. Le calcul du bassinet provoque des crises absolument semblables quand il s'engage de sa pointe dans l'uretère et fait l'obstruction de ce conduit. Le rein mobile détermine des douleurs analogues dans ces crises intermittentes, qui proviennent sans doute d'une torsion, d'une coudure de l'uretère.

J'ai vu encore ces mêmes douleurs dans des reins qui n'avaient jamais eu de dilatation du bassinet; je les ai vues enfin en dehors de toute lésion objective, évidente à l'œil nu, dans ces cas indéterminés qui méritent d'être provisoirement étiquetés « néphrites douloureuses ».

Si donc la douleur réno-urétérale doit toujours faire penser à l'hydronéphrose, il s'en faut de beaucoup que vous ayez le droit sur ce seul indice de poser le diagnostic de rétention rénale : vous ne pouvez pas affirmer que la crise observée ne relève pas d'un calcul du bassinet, d'une ectopie rénale, d'une néphrite douloureuse.

Alors même qu'elle relève d'une hydronéphrose, la douleur n'est pas proportionnelle à l'importance et au volume de la rétention. Tout au contraire, la douleur est d'autant plus vive que l'hydronéphrose est moins volumineuse; elle est inversement proportionnelle au volume de la poche. Les grosses hydronéphroses qui, chez bien des femmes, en imposent pour de volumineux kystes ovariens sont toujours indolentes.

Les phénomènes douloureux caractérisent surtout les hydronéphroses commençantes.

Et ainsi les signes subjectifs, vous le voyez, sont par eux-mêmes tout à fait insuffisants pour établir un diagnostic ferme d'hydronéphrose.

Les signes objectifs peuvent-ils nous renseigner de façon plus précise? Je ne le crois pas.

Ainsi, si vous choisissez de préférence, pour examiner votre malade, un moment de crise, alors la contracture de la paroi lombaire vous empêche de percevoir la tuméfaction du bassinet que vous supposez anormalement dilaté.

Si vous procédez à son examen en dehors des crises, alors que le contenu du bassinet n'est pas sous pression, vous ne sentez plus naturellement la tumeur rénitente, qui n'existe qu'au moment des paroxysmes douloureux. Sans doute une grosse hydronéphrose de 500 à 600 grammes sera tout de même facilement décelée par la palpation, à quelque moment qu'on l'explore : mais il n'en sera pas de même pour une petite hydronéphrose de 50 à 100 grammes, elle passera très facilement inaperçue.

Si donc l'étude des signes subjectifs et objectifs présentés par le malade nous porte aussi à croire à une hydronéphrose, ils ne nous permettent pas toujours à eux seuls ni d'affirmer son existence, ni d'apprécier son importance.

*
* *

D'autres méthodes peuvent nous fournir des renseignements plus démonstratifs ; tels sont le cathétérisme de l'uretère et la mesure de capacité du bassinet.

Le cathétérisme de l'uretère peut, en effet, nous confirmer l'existence d'une hydronéphrose : la sonde parvenue au bassinet évacue une quantité de liquide supérieure aux 5 à 6 centimètres cubes qui représentent la capacité normale du bassinet. Si on évacue 60 à 75 centimètres cubes d'urine, nous voyons par là que la capacité du bassinet est notablement augmentée.

Mais la sonde ne parvient pas toujours au bassinet : elle reste au-dessous de l'obstacle. On ne voit alors rien venir, que quelques gouttes, le trop plein de la poche. On en pourrait conclure que la capacité du bassinet est normale : ce serait une erreur.

La rétention existe, mais la sonde ne l'a pas atteinte, et cela nous ne le savons pas.

On ne peut donc tirer une conclusion du cathétérisme de l'uretère que s'il donne un renseignement précis, c'est-à-dire s'il évacue une certaine quantité d'urine, très supérieure à la capacité normale du bassinet.

Même dans ce cas, les renseignements qu'il vous donnera ne dépasseront pas une certaine limite. Les données doivent être sérieusement commentées et contrôlées dans tous les cas.

Voici, par exemple, que votre sonde ayant franchi tout obstacle, donne 25, 35, 40 centimètres cubes d'urine. Allez-vous en inférer que la capacité du bassinet ainsi explorée est égale à la quantité recueillie? Non : car là encore il y a une cause d'erreur. La fenêtre de votre sonde, en effet, peut buter contre un calice et ainsi émerger au-dessus du niveau du liquide à éliminer. La sonde alors ne ramène pas tout le liquide qui distend le bassinet, et peut-être lors d'une autre exploration vous recueillerez 300 centimètres cubes, là même où lors d'une première exploration vous aviez cru trouver dans les 30 à 40 centimètres cubes recueillis, la mesure exacte de la capacité de l'hydronéphrose.

De votre cathétérisme vous pouvez donc conclure qu'il y a hydronéphrose, mais vous ne pouvez définir ni son volume, ni la forme du bassinet.

*
* *

L'*injection artificielle* du bassinet est une méthode plus précise que la précédente, mais elle aussi, peut prêter à l'erreur.

Vous savez en quoi elle consiste. Au moyen de la sonde urétérale, on évacue le contenu du bassinet; on y injecte ensuite une certaine quantité d'eau ou de sérum, juste assez pour provoquer la crise de douleurs réno-urétérales, la colique néphrétique. A ce moment vous notez la quantité injectée et vous en déduisez la capacité du bassinet: elle est de 20, 30, 40 centimètres cubes ou davantage.

Cette méthode rend de grands services pour le diagnostic et la mesure des hydronéphroses; mais elle peut cependant vous tromper. Voici comment:

Vous injectez par exemple 20, 30, 40, 100 centimètres cubes de liquide et vous êtes surpris de ne pas voir le malade accuser la moindre douleur; vous soupçonnez l'existence d'une dilatation volumineuse.

Votre conclusion ne sera pas toujours juste; car il se peut fort bien que votre liquide soit revenu autour de la sonde et ait reflué dans la vessie, où vous le retrouverez en majeure partie. Tel bassinet que vous supposiez ainsi avoir une capacité supérieure à 70, 100 centimètres cubes, n'en a qu'une inférieure.

Une autre erreur est possible avec cette méthode.

Vous avez retiré 40 centimètres cubes d'urine, puis avez injecté la même quantité d'eau : 40 centimètres cubes et, à ce moment, la colique est apparue. Cette fois, pensez-vous, les deux chiffres concordent : la capacité du bassinet est bien de 40 centimètres cubes.

Cette interprétation est parfois vraie, elle est d'autres fois absolument fausse. Je vous ai avertis, précédemment, que la sonde pouvait ne retirer qu'une très minime partie du liquide collecté.

C'est ainsi qu'elle ne ramène parfois que 40 centimètres cubes d'un bassinet d'une capacité réelle de 500 centimètres cubes. Dans ces conditions, il suffira d'injecter une quantité d'eau égale à celle de l'urine évacuée, soit 40 centimètres cubes, pour reproduire l'hypertension, et, partant, les phénomènes douloureux qu'avait fait disparaître le cathétérisme.

Vous croyez donc alors que l'hydronéphrose n'est que de 40 centimètres cubes : vous vous trompez : la capacité est bien plus grande que vous le pouviez penser.

Ainsi, le *cathétérisme urétéral* et *l'injection du bassinet* demeurent souvent incapables de mesurer le degré d'une dilatation du bassinet.

C'est pour éviter et corriger ces erreurs que la pyélographie est devenue une ressource précieuse : elle nous donne sur la forme des hydronéphroses des renseignements d'une haute précision. Vous allez en apprécier toute la valeur.

*
* *

De plus en plus, dans le domaine urologique, la radiographie devient une méthode d'exploration indispensable, au même titre que la cystoscopie et le cathétérisme urétéral.

Et chaque jour nous voyons s'étendre en nos mains le bénéfice de son application.

Quelquefois, à l'examen radiologique simple, c'est-à-dire sans injection préalable du bassinet, on a pu reconnaître des hydronéphroses et surtout des pyonéphroses. Mais ce furent là des éventualités fort rares, presque accidentelles.

Avec la pyélographie les recherches gagnent, au contraire, en précision : toutes les hydronéphroses vont se révéler avec toutes leurs particularités.

La pyélographie d'ailleurs n'est pas nouvelle : c'est en 1906 que Vœlcker et Lichtenberg l'ont proposée et depuis elle a été utilisée un peu partout : en France, Albarran et Ertzbischoff en ont fait ici même de très précieuses applications. A Lyon, Rafin et Arcelin, Nogier et Regnard ont également publié quelques observations. C'est surtout à l'étranger et particulièrement en Amérique que les travaux furent nombreux à ce sujet : Braaxer, Bruce, Furniss, Max Reunay l'ont pratiquée sur une grande échelle. Depuis trois ans nous-même l'avons utilisée très souvent : nos premiers résultats ont paru dans notre livre sur l'*Exploration radiographique de l'appareil urinaire*. Plus tard nous avons publié un mémoire sur la *Technique et les Accidents de la pyélographie* (1). Nous sommes donc en mesure avec une documentation étendue de pouvoir exposer devant vous les avantages de cette méthode d'exploration.

Voici sa technique :

Les sondes urétérales, dont on se sert pour cette épreuve, sont des sondes ordinaires dont la gomme est parsemée d'une poussière métallique, de telle sorte qu'on peut, sur l'écran ou les épreuves, les distinguer très nettement dans toute l'étendue de leur trajet urétéral.

Dans leur lumière on fait passer une injection d'argent colloïdal (collargol à 10 pour 100) qui, s'accumulant dans le bassinet, permettra de le reconnaître sous forme d'une tache noire parfaitement visible.

Vous désirez savoir si un rein qui vous semble suspect est

(1) F. Legueu et Papin : Technique et accidents de la pyélographie. *Archives Urologiques de la Clinique de Necker*, t. I, p. 12.

atteint d'hydronéphrose. Vous disposez votre malade selon les règles usitées en pareil cas et poussez votre injection d'électrargol, bien entendu sans faire souffrir votre malade. Instantanément vous recueillez une épreuve, variable suivant les individus, mais toujours bien caractéristique et souvent très jolie.

Dans notre livre nous avons publié l'année dernière un grand nombre de figures radiographiques de bassinets obtenues de cette façon et où vous verrez les multiples degrés de la dilatation pyélitique.

Chaque jour nous en obtenons de nouvelles, j'en fais passer un certain nombre sous vos yeux.

Parmi celles-ci, quelques-unes comportent un intérêt tout particulier : je veux vous donner avec quelque détail les observations des malades auxquels elles se rapportent.

Un jeune homme, qui présentait de temps en temps des douleurs assez vagues de la région abdominale droite, est pris un jour d'une crise particulièrement violente. Un médecin des hôpitaux, mandé auprès de lui, diagnostique une appendicite qu'un chirurgien se chargea d'opérer aussitôt.

On trouve l'appendice libre d'adhérences, sans trace d'inflammation récente : on l'enlève. L'appendice fut examiné plus tard et il était sain. Et l'opéré jouit à la suite de cette opération d'une période assez longue de calme ; il n'a plus de douleurs.

Mais voici qu'un jour survient sous nos yeux une nouvelle crise absolument semblable à la première. L'appendice cependant ne saurait être en cause, puisqu'il fut enlevé quelques années avant ; la douleur d'ailleurs semble bien affecter les caractères de la crise réno-urétérale, les irradiations se font le long de l'uretère et jusqu'au testicule ; le rein est sensible, paraît un peu augmenté de volume derrière la contraction de défense qui le masque à nos yeux.

Nous pensions donc nous trouver en présence d'une hydronéphrose, méconnue lors de la première crise et prise à tort pour une appendicite : et nous essayâmes de confirmer et de préciser notre diagnostic à l'aide du cathétérisme de l'uretère.

La sonde urétérale introduite jusqu'au bassinet ramène

40 centimètres cubes d'urine : nous pouvons déjà conclure qu'il y a hydronéphrose.

Mais quel est son volume ? Ces 40 centimètres cubes représentent-ils son volume ? Injectons par la sonde une égale quantité et voyons ce qui se produit.

Nous injectons 20, 40, 50, 80 centimètres cubes de la

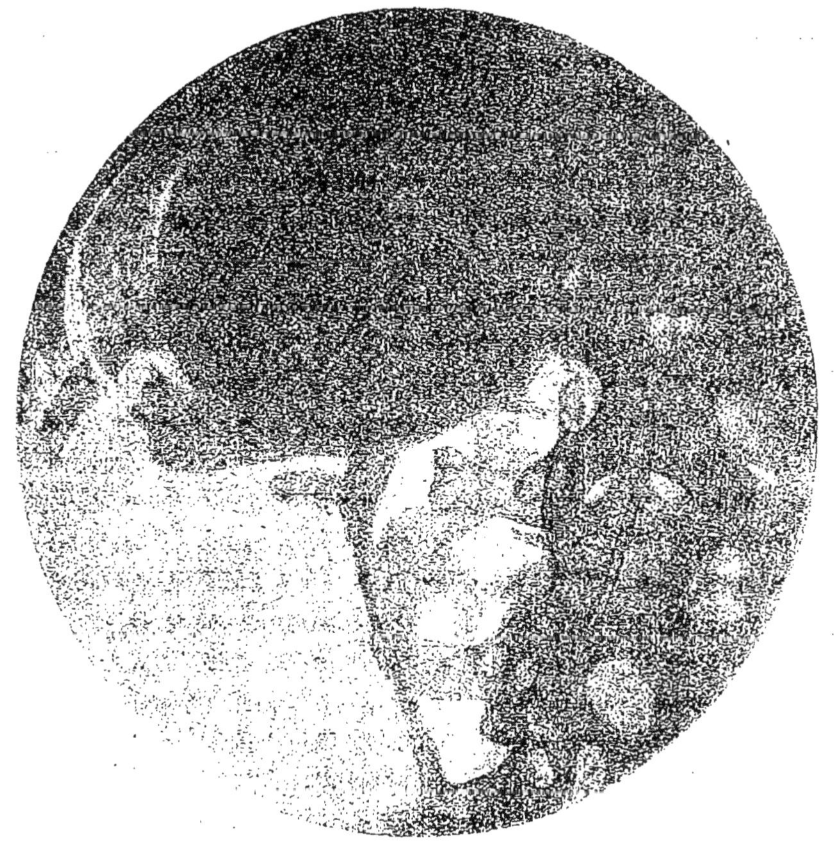

Fig. 9. — Pyélographie d'une énorme hydronéphrose. Dilatation prédominante du bassinet.
En dessous, un étranglement sur l'uretère correspond sans doute à une artère anormale.

solution de collargol; le malade n'accuse aucune douleur. Nous pensons alors que le liquide reflue autour de la sonde, du bassinet vers l'uretère et la vessie. Et nous faisons aussitôt une radiographie (fig. 9).

Voici l'épreuve du rein, du bassinet et de l'uretère de ce jeune homme. Considérez ce bassinet volumineux représenté par cette grosse boule, située bien en dehors du rein; l'hydronéphrose, considérable, est bien nettement extra-rénale. Au-dessous de cette vaste poche, remarquez son étranglement par une artère anormale sur laquelle s'est coudé légèrement le bassinet. Mais là n'est point la cause de cette dilatation ; celle-ci siège plus bas en ce point rétréci que nous voyons au-dessous.

La simple exploration par le cathétérisme nous avait donc induits en erreur sur le volume de la poche.

Seule, la radiographie nous a fixés sur les dimensions de cette poche pyélitique extra-rénale, sur le siège de l'obstacle cause de tout le mal, sur la présence d'une artère anormale.

Il est bien possible que quelques appendicites furent ainsi opérées à tort dans des cas où la radiographie, si on avait

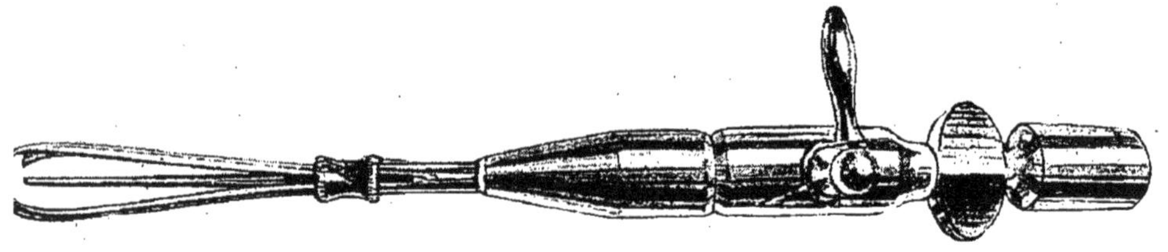

Fig. 10. — Canule spéciale à griffes et à robinet pour la pyélographie.

pu ou voulu la faire, aurait permis d'attribuer au rein avec certitude les symptômes présentés par les malades.

Voici maintenant le cas d'un jeune homme de 20 à 25 ans qui présentait des crises douloureuses du côté gauche, assez difficiles à définir. Il avait des urines claires, la portion inférieure de son appareil urinaire était intacte. L'examen clinique ne nous révéla que des accidents fort peu nets d'hypertension rénale.

Le cathétérisme, pratiqué avec une sonde n° 13, assura l'évacuation de 35 à 40 centimètres cubes d'urine. Nous crûmes à une petite dilatation du bassinet, à une légère hydronéphrose intermittente.

Nous pratiquions aussitôt une injection de collargol, de 40, 50 et enfin 80 centimètres cubes ; nulle douleur ne s'ensuivit. Et, sans plus tarder, on fit une radiographie, dont je vous fais passer l'épreuve.

Comme vous pouvez vous en rendre compte, elle ne ressemble guère à la précédente : l'hydronéphrose, ici, n'est pas limitée au bassinet; ce qui est surtout dilaté chez ce second malade, c'est le rein, à telle enseigne qu'on pourrait dire que l'hydronéphrose est presque exclusivement intra-rénale. Ces

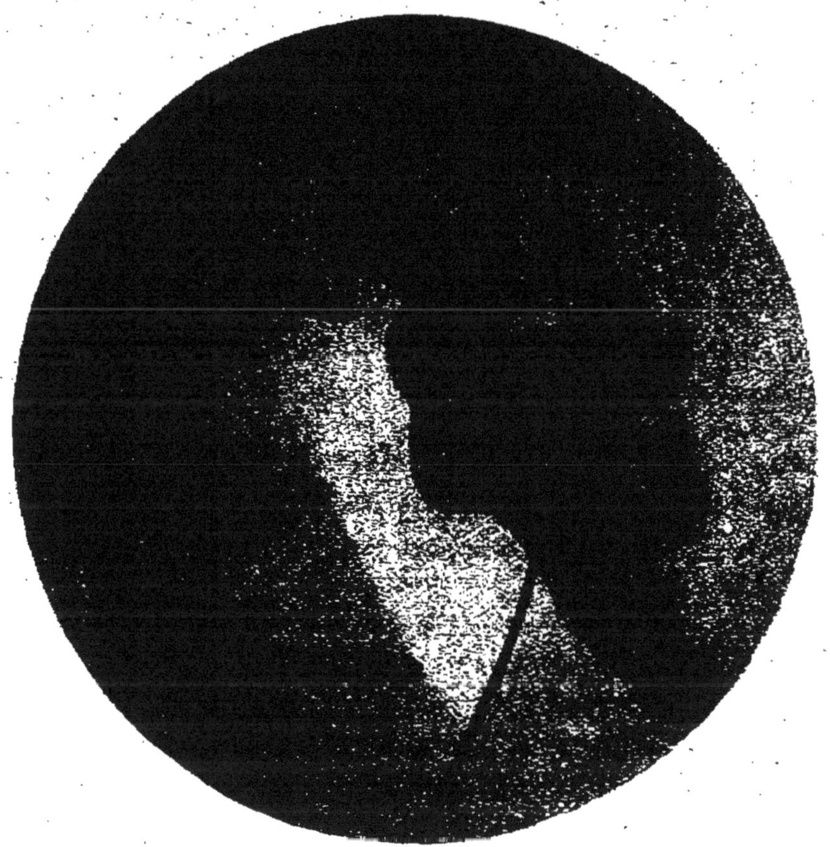

Fig. 11. — Pyélographie d'une énorme hydronéphrose. Les lobulations correspondent aux dilatations des calices. Tout le parenchyme rénal est presque détruit

lobulations que vous voyez vous disent suffisamment à quel point la glande était détruite (fig. 11).

La portion supérieure de la cavité, remarquez-le, est franchement noire, alors que la partie inférieure est plus claire, beaucoup moins sombre dans tous les cas. C'est que ce jeune homme a été radiographié dans la position debout. En haut, le liquide urinaire étant peu abondant, la solution de collargol est demeurée très concentrée ; en bas, au contraire, vu la quantité de liquide d'hydronéphrose amassée dans la région, la solution est plus étendue : d'où cette différence de coloration, facile d'ailleurs à interpréter.

En la circonstance, l'opportunité d'une opération ne pouvait être douteuse. Le rein était absolument perdu, aussi n'avons-nous pas hésité à procéder à une néphrectomie ; la pièce en main, nous avons pu nous assurer de l'exactitude des renseignements fournis par la pyélographie.

La cause de cette dilatation rénale n'était autre qu'une artère anormalement située.

Voilà donc deux beaux exemples de ce que peut donner la pyélographie : en précisant le volume, les caractères de la rétention rénale, elle dicte en quelque sorte l'indication thérapeutique et nous montre toute de suite s'il est encore possible de recourir à une opération conservatrice ou si c'est plutôt la néphrectomie qui doit intervenir.

Chez une autre malade, nous avons eu aussi un résultat très heureux de la pyélographie : une jeune femme avait depuis plusieurs années des crises douloureuses vagues dans le rein droit pour lesquelles on avait consulté de côtés et d'autres, et nulle part on n'avait pu trouver une cause à ces douleurs. La cystoscopie ni le cathétérisme urétéral n'avaient permis de constater une notable différence fonctionnelle entre les deux reins ; la radiographie faite à plusieurs reprises et dans différents services avait été absolument négative, et cette malade avait été renvoyée à d'autres services comme nerveuse.

Elle vint à nous, et les premières explorations tentées ne donnaient aucun résultat. Mais frappé de la localisation précise des douleurs accusées par cette femme à droite seulement, frappé aussi de la précision avec laquelle cette femme intelligente décrivait ses sensations, j'ai pensé qu'il devait y avoir une cause organique à ses souffrances, une petite hydronéphrose, et je priai mon chef de clinique M. Papin de faire une pyélographie.

L'exploration montra, en effet, que le bassinet du côté droit était notablement dilaté ; cette femme avait donc une hydronéphrose légère, petite, à ses débuts; elle souffrait de crises d'hypertension intermittente.

Elle était dès lors justiciable d'une opération et même d'une opération conservatrice, car une hydronéphrose d'aussi petit volume devait nécessairement être conservée. Restait seulement à définir la cause de cette hydronéphrose, ceci ne se pouvait faire qu'au cours de l'opération.

J'opérai ce rein par la voie antérieure. Je trouvai le bassinet dilaté, légèrement ampullaire au dehors du rein, le rein au contraire absolument normal. Je cherchai la cause de cette hydronéphrose et pensais voir une artère anormale coudant le bassinet. Il n'y en avait pas, mais en palpant l'uretère à sa partie supérieure pour y chercher un rétrécissement, une induration, je perçus nettement un petit calcul, du volume d'une lentille. C'est lui qui était la cause de tout le mal; je l'enlevai aussitôt par la pyélotomie, et la malade guérit sans incident.

Ce petit calcul avait passé inaperçu à la radiographie parce qu'il était trop petit; chez nous, la malade n'avait été radiographiée que le jour où on faisait la pyélographie. Le petit calcul avait donc été noyé dans le collargol et n'avait donné aucune tache : nous n'avions pu le soupçonner à l'avance et la radiographie n'est pas responsable de cette lacune.

Tout au contraire c'est elle qui en nous montrant une hydronéphrose évidente, quoique petite, nous a permis d'affirmer la lésion organique, d'arracher la malade au diagnostic de neurasthénie et de la guérir simplement et complètement.

La pyélographie nous a permis de découvrir encore des lésions plus importantes et généralisées, ce sont *les dilatations congénitales étendues des uretères et des reins*.

Chez un malade qui subissait en nos mains le cathétérisme de l'uretère, nous fûmes très étonnés de voir le collargol injecté dans la vessie ressortir par les sondes urétérales. Il y avait donc une communication large entre la vessie et les uretères; les orifices urétéraux étaient forcés. La radiographie faite aussitôt nous a montré le très étonnant cliché que je reproduis ici : le collargol a pénétré dans toute la hauteur de l'appareil (fig. 12). Les uretères sont dilatés, les reins le sont eux-mêmes, et cette dilatation relève très probablement d'une disposition congénitale.

Depuis lors nous avons fait sur plusieurs malades des cons-

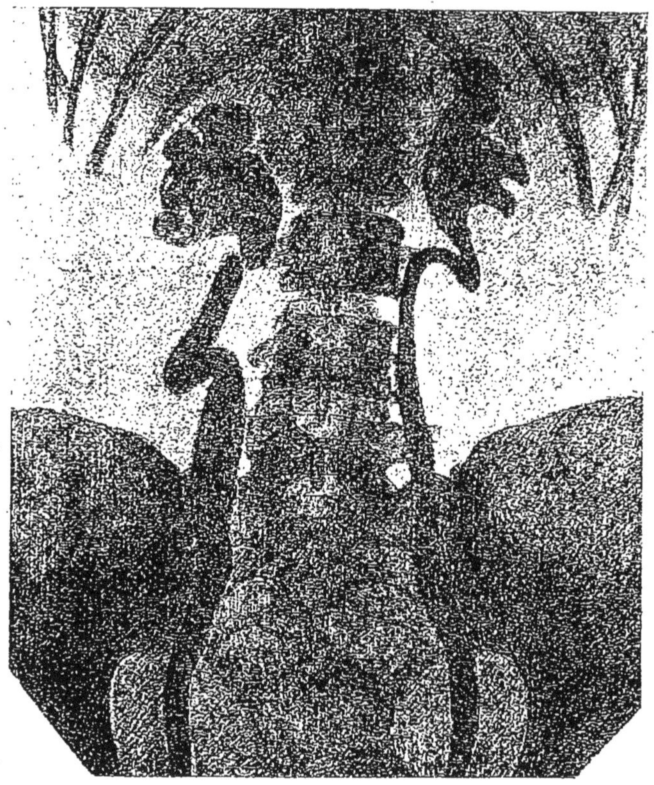

Fig. 12. — Dilatation congénitale double des uretères.

tatations aussi intéressantes : nous avons vu des dilatations urétéro-rénales étendues chez des malades qui vont et viennent avec les apparences de la santé.

Je ne veux pas insister outre mesure sur ces faits qui m'entraîneraient trop loin pour aujourd'hui ; je vous renvoie à un travail que j'ai publié avec M. Papin (1) sur cette question et

(1) F. Legueu et Papin. De la dilatation permanente des orifices urétéraux et du reflux vésico-rénal. *Archives Urologiques de la Clinique de Necker*, t. I, p. 377.

où nous avons réuni plusieurs observations originales et vraiment nouvelles.

*
* *

Les faits qui précèdent vous montrent tout l'intérêt qui s'attache à la pyélographie, toute l'utilité que nous trouvons à l'appliquer à nos malades. Il me reste, pour finir, à vous exposer quelques détails de sa technique et à vous signaler les accidents qu'elle peut occasionner.

La pyélographie doit se faire sur la table même qui sert à la cystoscopie : le sujet est sur le dos, les jambes pliées et fortement relevées. Les sondes urétérales sont des sondes opaques, dont le tissu est parsemé de limailles de plomb.

Autant que possible la sonde sera poussée jusqu'au bassinet, mais si l'on suppose qu'il s'agit d'une coudure urétérale, il y a intérêt à rester assez bas dans l'uretère pour bien voir dans sa liberté la coudure en question.

La solution que nous employons est au collargol à 10 pour 100, et pour l'introduire nous l'injections au début à la seringue.

Actuellement nous utilisons un appareil à pression hydraulique, qui nous présente beaucoup plus de garanties. A l'aide d'une canule spéciale, la sonde urétérale est fixée à notre appareil à pression hydraulique : la burette est élevée à 70 ou 80 centimètres au-dessus du malade, et l'injection pénètre lentement (fig. 10, p. 59).

Quand le malade ressent une gêne dans le côté, on peut continuer encore mais avec prudence. Dès qu'il y a douleur, il faut cesser : aussitôt la radiographie instantanée est faite sous pression.

Après, on retire la sonde et le collargol s'élimine peu à peu dans la journée avec les mictions.

On reproche à la pyélographie quelques accidents ou au moins des incidents. Déjà dans leurs travaux, Vœlcker, Œhlecker, Zachrson, Ekehorn, Ræssle et d'autres ont vu le collargol pénétrer dans les tubes du rein, dans les glomérules, autour du rein et déterminer quelquefois des accidents graves.

Il est d'abord des accidents qui sont inhérents au cathétérisme de l'uretère et ne tiennent pas à vrai dire à la pyélographie elle-même. De ce nombre sont la colique néphrétique et l'élévation de la température. Ni l'une ni l'autre ne sont constantes, mais toutes les deux s'observent à la suite du cathétérisme de l'uretère et par conséquent de la pyélographie.

Plus importante, et de portée plus grave, est la pénétration

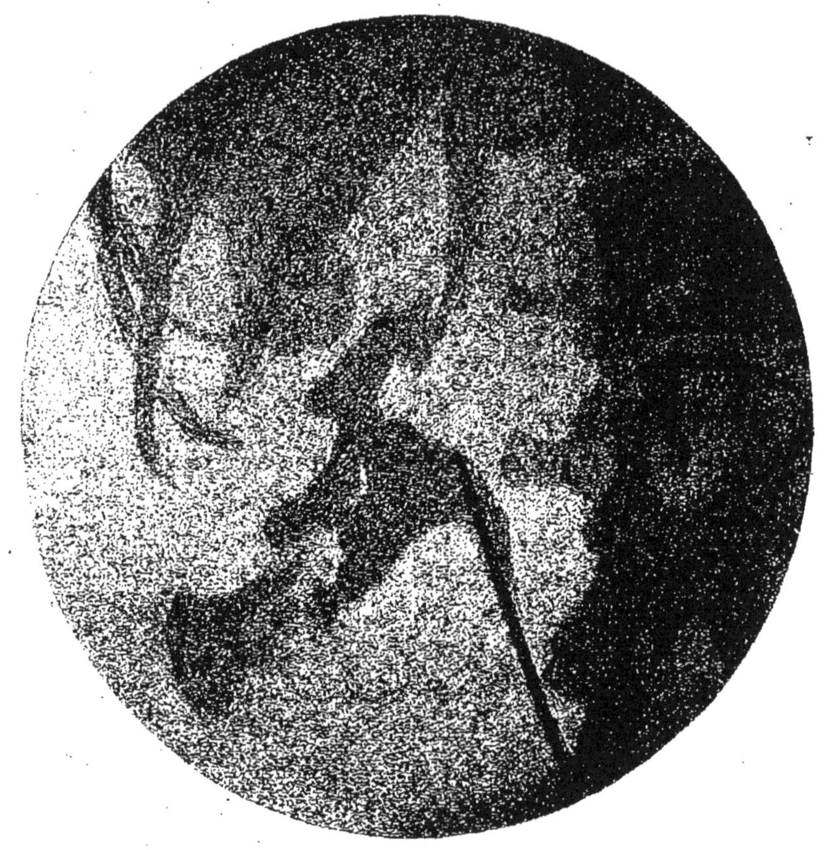

Fig. 13. — Accident de pyélographie.
Pénétration du collargol dans le parenchyme rénal.

du collargol dans le parenchyme rénal. Cette pénétration, nous l'avons vue plusieurs fois nettement accusée sur les radiographies, d'autres fois nous l'avons contrôlée au cours de l'opération ; le rein s'est montré « truffé » en quelque sorte de plusieurs nodosités noires qui n'étaient autres que du collargol.

Tous ces faits ont été rapportés par nous dans le travail auquel j'ai fait allusion plus haut.

Une fois même nous avons vu le collargol passer dans le tissu cellulaire périrénal, sans que nous ayons pu constater au cours de l'opération une brèche sur les voies excrétrices de l'urine (fig. 13).

Dans tous les cas que nous avons vus, cette effraction du collargol à l'intérieur et autour du rein n'eut aucune conséquence immédiate sérieuse, mais on ne peut cependant la considérer comme insignifiante; et s'il était prouvé que la pyélographie dut avoir souvent cette conséquence, il y aurait là, je le reconnais, une sérieuse objection contre la vulgarisation de cette méthode.

Mais avec l'habitude, nous avons acquis la conviction que ces accidents tenaient surtout à un défaut de technique. En poussant le collargol avec la seringue, on exerce une pression qui ne peut être contrôlée ni mesurée et qui a chance d'être excessive pour être suffisante. Aussi bien avons-nous abandonné la seringue pour la pression hydraulique et, depuis, nous avons vu ces accidents disparaître complètement.

Nous n'y voyons donc pas une objection contre la pyélographie, mais seulement une invitation à utiliser toute prudence dans la technique d'une méthode excellente en ses résultats, mais assez délicate en ses applications.

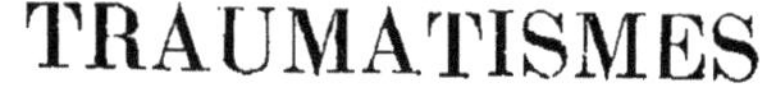

TRAUMATISMES

en nos salles où nous ne voyons jamais les accidents de la rue; je ne veux donc pas laisser passer, sans l'utiliser, cette occasion de vous parler des traumatismes du rein et plus particulièrement des périnéphroses traumatiques. Notre observation est, par ailleurs, fort intéressante et vous allez en juger.

Le 30 octobre 1913, une femme de 24 ans venait de livrer, dans une villa, le pain qu'elle lui portait chaque jour, lorsque, montant dans sa voiture, elle est ébranlée par le départ précipité du cheval et tombe sous la roue.

Elle tombe la face contre terre, au devant de la roue gauche de sa voiture et de telle façon que son flanc gauche reçoit seul le choc de la roue. Le cheval sentant l'obstacle s'arrête et la roue ne passe pas sur le corps. La contusion directe ne porte donc que sur le flanc gauche.

Relevée immédiatement, la malade accuse une douleur aiguë dans tout le côté gauche : on la ramène chez elle en voiture, on la couche et la réchauffe et son médecin est appelé. Celui-ci constate un peu de défense dans la région lombaire gauche, un peu, très peu de sensibilité à la pression; mais il n'y a pas de fièvre, pas de vomissements, pas de sang dans l'urine; on pense qu'il y a un peu de contusion rénale, mais une contusion légère.

Deux jours après, la douleur s'était sensiblement atténuée sous l'influence du repos au lit, mais une brusque et abondante hématurie, une hématurie avec caillots se produit dans le rein. Cette hématurie totale ne dura qu'une matinée, elle ne se reproduisit pas ultérieurement, mais elle suffit pour confirmer le diagnostic de contusion rénale gauche.

Les jours suivants, au moment où il semblait que tout allait s'arranger, la malade présenta cependant une réaction assez vive : voici en effet que se dessine un syndrôme péritonéal assez accentué, des vomissements, une hyperesthésie cutanée très marquée, une contracture musculaire intense, tout cela localisé ou prédominant dans la région rénale *gauche*. Et je souligne cette localisation, car la lésion que nous serons plus tard appelé à réparer par notre opération sera localisée à *droite*.

Ces phénomènes évoluent sans fièvre, durent environ une

huitaine de jours puis disparaissent, et il semble que la malade va enfin entrer en convalescence.

C'est à ce moment à peu près, vers le dixième jour après la chute, que de nouveaux accidents se produisent.

Dans le flanc *droit*, on voit se développer lentement une tumeur volumineuse, tendue, rénitente; elle se reconnaît à la palpation, mais se dessine aussi à la vue. Les urines sont rares, leur quantité en vingt-quatre heures est tombée à 600 grammes : elles déposent au fond du vase. A droite, la région lombaire est endolorie, les muscles se défendent, la palpation est douloureuse. Mais malgré la contracture on sent une grosse tuméfaction.

Une ponction de la tumeur est décidée; elle est faite le 26 novembre, un peu au-dessus et en dehors de l'ombilic, sur le point où il semble que la poche soit le plus en contact avec la paroi abdominale. On retire avec l'appareil Potain environ un litre et demi d'un liquide ressemblant à de l'urine légèrement sanguinolente.

A la suite de cette ponction, la malade se sent très bien; elle n'a plus la sensation de son côté gonflé, elle se croit guérie.

Sept ou huit jours se passent : et voici que de nouveau la tuméfaction se reproduit. La même collection se reforme du côté droit : on la voit encore soulever nettement la région abdominale antérieure. Et la Compagnie d'Assurances qui avait à régler l'accident de cette femme, me l'envoie à Necker.

Et dès son entrée, le 19 décembre, au matin, je vous la présentais comme un type de *périnéphrose traumatique*.

Son ventre, en effet, était fortement asymétrique, et du côté droit une forte saillie se dessinait, descendant de dessous les fausses côtes, remplissant tout le flanc, s'abaissant au-dessous de l'ombilic, et dépassant même à cette hauteur la ligne médiane pour empiéter sur le côté opposé. En haut, les fausses côtes sont soulevées, et en arrière la masse a le contact lombaire dans toute la partie qui s'étend entre les fausses côtes et la crête iliaque. La fluctuation est évidente, se renvoie de la paroi lombaire à la main antérieure; la poche qui limite la collection est mince, car la fluctuation est facile, et transmet les moindres impulsions.

L'intestin est refoulé en bas par la tuméfaction, car la matité est complète dans toute la hauteur de la collection, la matité se confond en haut sans aucune interposition avec celle du foie.

Avec cette grosse collection, il n'y avait aucune réaction locale ou générale. Je vous faisais remarquer la souplesse du ventre dans toutes les autres parties de l'abdomen, le bon aspect de la malade, l'humidité de sa langue, la quiétude de son faciès, la régularité et la lenteur de son pouls, l'absence de fièvre.

Et je vous montrais cette collection comme un type de *périnéphrose traumatique* à laquelle il fallait très prochainement apporter le secours de la chirurgie opératoire.

Mais pour comprendre et ce diagnostic et l'indication que je posai, il me paraît nécessaire avant d'aller plus loin de vous développer les quelques notions que je considère comme classiques et nécessaires sur les variétés, la forme et la pathogénie de ces collections lombaires traumatiques.

* * *

La *périnéphrose* dite encore *pseudo-hydronéphrose traumatique* est une collection d'urine qui, à la suite d'un traumatisme se fait autour du rein, dans le tissu cellulaire ou cellulo-graisseux qui, dans les limites de la loge rénale, fait un support au rein et le fixe dans sa situation. A la suite des traumatismes, ces épanchements se produisent dans la proportion de 20 % des cas, d'après les chiffres très consciencieusement rapportés par Lardennois, qui a écrit sur ce sujet une excellente étude, il y a quelques années (1).

La caractéristique de ces épanchements est d'être constitués par de l'urine mélangée à un peu de sang et de siéger autour du rein, d'être enkystés dans une poche de refoulement dans les parois de laquelle on trouve le rein aplati, comprimé.

Ces épanchements présentent encore au point de vue cli-

(1) LARDENNOIS : Etude sur les contusions, déchirures et ruptures du rein : *Thèse de Paris*, 1908.

nique cette particularité qu'ils viennent relativement tard après la rupture à un moment où l'on croit que tout est fini : on les voit paraître insidieusement, sans symptômes généraux, dans les quinze ou vingt jours qui suivent un traumatisme. Ils guérissent quelquefois spontanément, cessent parfois après une seule ponction, mais d'ordinaire s'infectent quand ils ne sont pas de bonne heure opérés d'une façon large et complète.

Quelle en est la cause? Il faut autre chose pour les produire qu'une rupture du rein : il faut que le traumatisme produise une rupture des voies d'excrétion du rein, *calices*, *bassinet* ou *uretère*. Cette notion donnée par Tuffier est capitale et vérifiée par tous les faits : une rupture du rein par elle-même, ne donnera jamais de périnéphrose traumatique s'il n'y a pas rupture d'un calice. Le rein blessé, contus, saigne mais ne laisse pas l'urine filtrer dans le tissu cellulaire périrénal. Au contraire dès qu'il y a une rupture des voies d'excrétion, rupture complète ou rupture partielle, dès lors l'urine filtre peu à peu dans le tissu cellulaire, refoule le rein, élargit la loge, fait une poche de plus en plus volumineuse jusqu'à constituer ces énormes collections qui remplissent tout l'abdomen et dont quelques observations nous montrent de curieux exemples. Le liquide est toujours constitué par de l'urine très pauvre en sels.

Voilà donc une première forme.

Mais il est aussi une autre forme de collection urineuse à la suite des traumatismes : il y a des rétentions d'urine qui se font dans le bassinet et les calices, c'est-à-dire dans les cavités du rein, et qui sont par conséquent de vraies *hydronéphroses traumatiques*.

Voici par exemple une très grosse hydronéphrose que j'ai opérée six mois après une chute sur le rein, chute suivie d'hématurie ; à la suite de l'accident, le malade ne ressentit pas plus de douleurs que ceux qui n'ont qu'une simple contusion. La collection s'est développée insidieusement et vous voyez que rien dans ses caractères extérieurs, dans son volume, ses bosselures, les courbures de son uretère, ne la distingue des plus grosses hydronéphroses qui n'ont rien de traumatique (fig. 14).

Quoique beaucoup plus rares, ces hydronéphroses se voient encore assez souvent, puisque Lardennois sur une

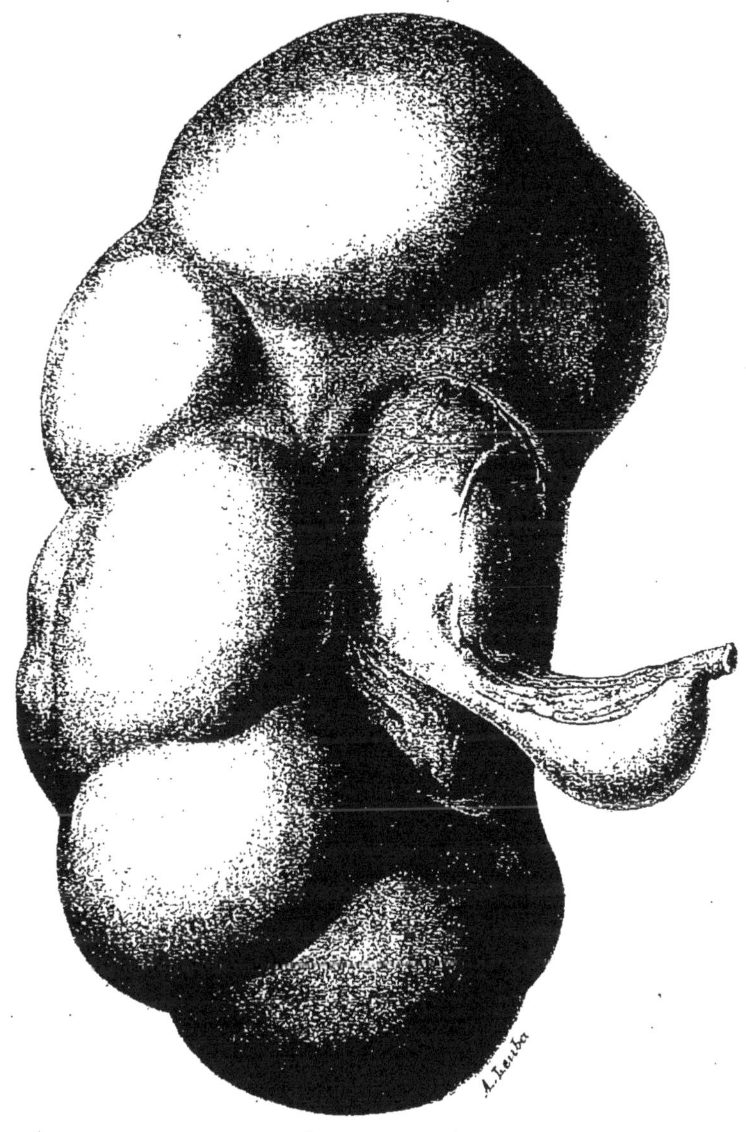

Fig. 14. — Volumineuse hydronéphrose traumatique.
L'uretère est étalé pour montrer ses courbures et sa dilatation ; on ne trouve aucune cause mécanique évidente.

statistique de 666 cas de contusions du rein trouvait 24 cas répondant au type anatomique de l'hydronéphrose traumatique.

Ces tumeurs arrivent comme les autres à des proportions parfois considérables; elles peuvent, elles aussi, s'étendre jusque dans la fosse iliaque comme la tumeur représentée fig. 14 et dépasser la ligne médiane : elles contiennent parfois jusqu'à 3 et 4 litres de liquide.

Elles sont en général tardives, se produisent quelques semaines et plus souvent quelques mois après l'accident. Mais il n'en est pas ainsi toujours : et dans quelques observations, on voit une poche énorme se constituer dans les cavités du rein quelques jours même après un traumatisme.

Et si vous doutez de cette précocité de certaines de ces hydronéphroses traumatiques, écoutez l'observation suivante que j'ai rapportée en 1909 à la Société de chirurgie et que je dois à un très distingué chirurgien de province, le Dr Ferron, (de Laval) (1).

Un jeune homme de 19 ans tombe d'une charrette chargée de bottes de foin et se fait une contusion rénale à droite. Il a la douleur locale, la contracture et l'hématurie. La chute avait eu lieu un lundi : le mercredi suivant, l'hématurie avait cessé, mais ce jour-là le malade ressent une sensation de plénitude dans le flanc droit.

Un mois après l'accident, le blessé marche péniblement, le corps plié en avant et à droite, la main appuyée sur le flanc : à ce moment M. Ferron découvre une énorme tumeur, abdominale qui occupe le flanc, la fosse iliaque, l'hypogastre et dépasse beaucoup la ligne médiane. La poche est très tendue, la fluctuation y est peu nette.

M. Ferron fait le diagnostic de pseudo-hydronéphrose traumatique en se basant sur l'apparition rapide de la tumeur, sur son volume énorme, sur ses limites diffuses, et propose une opération qui est acceptée. Il fait l'incision recto-curviligne de Guyon, tombe dans une poche, évacue environ 4 litres de liquide et recherche le rein dans les parois de la poche. Il le cherche et ne le trouve pas, il quitte son gant pour mieux sentir et ne sent toujours rien. Revenant alors aux lèvres de la plaie là où la surface de la poche est facile à inspecter, il voit sur la lèvre inférieure les pyramides de

(1) Ferron : Hydronéphrose et pseudo-hydronéphrose traumatique. Rapport de F. Legueu. *Bull. et Mém. de la Soc. de Chir.*, t. XXXV, 1909, p. 298.

Ferrein. La poche était donc bien faite par les cavités mêmes du rein distendu et il s'agissait d'une hydronéphrose vraie.

Dans ces conditions, M. Ferron veut enlever le rein, mais il trouve partout des adhérences pour le retenir. La néphrectomie rencontre des difficultés considérables; chemin faisant on rencontre cependant l'uretère dont l'abouchement à la poche donne bien la confirmation de cette notion, que la collection était réellement localisée dans le rein distendu. En fin de compte, le malade guérit après des incidents sur lesquels je n'ai pas à attirer votre attention en ce moment.

Je ne veux souligner que ce fait, la rapidité vraiment surprenante avec laquelle s'est développée cette curieuse poche pyélorénale. Au dixième jour, elle était déjà appréciable et un mois après elle remplissait la moitié de l'abdomen.

En présence de faits si extraordinaires, on hésite, étonné, et on se demande si la poche n'existait pas avant, et si le traumatisme n'a pas ici aggravé le développement d'une hydronéphrose déjà formée avant le traumatisme?

Je ne le crois pas et voici pourquoi. Quand un traumatisme assez important pour faire une contusion rénale frappe un rein déjà hydronéphrosé, il se produit une rupture de la poche préexistante, le liquide de distension se répand dans le tissu cellulaire périrénal et des accidents plus ou moins graves vont alors se produire. Des observations de ce genre ont été rapportées par Suter, par Nové-Josserand, par Montprofit. J'ai moi-même communiqué, en 1909, à la Société de Chirurgie, une pièce très intéressante; elle me fut envoyée par le Dr Denis (de Dreux) et figure actuellement dans notre musée comme une des unités les plus rares (1).

Elle a trait à un homme de 28 ans, sans antécédents pathologiques, qui, le 12 novembre 1907, fit une chute de bicyclette. Dans sa chute, le guidon de sa machine heurta violemment son flanc droit.

Deux ou trois jours après, le blessé est examiné : on lui trouve dans le flanc une douleur vive, une contracture

(1) F. Legueu. *Bull. et Mém. de la Soc. de Chir.*, 1909, t. XXXV, p. 382.

évidente, une matité empiétant sur la paroi abdominale. *L'anurie* est absolue.

Peu à peu la tumeur augmente dans le flanc droit et prend de colossales proportions ; la matité arrive à l'ombilic, il n'y a toujours pas d'urine, mais seulement quelques gouttes de sang au méat.

Le quatrième jour, on se décide à intervenir ; on tombe sur un rein qui est rompu en plusieurs endroits. Au-dessous du rein se trouve une poche énorme qui lui tient et dont la signification ne paraît pas très claire au premier abord. On l'ouvre et 2 à 3 litres d'urine sanguinolente s'en échappent. Après quelques hésitations, le chirurgien enlève le rein et la poche qui lui est adjacente.

Mais à la suite de cette opération, l'anurie persiste toujours, et le malade meurt au bout de quatre jours sans avoir rendu une seule goutte d'urine.

L'autopsie montre qu'on avait enlevé un rein unique ; or, ce rein était hydronéphrosé, et la poche inférieure représentait le bassinet distendu et déchiré par le traumatisme.

Voilà un bel exemple de la rupture, d'une hydronéphrose préexistante sous l'influence du traumatisme. Le bassinet éclate, l'urine s'infiltre dans le tissu cellulaire périrénal et produit une périnéphrose avec anurie, lorsque le rein est unique comme chez ce malheureux jeune homme. L'erreur était inévitable ; mais elle est d'autant plus regrettable que dans ce rein il y avait comme presque dans tous les reins uniques, deux organes juxtaposés ; le rein supérieur avait un bassinet et un uretère normaux, l'inférieur était le siège de la grande distension signalée et fut le siège de la rupture.

On aurait pu faire ici une néphrectomie partielle, mais pour cela il eut fallu faire à l'avance le diagnostic. Or le diagnostic de cette anomalie était absolument impossible dans les conditions traumatiques et urgentes où se présentait ce malade.

Quoiqu'il en soit, vous voyez qu'on ne peut soutenir pour les faits auxquels je fais allusion en ce moment que l'hydronéphrose est préexistante au traumatisme. En réalité, elle lui est toujours consécutive, alors même qu'elle se produit d'une façon aussi précoce que dans la belle observation de M. Ferron.

Mais une question troublante se pose alors : quelle est la cause, quelle est la *pathogénie* de ces hydronéphroses?

Pour les hydronéphroses *tardives*, l'interprétation n'est pas difficile; il semble que dans la majorité des cas il faille invoquer un rétrécissement de l'uretère qui se constitue peu à peu et parvient insensiblement à diminuer le calibre du conduit : cette explication est très vraisemblable pour les observations de Pye-Smith, de Lépine-Soller, de Fenger, de Bartlett, de Gerster dont on trouve l'analyse dans la thèse de mon élève Deverre (1).

Mais la même explication n'est guère possible pour les hydronéphroses *précoces*, pour celles qui se développent quelques jours, quelques semaines après l'accident. Dans ces cas, j'accepte l'interprétation de Moser (2), comme la plus vraisemblable; l'hydronéphrose résulte de la compression de l'uretère par l'hématurie périrénale et par la sclérose qui lui fait suite. J'ai remarqué, en effet, que dans beaucoup d'observations on signale des adhérences très serrées englobant le rein et l'uretère, et rendant la décortication très difficile.

Dans un cas de Eichler, par exemple, on note au niveau de la partie rétrécie de l'uretère « un exsudat sanguin presque entièrement résorbé. ».

D'ailleurs mon interne M. Deverre s'est efforcé de prouver expérimentalement cette pathogénie de l'hydronéphrose traumatique et a pu réaliser les deux mécanismes suivant lesquels les traumatismes aboutissent à la production de l'hydronéphrose; à savoir l'hématome et le rétrécissement.

Je dois dire cependant qu'il est des tumeurs pour lesquelles aucune des explications qui précèdent n'est possible. Autour de la tumeur représentée p. 74, je n'ai constaté aucune adhérence; la poche était parfaitement isolable, l'uretère tout à fait libre était jusque dans sa partie non dilatée enveloppé

(1) Deverre. Essai sur les rapports de l'hydronéphrose et du traumatisme. Thèse de Paris, 1910.

(2) Moser. Uber Hydronephrose infolge subcutanen Nierenverletzungen. Thèse de Bâle, 1888.

d'un tissu de glissement tout à fait normal. Je n'ai pu trouver sur son calibre aucune trace de sténose, et je dois dire que ces faits me paraissent tout aussi difficiles à expliquer en l'état actuel que certaines grosses hydronéphroses que nous voyons en dehors du traumatisme.

*
* *

Et maintenant, Messieurs, forts des données qui précèdent, revenons à notre malade et faisons-lui l'application des notions que je vous ai exposées.

J'ai dit tout d'abord qu'il y avait chez cette malade une périnéphrose ; pourquoi ? et qu'est-ce qui prouve que cette grosse tumeur n'est pas une hydronéphrose vraie ?

Sur ce point, je le reconnais, mon diagnostic n'est pas solide ; entre l'hydronéphrose vraie et la périnéphrose, la distinction me paraît à peu près impossible avant l'opération, elle l'est même parfois au cours de l'intervention et je vous ai signalé les difficultés qu'avait éprouvées M Ferron à définir la nature et la localisation de la poche qu'il avait sous les yeux. Je dis ici qu'il y a pseudo-hydronéphrose parce que ces tumeurs sont plus fréquentes que les autres ; je le dis parce que la tumeur a été très précoce et que les hydronéphroses vraies qui débutent après quelques jours sont tout à fait exceptionnelles. Mais ces raisons étant données, je reconnais leur fragilité.

Le cathétérisme de l'uretère peut-il nous donner ici un résultat à ce point de vue ? Non : quelle que soit la nature de la poche, le cathétérisme donnera toujours le même résultat, à savoir un obstacle à un niveau donné et aucune urine. Et de cela vous ne pourrez rien conclure en ce qui concerne le diagnostic que nous voulons préciser.

Ce cathétérisme, nous l'avons fait chez notre malade et voici les résultats qu'il nous a donnés : la vessie est absolument normale comme capacité et comme aspect. Les orifices urétéraux sont nettement visibles ; le gauche se contracte rythmiquement et ses éjaculations produisent le petit tourbillon caractéristique. De ce côté, le cathétérisme est fait ;

la sonde est introduite à 15 centimètres et donne des urines claires et dont la composition nous laisse la plus entière sécurité sur l'état de ce rein sain ; quoique certainement traumatisé, ce rein gauche est revenu à un fonctionnement parfait.

L'orifice urétéral droit paraît, au contraire, se contracter à vide. Il est cathétérisé avec une sonde n° 14 qui bute à vingt centimètres, on ne pousse pas plus loin, et cette sonde laissée deux heures en place ne donne pas une seule goutte d'urine.

Il y a donc obstacle et oblitération de l'uretère à 21 centimètres. Mais la poche sous-jacente est-elle intra ou périrénale, je ne le puis dire à coup sûr? Quoiqu'il en soit, je formulais cependant le diagnostic suivant : *périnéphrose traumatique, rupture de l'uretère* à 20 centimètres de la vessie.

C'était à l'opération que nous devions demander la confirmation définitive du diagnostic porté. J'étais bien décidé à y voir clair, à préciser le plus exactement possible l'état des parties et à retirer de cette opération pour notre malade la guérison et pour nous des données très précises et vraiment scientifiques.

L'opération eut lieu le 25 novembre 1913. Incision lombaire oblique, au-dessous de la couche musculaire, je tombe sur la poche, je la ponctionne avec un gros trocart et en retire près de deux litres et demi d'un liquide qui ressemble absolument à de l'urine à peine sanguinolente.

La poche est évacuée : je cherche le rein, il est en avant et en haut, refoulé dans la paroi de la poche dont il fait partie et sur laquelle il dessine la saillie de ses contours. Fixé sur la situation du rein, je cherche l'uretère : j'avais pris soin au préalable de laisser à demeure une sonde urétérale, j'en cherche la saillie en dedans de la poche, au contact de la colonne vertébrale, et je ne la sens pas. Alors je fais injecter de l'eau boriquée par cette sonde urétérale pour voir s'il y a une communication entre l'uretère et la poche : mais l'injection ne démontre aucune communication. Toute l'eau que je fais injecter ressort sans doute vers la vessie, car je ne la vois pas paraître dans les régions inférieures et internes de la poche où doit se trouver l'extrémité supérieure de la sonde urétérale.

Mais pendant que l'extrémité inférieure de la poche reste absolument sèche, je vois en haut le rein verser régulièrement à la poche l'urine qu'il secrète, la poche se remplit doucement par le haut, un petit filet descend directement des zones pédiculaires du rein. Il y a donc de ce côté une brèche sur les voies excrétrices de l'urine.

Le rein est décollé de ses adhérences et extériorisé : or, tout de suite ce qui frappe, c'est qu'il n'y a pas d'uretère. Le rein tient par son pédicule vasculaire, mais le bassinet présente un orifice là où devrait s'insérer l'uretère, et c'est par cet orifice que l'on voit sourdre peu à peu le produit de la sécrétion rénale.

Alors tout s'explique : l'uretère a été arraché, désinséré au niveau de ses connexions avec le bassinet, il s'est rétracté loin du rein, s'est oblitéré et a cessé toute communication avec la poche, tandis que de son côté le rein seul versait dans le tissu cellulaire la totalité de sa sécrétion.

Il n'y a pas à songer à une restauration, puisque je ne vois ni ne trouve l'uretère, et que d'ailleurs il serait beaucoup trop loin. J'enlève le rein, termine l'opération par le drainage de la poche, et la malade guérit sans aucun incident qui soit digne de retenir l'attention.

Les deux litres et demi de liquide retirés par la ponction ont été examinés au laboratoire de chimie :

Densité.	1007
Urée	1,2 ‰
NaCl	5,8 ‰
Albumine.	0,75 ‰
Pas de sucre	
Phosphates	0 gr. 70 ‰

Le rein enlevé présente d'ailleurs des lésions de néphrite subaiguë ainsi qu'une distension marquée des voies excrétrices, des anses de Henle et de l'espace capsulaire du glomérule. L'aspect de ce dernier est absolument typique et tel qu'on l'observe dans certaines ligatures expérimentales incomplètes de l'uretère.

Telle est mon observation : j'en trouve peu de semblable dans la littérature médicale.

Je ne puis admettre, en effet, comme rupture complète et totale de l'uretère que les cas dans lesquels il y eut soit opération, soit autopsie et où la lésion a pu être vérifiée exactement.

Les seules observations qui présentent ce critérium sont celles : de Poland (1) où on constata à l'autopsie une rupture de l'uretère droit au niveau de son insertion au bassinet;
de Barker (2) où l'opération montra au-dessous d'un rein sain un uretère rompu un peu au-dessus de la ligature;

de Chaput (3) où l'uretère était rompu partiellement en même temps que le colon;

de Hildebrandt (4) où l'uretère était rompu à 2 centimètres de son orifice et où les deux bouts étaient oblitérés.

Il est un dernier point sur lequel je crois devoir insister dans cette observation ; c'est celui du mécanisme. Il est nettement établi que la voiture n'a pas passé sur le corps de la malade, et que la rupture s'est faite soit dans la chute par une contusion sur le marchepied de la voiture, soit par extension et distension de l'uretère, le corps s'infléchissant sur l'autre côté (5).

Dans les deux cas, le mécanisme est fait pour surprendre, quand on sait surtout la facilité avec laquelle l'uretère se déplace et la petitesse de la surface qu'il offre aux traumatismes directs.

Cette dernière question du mécanisme reste donc en suspens; mais pour le reste nous avons eu la satisfaction d'obtenir avec cette observation des précisions très nettes sur un point encore obscur des traumatismes du rein et de l'uretère.

(1) Poland. Guy's hospital Reports 1868, p. 86.

(2) Barker. The Lancet 1885, t. 1, p. 95.

(3) Chaput. *Bull. et Mém. de la Soc. de Chir. de Paris* 1889, t. XV, 3e série, p. 202.

(4) Hildebrandt. Nierenbecken und Ureterzerreissung. *Deutsche Zeitsch. f. Chir.*, 1907, Bd 89, p. 574.

(5) F. Legueu. Rupture traumatique complète de l'uretère. *Bull. et Mém. de la Soc. de Chir. de Paris*, t. XL, n° 4, 1914, p. 106.

V

SUR UN CAS D'ÉCLATEMENT TRAUMATIQUE DE LA VESSIE

Messieurs,

Le malade que je vous présente aujourd'hui guéri, fut amené un jour en nos salles pour un grave traumatisme de la vessie : un choc violent en avait déterminé la rupture. Le cas est rare; l'observation par quelques points est très intéressante. Je ne dois pas la laisser passer sans attirer votre attention sur ce côté spécial des traumatismes de l'abdomen.

*
* *

Le 23 novembre, vers 6 heures du soir, un jeune homme âgé de 17 ans, était occupé à son travail sur un échafaudage d'une faible hauteur. Soudain une rupture se produit : il est précipité sur le sol, il tombe à la renverse et une pièce de bois très lourde lui tombe sur le bas ventre.

Il se relève souffrant du ventre, fait quelques pas, puis perd connaissance. On le relève et on l'amène à l'hôpital.

Et à son entrée, voici ce que constate mon interne M. Maurer. Le blessé est en état de choc assez accentué; le pouls est petit, la face pâle, anxieuse. La température est de 37°3; le blessé souffre du ventre et redoute les pressions et les explorations. Il y a de la contracture des muscles abdominaux;

à ce niveau, surtout dans la région hypogastrique, la pression est très douloureuse. Il y a une goutte de sang au méat, mais il n'est aucune trace de rupture de l'urètre.

Dans ces conditions, M. Maurer soupçonne une lésion grave et profonde; il fait donner au malade une forte injection de sérum, puis une piqûre de spartéine; il le réchauffe et se propose de le revoir quelques instants après, pour surveiller l'indication d'une opération que dès maintenant il prévoit prochaine.

Le malade avait été amené à l'hôpital environ une heure après l'accident; c'est à ce moment qu'est fait le premier examen. Une heure plus tard, M. Maurer revoit le blessé, et le trouve dans le même état. Le ventre est tout aussi sensible, l'urétrorragie n'a pas continué, mais le blessé se plaint de ne pouvoir uriner et d'avoir cependant des besoins incessants.

M. Maurer prend alors une sonde de Nélaton n° 18, il l'introduit dans l'urètre; elle pénètre dans la vessie et ne ramène pas d'urine mais seulement quelques gouttes de sang. Le blessé cependant n'avait pas uriné depuis deux heures lorsque l'accident s'est produit; il y a donc actuellement quatre heures au moins qu'il n'a pas évacué sa vessie; on devrait dès lors y trouver une certaine quantité d'urine. Or, il n'y en a pas, et de ce fait on peut déjà conclure que très probablement la vessie est rompue.

Le malade reste d'ailleurs dans le même état de choc, il est abattu, son pouls est petit et devient plus rapide. La contracture reste très développée et la sensibilité hypogastrique très marquée.

M. Maurer juge une opération nécesssaire; il me téléphone, et une heure après j'étais à l'hôpital, soit environ trois heures et demie après l'accident.

Le blessé est pâle, abattu, dans un état prononcé de choc; la région hypogastrique est contracturée et douloureuse. Le toucher rectal montre que les branches ischio-pubiennes ne sont pas déviées, mais toute la région prostatique est sensible et douloureuse. Tous ces symptômes rapprochés des constatations faites par mon interne depuis le moment où il surveille le blessé me paraissent suffisants pour porter le diagnostic d'un traumatisme grave de l'urètre postérieur ou de la vessie. L'opération me paraît urgente, je la pratique immédiatement.

Sous chloroforme, je fais l'incision sus-pubienne de la taille hypogastrique. Dès que j'arrive à la face profonde des muscles, je vois une infiltration sanguine. Celle-ci est bien plus abondante dans la région prévésicale qui est pleine de sang et d'urine mélangés l'un à l'autre et infiltrés dans toutes les mailles du tissu cellulaire. Je libère ce tissu cellulaire et me dirige vers la vessie; j'ai peine à la reconnaître, car tout est déformé et altéré. La vessie est éclatée, tout son sommet, toute sa partie supérieure est ouverte, et là la brèche est si large, que le poing y pourrait facilement entrer. La plaie de la vessie est nette et régulière, sans mâchonnement : c'est bien un éclatement par distension au-dessous et en avant de l'organe, juste au devant du péritoine qui n'est pas déchiré.

Par cette large brèche, je mets mon doigt dans la cavité vésicale, et je trouve là de nouveaux désordres. Sur la paroi antérieure de la vessie, il y a trois autres perforations. Elles sont juxtaposées en triangle, deux sont à droite, une autre à gauche. Ces perforations ont le calibre du doigt, et l'index qui les explore pénètre à travers elles jusqu'au pubis qui est éraillé, fissuré, mais non complètement fracturé.

La muqueuse de la vessie fait hernie au dehors, en arrière du pubis, et tapissant les lèvres des brèches vésicales fait paraître celles-ci comme lisses, régulières et taillées à l'emporte-pièce.

Ces brèches, il faut les suturer : mais par l'extérieur de la vessie, il n'y faut pas songer. Elles sont trop loin derrière le pubis, elles sont trop près du col pour que je les puisse aborder de ce côté. C'est par l'intérieur de la vessie que je les suture les unes après les autres avec des points de catgut qui prennent toute l'épaisseur de la paroi. Un point bien placé suffit pour chacune d'elles.

Ceci fait, il reste à suturer la brèche supérieure de la vessie; ici c'est beaucoup plus facile, puisque nous sommes à la partie supérieure de l'organe. Je laisse par prudence un drain dans la vessie.

Au moment de refermer la paroi, je m'aperçois que le

péritoine est infiltré de sang au niveau de son cul-de-sac prévésical; je me demande alors s'il n'y a pas du côté du péritoine une autre brèche incomplète sur la vessie, comme ce fait fut quelquefois signalé; et pour ne pas laisser méconnue cette lésion hypothétique, j'ouvre le cul-de-sac péritonéal et procède à la laparotomie.

Il y a du sang dans le ventre, du sang en petite quantité; j'explore avec soin la face postérieure de la vessie et n'y vois rien de suspect. J'éponge avec soin le sang du péritoine et constate qu'il n'y en a qu'une très petite quantité. Je pense finalement qu'il ne s'agit là que d'une filtration qui est faite de dehors en dedans à travers le feuillet séreux, de la région prévésicale à la cavité péritonéale.

Les suites opératoires furent très simples; le blessé guérit sans incident. Le drain de la vessie par lequel s'écoulaient la totalité des urines fut retiré au sixième jour; à partir de ce moment, le malade perdit ses urines à la fois par la fistule hypogastrique et par l'urètre. Au treizième jour, la vessie était fermée. Et à partir de ce moment, les mictions s'effectuaient régulièrement par l'urètre.

Les urines restèrent encore troubles quelque temps; il fallut pratiquer quelques lavages.

Le blessé quittait l'hôpital parfaitement guéri cinq semaines après l'accident.

Telle est, Messieurs, mon observation. Je voudrais maintenant revenir sur quelques-uns des points que je n'ai pu qu'effleurer au cours de cet exposé, et vous montrer pour ces ruptures vésicales : comment elles se produisent, comment elles peuvent être diagnostiquées et comment il faut les réparer.

*
* *

Comment se produit la rupture de la vessie?

On distingue les déchirures et les ruptures. Les *déchirures* sont extra-péritonéales, siègent sur la face antérieure et reconnaissent en général pour cause la contusion produite sur la vessie par un fragment détaché du pubis ou d'une de ses branches. Les *ruptures* au contraire portent généralement sur la face postérieure, elles sont médianes; elles sont produites par éclatement. La vessie pressée sur son contenu éclate au milieu de la face postérieure qui est aussi le point de moindre résistance.

Or ici chez notre malade, ce n'est point ainsi que les choses se sont passées. Il y a bien eu rupture, éclatement de la vessie; mais ici tout a été extra-péritonéal. La rupture a porté sur le sommet de la vessie, mais en outre et c'est le point le plus intéressant de cette observation, la rupture a été *multiple,* elle a porté sur plusieurs points à la fois. Les trois perforations antérieures, en effet, sont bien des éclats de dedans en dehors de la vessie : je n'en donne pour preuve que la netteté des bords, que la hernie de la muqueuse au dehors de la vessie, que l'absence de fragments perforants détachés du pubis ou de ses branches horizontales.

Il y a donc eu ici une rupture extra-péritonéale, c'est déjà exceptionnel : mais la rupture s'est faite simultanément en quatre endroits, et ceci est beaucoup plus exceptionnel encore.

La rupture a été facilitée ou même causée par la distension de la vessie : le blessé n'avait pas uriné depuis quelques heures au moment où l'accident s'est produit, et le coup en frappant l'abdomen a rencontré la vessie pleine, l'a comprimée contre le promontoire et a déterminé la multiple rupture dont nous avons vu les détails anatomiques.

*
* *

Comment reconnaître une telle lésion?

Il y a à ce point de vue deux notions à acquérir : il faut reconnaître l'existence d'une rupture viscérale c'est-à-dire d'un gros traumatisme. Il faut ensuite préciser en quoi il consiste, et reconnaître sous les signes de la contusion abdominale, les manifestations d'une déchirure ou d'une rupture de la vessie? Ce complément du diagnostic est souvent plus difficile à acquérir.

Un premier indice se tire de la rupture et de la violence du traumatisme : un grand choc, un choc violent sur l'abdomen, et à sa suite une forte contracture abdominale, cela suffit à produire et à traduire une contusion viscérale. Celle-ci peut porter sur les intestins, mais le choc a été inférieur; et si la contracture est bien située, s'il y a un peu de sang au méat, il ne peut s'agir que d'une rupture de la vessie ou de l'urètre postérieur. La rupture du rein en effet ne se produit pas dans les mêmes conditions : il faut en général un choc plus direct, plus en rapport avec la région lombaire. Et quant à la rupture de l'urètre antérieur, elle suppose elle aussi le choc direct, la chute sur le périnée.

C'est à l'une ou à l'autre de ces deux hypothèses, rupture de la vessie ou rupture de l'urètre postérieur, que nous devions avoir affaire chez notre malade. Le choc en brisant le pubis pouvait avoir produit une rupture de l'urètre postérieur, ou bien encore la violence ayant porté sur une vessie pleine pouvait avoir rompu la vessie sans toucher l'urètre postérieur. Et dans les deux cas, nous devions à peu de chose près constater les mêmes symptômes locaux et généraux.

Cependant la possibilité du cathétérisme, ce fait qu'une sonde molle entrait facilement et sans obstacle jusqu'à la vessie, nous permettait de penser que l'urètre n'était pas rompu. Par ailleurs la sonde ne ramenait pas d'urine, alors que le blessé n'avait pas uriné depuis quelques heures : ce fait ne pouvait s'expliquer que par une rupture de la vessie.

Mais cette rupture était-elle *intra* ou *extra*-péritonéale?

Certains signes ont été proposés comme spéciaux à la rupture intra-péritonéale : c'est d'abord la possibilité d'enfoncer la sonde très loin, jusque dans le péritoine et de la voir alors à une grande profondeur ramener de l'urine. C'est ensuite l'*immuabilité du contenu vésical*, signe sur lequel mon élève Morel a appelé l'attention et qui consiste en ceci : la quantité d'urine évacuée par plusieurs cathétérismes espacés est constamment la même ou très sensiblement la même en dépit du temps écoulé, parce que la contenance vésicale est constante, le trop plein de l'urine s'écoulant dans le péritoine par la brèche.

C'est encore cet autre signe, signalé ainsi par Morel, *l'instantanéité de la réplétion vésicale* : lorsque le malade qui vient d'être sondé est mis debout quelques instants, l'urine contenue dans le péritoine remplit à nouveau la vessie et le cathétérisme aussitôt répété trouve encore quelque chose à évacuer. On peut alors conclure à une rupture.

Je n'ai point recherché ces différents signes, qui peuvent avoir de l'importance dans des cas plus douteux; il eut fallu lever le malade, le mobiliser et son état ne comportait guère cette mobilisation. Je me suis contenté de noter que la pression hypogastrique augmentait l'écoulement par la sonde, ce qu'il était plus difficile d'expliquer avec une rupture intra-péritonéale. Au fond, je n'attachais pas grande importance à ce diagnostic : la rupture était certaine, l'opération était nécessaire, et dans les deux cas, elle devait à peu de chose près être conduite de la même façon.

*
* *

Comment fallait-il réparer la rupture? C'est par cette question de thérapeutique que je vais clore cette clinique. L'incision hypogastrique devait ici suffire à trancher le diagnostic et à réparer les désordres constatés.

Je fis donc une incision médiane et basse, et tout de suite l'hématome de la région prévésicale me donne la preuve d'une lésion extra-péritonéale. Je suis ainsi conduit au fil de ces lésions jusqu'à la rupture de la vessie; et à partir de ce moment, la conduite à tenir est très simple. Suture des perforations antérieures, suture partielle de la perforation la plus large et drainage de la vessie comme je l'eusse fait pour une taille hypogastrique.

Il n'y eut dans tout ceci qu'une manœuvre imprévue : c'est l'ouverture que je fis au péritoine pour rechercher la source d'un épanchement sanguin dont j'apercevais par transparence la présence dans la cavité péritonéale. Il y avait bien du sang, dans le péritoine, je le vis à l'incision, mais il résultait de la transsudation et non d'une lésion intra-péritonéale, partielle et incomplète de la vessie.

Si par extraordinaire, je n'avais rien trouvé dans la loge prévésicale ni sur la partie extérieure de la vessie, j'aurais fait d'emblée une laparotomie et cherché la rupture intra-péritonéale. Il m'aurait alors suffi d'allonger mon incision par en haut pour avoir un jour suffisant et pouvoir faire facilement tout le nécessaire.

Enfin, j'aurais pu avoir affaire encore à une déchirure de la vessie par un fragment détaché du pubis ou à une rupture de l'urètre postérieur : et de toutes les éventualités envisagées c'eût été la plus difficile pour moi et la plus grave pour le malade. Les déchirures basses de la paroi antérieure de la vessie sont très difficiles à fermer : et quant à celles de l'urètre postérieur, elles le sont encore bien davantage. Pour celles-ci, la suture est d'ordinaire impossible : on se borne à mettre une sonde dans l'urètre grâce au cathétérisme rétrograde. Mais au-delà il se forme un rétrécissement traumatique, et les mêmes difficultés se reproduisent à nouveau.

La rupture de la vessie par éclatement est beaucoup plus simple à traiter et son pronostic éloigné reste beaucoup plus favorable. Et de fait, notre malade a guéri très simplement. Il est vrai qu'il a été opéré très tôt après l'accident, quatre heures exactement après le choc initial : en outre, le blessé était jeune, et ce sont là des circonstances favorables qui nous ont beaucoup aidé.

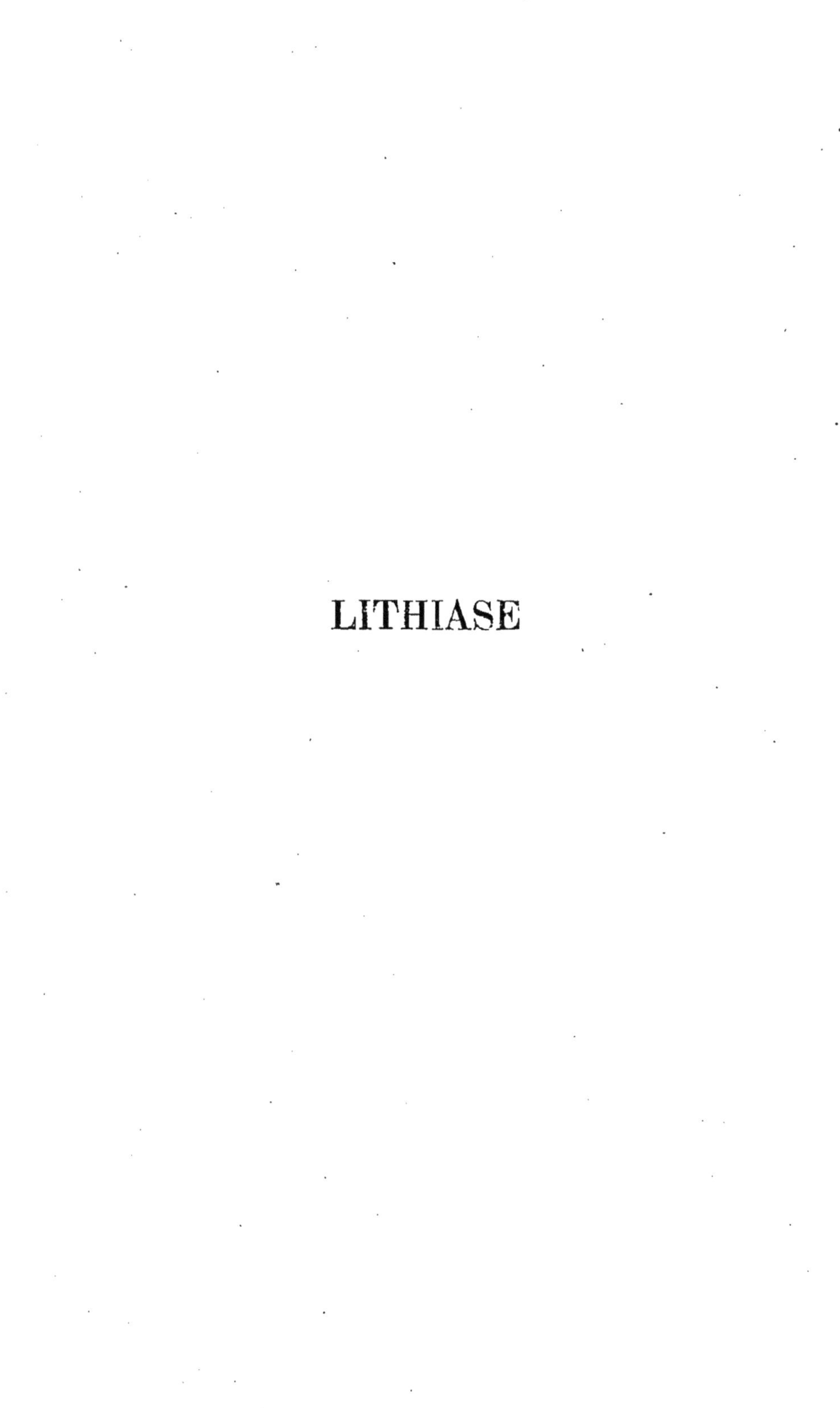

LITHIASE

VI

DES INDICATIONS DE LA LITHOTRITIE

Messieurs,

Est-il vrai que la lithotritie va disparaître ? Est-il vrai qu'elle doive verser actuellement toutes ses indications à la prostatectomie et qu'il ne lui reste plus que quelques petits calculs à broyer ?

Voilà la question que je veux envisager devant vous aujourd'hui. Je le dois puisque de temps en temps vous me voyez opérer tantôt par la taille et la prostatectomie et tantôt par la lithotritie, des calculs vésicaux de forme et de composition similaires, et vous devez connaître les raisons qui dans chaque cas motivent mes décisions.

Je tiens d'autant plus à vous exposer mes idées sur ce point que dans une thèse récente (1) dont j'avais accepté la présidence, j'ai vu soutenir une opinion absolument contraire à la mienne. Dans cette thèse, il est dit (p. 52) : « Même dans les cas où la prostate serait normale, il y a lieu de pratiquer la prostatectomie systématique chez les calculeux. »

Je ne partage nullement cette opinion : je pense au contraire que la lithotritie conserve des indications très précieuses à côté de la taille et à côté de la prostatectomie, et c'est ce que je vais essayer de vous montrer en développant les quelques propositions qui vont suivre.

(1) SALMON. Conditions nouvelles du traitement des calculs vésicaux. *Thèse de Paris*, 1913.

*
* *

Il est d'abord facile d'établir et de reconnaître que *la prostatectomie a notablement changé les conditions de la lithotritie*. Dès 1902, dans une clinique faite ici même, je signalais cet empiètement inévitable et très heureux de la prostatectomie sur la lithotritie (1) ; je voyais en la prostatectomie naissante un moyen susceptible de modifier un des facteurs les plus incontestables de la production et de la récidive des calculs vésicaux secondaires.

La prostate en effet, exerce un rôle incontestable sur la localisation et sur la formation des calculs vésicaux.

Lorsqu'ils descendent du rein, elle les arrête dans la vessie par la saillie qu'elle fait au col, par la barrière qu'elle laisse constituer sur la voie du dehors.

En outre, par la rétention qu'elle occasionne, par l'infection qu'elle entretient, elle favorise leur formation dans le bas-fond vésical. Dans ces conditions, les calculs se reforment après leur ablation par quelque moyen que ce soit; ils se reforment parce que persistent les conditions nécessaires à leur formation, c'est-à-dire la rétention et l'infection. Autrefois, on voyait de ces malades qui, rétentionnistes par leur prostate pendant des années, venaient périodiquement se soumettre à la lithotritie pour recevoir sans choc la libération d'un calcul douloureux. Ils repartaient après quelques jours, guéris de leurs douleurs; mais ils restaient prostatiques et rétentionnistes, la récidive était fatale sans qu'on puisse invoquer la défectuosité de l'opération.

Aujourd'hui ces malades n'existent plus; on ne les verra plus ou on les verra moins puisqu'il suffit pour enrayer leur odyssée pathologique de leur appliquer de bonne heure la prostatectomie libératrice. Aucun malade ne peut mieux que le suivant vous montrer l'influence bienfaisante de la prostatectomie pour rompre le cercle vicieux dans lequel des malades tournaient autrefois pendant des années sans pouvoir en sortir.

(1) Legueu. Taille périnéale et prostatectomie. *Annales des maladies des organes génito-urinaires*, 1902, p. 897.

Un homme de 68 ans, prostatique et déjà rétentionniste, a en 1892 un calcul pour lequel il est opéré par mon maître Guyon par la lithotritie. Il guérit.

En 1895, il récidive; il s'adresse cette fois à Segond qui lui fait une seconde lithotritie dont il guérit rapidement: il part et reste rétentionniste comme avant.

Deux ans après, en 1897, il récidive à nouveau. Les récidives se rapprochent parce que les sondages se font plus souvent, cinq fois par jour, les précautions deviennent de plus en plus difficiles. Lithotritie par Potherat; guérison.

En 1899, nouvelle récidive, le malade commence à se fatiguer de ces opérations successives et qui récidivent aussi bien quand elles sont faites par la main habile du maître que par ses élèves. Il consulte un chirurgien général et se laisse séduire par les attaques que celui-ci ne manque pas de lancer contre la lithotritie: « Il faut vous ouvrir la vessie; avec la taille vous n'aurez jamais de récidive, avec la lithotritie vous n'en sortirez pas. »

Donc, taille hypogastrique et fistulisation accidentelle et imprévue de la vessie pendant six mois. Six mois d'immobilisation et de maison de santé! Il sort rétentionniste toujours.

Deux ans se passent, soit dix-huit mois depuis que le malade a quitté la maison de santé, et voici que déjà la récidive est survenue. Amère déception, c'est la taille qui lui a donné le plus faible répit.

C'est alors que je vois le malade pour la première fois : c'était en 1901. La prostatectomie venait de paraître; notre malade avait 71 ans. Je ne voulais lui donner qu'un minimum de risques. « Que voulez-vous, lui dis-je, de la taille ou de la lithotritie dont vous avez fait la double expérience? »

Vous pensez quelle fut sa réponse; il reçut donc de mes mains une quatrième lithotritie. Mais celle-ci ne fut point banale et ne se passa pas sans un incident. Derrière une prostate très grosse, je broyai un calcul assez gros et très friable, mais il me semblait trouver dans cette vessie autre chose qu'un calcul. Les mors s'embarrassaient de temps en temps dans « quelque chose » de mou et d'élastique à la fois, qui n'était pas une sonde, et qui me donnait des sensations pénibles et, à certains moments, m'inquiétait. Qu'était-ce?

Je retire mes mors avec l'objet en question; je ramène difficilement à travers l'urètre un corps étranger, et, lorsqu'il est sorti, je reconnais une *compresse de gaze.* Cette compresse avait été laissée dans la vessie au cours de la taille hypogastrique, car je ne sais pas comment elle aurait pu pénétrer dans la vessie autrement que par l'incision sus-pubienne.

Malgré cela, notre malade guérit, et pendant *six ans* il resta sans récidive.

En 1907, nouveau calcul, et comme j'étais celui dont l'opération lui avait donné le répit le plus prolongé, c'est à moi qu'il revint pour ce dernier calcul.

Mais alors la prostatectomie s'était établie sur les bases solides que vous connaissez; elle avait déjà passé de la voie périnéale à la voie hypogastrique. L'intervention était ici nettement indiquée; je le décidai, malgré ses 78 ans, et je lui enlevai une prostate considérable de 170 grammes, avec un calcul phosphatique de 30 grammes par derrière.

Notre malade guérit. Sa rétention a disparu; depuis lors, il ne s'est plus jamais sondé, et ce malade, qui a aujourd'hui 83 ans, et a compté, avant sa prostatectomie, en vingt ans, quatre lithotrities et une taille, reste après six ans sans récidive. Et il ne récidivera pas, parce que la prostatectomie a supprimé les conditions déterminantes de ses calculs vésicaux contre lesquels la lithotritie, pas plus que la taille, ne pouvait le prémunir à jamais.

Voilà, Messieurs, « le fait nouveau » survenu dans l'histoire de la lithotritie, voilà ce qu'il y a de changé dans ses indications.

Je le reconnais, et modifiant complètement la formule du passé, je dirai ceci :

1° La prostatectomie est aujourd'hui indiquée à la place de la lithotritie chez les calculeux, qui sont des rétentionnistes avérés;

2° La lithotritie doit même céder le pas à la prostatectomie chez tous les malades qui ne font que commencer les accidents du prostatisme, chez ceux qui ont une petite rétention de 60 à 100 grammes, et qui seraient, le lendemain de la lithotritie, si on la leur faisait, plus rétentionnistes qu'avant, car leur vessie perdrait, avec leur calcul, l'excitateur qui lui permet de lutter encore pendant quelque temps contre l'obstacle qui fait la rétention ;

3° J'irai plus loin, et j'admets même que la lithotritie se retire devant la prostatectomie chez les malades chez lesquels on peut juger, d'après le volume de la prostate, d'après quelques indices actuels ou passés de rétention, qu'ils sont des prostatiques *prochains* ou *en imminence*.

J'admets que chez ceux-là encore la prostatectomie, tout en faisant courir plus de risques immédiats, mettra le malade guéri dans une meilleure attitude que ne le ferait la lithotritie.

Pour celle-ci, les conditions d'hier sont donc aujourd'hui bien changées, et il est légitime qu'un grand nombre des meilleures indications de la lithotritie passe à la prostatectomie.

Mais, devons-nous en conclure que c'est fini de cette opération ? Non, et c'est ici qu'après les conceptions qui précèdent, je vais formuler maintenant les restrictions qui suivent.

*
* *

La lithotritie reste indiquée chez tous les prostatiques calculeux, où, pour une raison ou pour une autre, la prostatectomie est impossible comme trop dangereuse.

Voilà donc d'abord les *cardiopathes*, tous ceux dont le poumon ne permet pas de courir les chances d'une opération de durée longue. Chez ceux-là, la lithotritie, qui ne constitue qu'un minimum de choc, est possible.

Tel est ce calculeux aortique que, voici quelques années, mon collègue et ami M. Sicard voulait bien me confier. Il jugeait, et moi avec lui, la taille dangereuse à cause de son cœur. A plus forte raison, la prostatectomie était-elle à repousser : la lithotritie fut faite sans incidents, la guérison obtenue sans risques. Et ce malade sans récidive ne souffre plus aujourd'hui que de son cœur et de son aorte.

Voici maintenant les calculeux prostatiques dont les *reins insuffisants* ne permettent pas de pratiquer la prostatectomie ! Quoi faire à leur calcul ?

Il y a dans ces malades deux catégories. Les uns n'ont que des *altérations rénales transitoires* et dues à l'insuffisance de drainage de leur vessie. Ils nous viennent avec une constante élevée, mais nous voyons sous nos yeux s'améliorer la constante en même temps que se perfectionner le drainage et la désinfection de leur vessie. Et après quelques jours ou quelques semaines, nous pouvons pratiquer sur une constante abaissée et dans de bonnes conditions une prostatectomie qui eût été dangereuse aux premières périodes. Quand ils ne supportent pas ou supportent mal la sonde à demeure, la cystostomie est un moyen accessoire de supprimer le calcul et de préparer par une meilleure évacuation vésicale l'opération radicale de la prostatectomie.

Mais si certaines lésions rénales dépendent étroitement de l'état vésical et se laissent ainsi améliorer par le drainage vésical, il en est *d'autres qui sont indépendantes de la vessie ;* elles persistent au même degré malgré l'amélioration de l'état vésical, et la constante reste mauvaise.

Avec des lésions rénales aussi définitivement constituées, la prostatectomie est ou dangereuse ou fatale. Quand un malade a une azotémie de 0,70 à 0,80 avec une constante irréductible qui atteint ou dépasse 0,200, la prostatectomie est dangereuse. Eh bien, celui-là, la lithotritie le guérira sans se préoccuper de ses lésions rénales.

Il y a la cystostomie, direz-vous, — autrement dit la taille qui permettra d'un même coup l'ablation du calcul et le drainage temporaire de la vessie.

Non : la cystostomie en pareil cas ne modifiera rien du tout. Elle enlèvera le calcul et vous laissera pour plus tard une fistule à fermer. La lithotritie, elle, rendra en quelques jours, et sans risque et sans infirmité, le malade atteint de lésions rénales à ses occupations.

*
* *

La lithotritie conserve encore ses indications en dehors du prostatisme.

Elle les conserve chez les femmes, qui ont aussi quelquefois, quoique plus rarement, des calculs et chez lesquelles l'utilité d'une opération qui ne laisse aucune cicatrice n'a pas besoin d'être démontrée.

Chez l'homme, elle est encore indiquée *après* la prostatectomie, car celle-ci ne supprime pas pour toujours la formation des calculs. Il est des malades qui récidivent même après la prostatectomie ; ils récidivent avec leur rein, et alors même que leur vessie se vide parfaitement.

A ces malades allez-vous parler d'une taille ? Ils sont en droit de la refuser.

J'ai souvent eu l'occasion de faire de ces lithotrities chez les prostatectomisés, et laissez-moi vous dire d'ailleurs qu'elles sont loin d'être des plus faciles.

L'ablation de l'adénome change notablement les choses. Les conditions anatomiques ne sont plus les mêmes, la pénétration des instruments n'est plus aussi facile.

Mais cette difficulté ne peut faire oublier pour celui qui en a l'habitude la bénignité que présente la lithotritie pour le malade.

Reste enfin toute la catégorie des malades qui sont calculeux avant d'avoir atteint l'âge du prostatisme. Chez le calculeux de 40 ans, faut-il pratiquer la prostatectomie ? vaut-il mieux se contenter de la taille, ou la lithotritie n'est-elle pas préférable ?

La première question ne me paraît pas discutable : je n'y répondrai même pas.

Et nous restons alors en présence de deux opérations, la taille et la lithotritie, qui se disputent le même malade.

Le débat sur ce terrain ne date pas d'hier et la question fut toujours résolue d'une façon différente par les chirurgiens et les spécialistes.

J'ai vu tous les chirurgiens préconiser la taille : j'ai vu Trélat, Verneuil, Péan, Terrier, Tillaux revendiquer la supériorité de la taille à une époque où je voyais mon maître Guyon accumuler chaque année les guérisons par la lithotritie et montrer, par l'affluence des malades qui venaient à lui, la supériorité d'une opération admirable.

J'ai entendu en faveur de la taille vanter tous les avantages d'une opération précise, méthodique, réglée, aseptique;

mais, en fait, depuis le jour où la taille a acquis ces qualités, elle n'a plus fait aucun progrès : elle est fixée dans l'immobilité ; elle reste une opération sanglante, septique toujours et susceptible par son anesthésie, son choc ou son infection, d'ébranler quelque peu la résistance d'un individu taré.

Et de la lithotritie, que dit-on? que disaient-ils ces chirurgiens qui l'ont toujours combattue?

Ils disaient qu'elle n'est pas sûre, qu'elle ne débarrasse pas complètement la vessie?

Quelle erreur, Messieurs! Cette opinion est née de la méconnaissance des conditions qui assurent dans la vessie la formation des calculs.

Actuellement d'ailleurs la cystoscopie nous est un moyen de vérifier d'une façon précise l'évacuation complète des fragments calculeux et on peut arriver avec la lithotritie et le contrôle de la cystoscopie à une réussite aussi parfaite qu'avec la taille.

Dira-t-on que cette opération n'est pas rapide en ses suites, elle qui me permet de renvoyer en toute tranquillité des malades quatre ou six jours après l'opération. Quelle est la taille hypogastrique qui permettra au malade non seulement de se lever mais de quitter l'hôpital à ce moment?

Dira-t-on enfin qu'elle n'est pas bénigne, qu'elle expose à des traumas dont la source se retrouve dans la gravité de l'opération ou la complication de ses suites?

Sur ce point, Messieurs, je puis vous servir des documents précis ; les voici :

J'ai fait à ce jour (1913) 157 lithotrities avec 4 morts, ce qui fait une mortalité moyenne de 2,5 p. 100; et 22 tailles donnant 3 décès, ce qui fait une mortalité de 13 p. 100.

En outre j'ai relevé le total de toutes les tailles et lithotrities pratiquées depuis vingt ans à la Clinique de Necker. En voici l'exposé.

A la Clinique de Necker, il a été fait :

Lithotrities :

De 1890 à 1900.	540 avec 15 morts soit	2,77 p. 100
De 1900 à 1910.	221 avec 6 morts soit	2,7 —

Tailles hypogastriques :

De 1890 à 1900.	37 avec	9 morts soit	27 p. 100
De 1900 à 1910.	19 avec	3 morts soit	15 —

Au total j'obtiens :

Lithotrities.	918 avec	25 morts soit	2,7 p. 100
Tailles.	78 avec	15 morts soit	19,2 —

Ainsi donc, sur 100 malades qui sont taillés, il y en a à peu près 16 ou 17 qui meurent et qui auraient guéri s'ils avaient subi la lithotritie.

Et voyez cette bénignité de la lithotritie qui dès le début a réduit et maintenu sa mortalité à un taux tel qu'il faudrait demander à l'appendicectomie à froid, à la cure radicale de hernie, de nous montrer une pareille bénignité.

Et encore ces opérations s'adressent à des êtres jeunes et non tarés. La lithotritie au contraire ne s'adresse qu'à des gens vieillis, usés, tarés de tous leurs organes et en particulier de leurs reins. Or tous ces malades ont été endormis : ils avaient pourtant des azotémies élevées, des constantes hautes. Le chloroforme, qu'on tend à incriminer aujourd'hui, leur fut donné : il fallait donc que l'opération ajoutât à l'intoxication de l'anesthésique bien peu de traumatisme et de septicité puisque les malades ont guéri dans la proportion de 97 p. 100.

Et après cela, jugez, Messieurs, ce qu'il reste de l'objection faite à la lithotritie qu'elle est une opération aveugle, incertaine et grave.

Il faut donc le reconnaître : il n'y a dans tout cela qu'une question de compétence et pas autre chose. Le chirurgien général habitué à ses opérations à ciel ouvert ne connaît pas, ne veut pas savoir la lithotritie. Le spécialiste connaît et pratique les opérations sanglantes et réglées, mais il connaît aussi la supériorité des manœuvres d'une lithotritie bien faite.

Cette opération, il l'a vue, il l'a étudiée, il l'a apprise ; et vous ferez ainsi, Messieurs, vous vous instruirez à mon exemple. D'ailleurs, ne croyez pas qu'elle soit vraiment d'une essence particulière : elle s'inspire des mêmes principes que les autres opérations ; elle est aussi méthodique, aussi réglée que la taille hypogastrique. Elle est même plus réglée : tous les temps en sont minutieusement comptés, elle est faite d'une préparation, d'une exécution et de soins consécutifs. Lorsque tout est bien combiné comme il le faut, on peut dire que la lithotritie n'est qu'un sondage un peu prolongé qui n'arrêtera que pour quelques jours les occupations du malade.

Elle a d'ailleurs des contre-indications, et je n'ai pas le temps de les passer en revue. Des calculs trop durs où trop gros laisseront toujours entre nos mains une place à la taille.

Mais en somme, Messieurs, après tout ce que je vous ai dit, s'il est une opération pour calcul qui tende à disparaître, c'est la taille simple. Et quant à la lithotritie, ayez confiance en moi : fort de la tradition que j'ai reçue de mon Maître, je ne la laisserai pas péricliter dans les limites que le progrès lui laisse en toute justice. Et, dans cet hôpital où elle est née des mains de Civiale, dans cette Clinique où elle reçut de Guyon tous ses perfectionnements, elle aura sous ma direction sa renaissance et conservera ses indications.

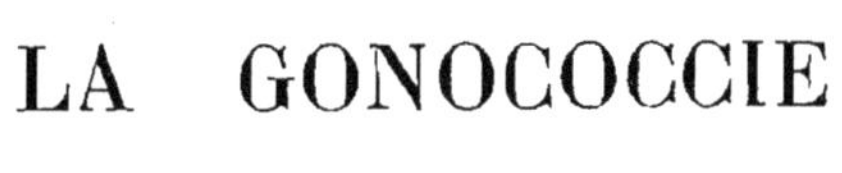

LA GONOCOCCIE

VII

LES VACCINS DE LA GONOCOCCIE

Messieurs,

Il y a quelque temps déjà — c'était en 1906 — que furent tentés les premiers essais de vaccinothérapie de la gonococcie. Ces premières tentatives furent faites par Christmas et Rogers (1), et dirigées presque exclusivement contre le rhumatisme.

Et cependant il semblait bien que la gonococcie n'était pas de nature à légitimer ces tentatives ; cette infection semblait se prêter moins que toute autre au traitement par les vaccins et les sérums. En effet, à l'encontre de beaucoup de maladies infectieuses spécifiques, la gonococcie ne confère pas l'immunité au porteur. En outre le gonocoque affecte une localisation à l'intérieur des cellules épithéliales, et l'on pouvait se demander s'il était sage d'utiliser les procédés ou moyens qui augmentent le pouvoir d'absorption des leucocytes.

Mais certains auteurs, Bruck, Müller, Oppenheim avaient remarqué que le sang des individus atteints de gonococcie réagissait d'une façon spécifique en présence d'un extrait gonococcique. Il y avait donc intérêt à provoquer dans

(1) Rogers. Le traitement du rhumatisme blennorrhagique par le sérum antigonococcique. *Journal of the Americ. med. Assoc.* Chicago, 1906.

ce sens une action thérapeutique et à rechercher l'immunité par l'injection des produits du gonocoque.

Les premières applications de cette nouvelle thérapeutique furent faites par Rogers en 1906; il pratiqua des injections de sérum antigonococcique dans le rhumatisme blennorrhagique où il semblait que l'affection se prolongeait par l'absence naturelle d'anticorps spécifique pour l'organisme infecté (1).

Depuis lors un grand nombre de travaux originaux ont été publiés sur cette question : plusieurs vaccins et sérums ont été proposés et utilisés par Wright et par Mainini en 1909, par Ramond et Chiray, par Besredka et Cruveilhier, par Nicolle et Blaizot.

Avant d'entrer dans le détail des applications que nous avons faites, je veux tout d'abord vous donner quelques idées générales sur les divers moyens d'obtenir l'immunisation contre la gonococcie.

* * *

Actuellement deux méthodes sont utilisées dans ce but, il y a les sérums et les vaccins.

La *sérumthérapie* consiste exactement en ceci : on injecte à un animal des gonocoques atténués dans leur virulence ou même non atténués. Le sérum de cet animal présente alors la réaction des anticorps en présence des gonocoques qu'il vient de recevoir. Et c'est ce sérum ainsi modifié qui sera injecté au porteur de gonocoques en traitement. Ainsi donc on infuse toute faite à ce malade la *sensibilisatrice* créée dans le sérum de l'animal; celle-ci en se faisant sur les gonocoques permettra leur destruction plus facile par les globules blancs et les leucocytes de l'organisme. Ainsi se constitue une immunité *passive*, passive puisque l'organisme la reçoit, la transmet en quelque sorte sans y prendre part ou du moins sans participer à sa formation.

A cette méthode se rattachent les recherches de Rogers et

(1) MALLETERRE. Les sérums et les vaccins dans le traitement actuel du rhumatisme et de l'orchite blennorrhagiques. *Thèse de Paris* 1913. N° 357.

de Torrey en Angleterre ; en France, cette méthode a été peu utilisée.

La *vaccinothérapie* au contraire consiste à injecter directement au sujet qu'on traite des gonocoques tués ou atténués. Ceux-ci vont provoquer dans le sérum la réaction de l'anticorps spécifique : et celui-ci à son tour va favoriser la phagocytose. Ainsi se réalise une immunité *active*, active puisque c'est le malade qui fait dans son sérum la réaction spéciale et nécessaire. Le gonocoque agit ici non par lui-même mais par ses toxines.

Tantôt pour faire au malade cette injection de vaccin, on se sert de ses propres gonocoques, et on fait un *autovaccin*. Tantôt au contraire on utilise une culture de gonocoques étrangers au malade, et on utilise un *stock-vaccin*. Cette seconde méthode est plus rapide, plus facile. C'est elle qui est le plus souvent utilisée.

Et maintenant documentés par ces notions générales, nous pouvons aborder l'étude clinique des diverses méthodes que nous pouvons utiliser. Ce sont le vaccin de Renaud, le vaccin de Nicolle et Blaizot, le virus-vaccin sensibilisé de Besredka-Cruveilhier. Je vais passer successivement en revue les résultats que nous en avons obtenus.

*
* *

C'est dans le courant de 1913 que nous avons fait à notre Clinique l'application du vaccin de Renaud. J'avais chargé un de nos assistants étrangers, M. François (de Renaix, en Belgique) de ce travail et il a déjà publié ses résultats dans le fascicule III du tome I des *Archives Urologiques de la Clinique de Necker*. C'est à ce travail très documenté et très consciencieux que j'emprunte la statistique qui va suivre.

Le *vaccin de Renaud* se caractérise surtout par cette particularité que les gonocoques sont tués par l'utilisation des rayons ultra-violets. Le vaccin ainsi obtenu est utilisé à une dose qui varie de un demi-centimètre cube à deux centimètres cubes et demi. Un centimètre cube correspond à 2 ou 3 milliards de gonocoques. Il faut commencer par la plus petite dose (1/2 cent.), ne pas chercher les fortes réactions et n'arriver que lentement aux doses fortes, extrêmes. Les injections sont faites tous les trois à cinq jours.

Le vaccin n'a donné lieu à aucun incident, à peine un peu de sensibilité locale, rarement un peu de rougeur. En somme ce vaccin est peu toxique, mais aussi il s'est montré assez peu favorable, comme vous pouvez en juger par le tableau sous jacent (tableau I) :

TABLEAU I

Vaccin de Renaud.

26 cas d'Urétrites.

GUÉRISONS	ÉCHECS
1 (après 1 seule injection).	»
1 (après 2 injections et 3 lavages).	»
10 (après 3 injections).	»
»	1 (continue après 1 mois).
»	1 (continue après 7 semaines).
»	1 (continue après 50 jours).
»	11
TOTAL : 12	TOTAL : 14

M. François n'a traité avec ce vaccin que des urétrites : or l'urétrite est de beaucoup ce qu'il y a de plus difficile à guérir dans la blennorrhagie. La guérison n'a été obtenue avec ce vaccin que dans 46 o/o des cas.

*
* *

Le *vaccin de Nicolle et Blaizot* a été proposé au monde médical en octobre 1913 dans une communication faite à la XVIIe session de l'Association française d'Urologie. Il fut accepté avec une grande sympathie, car la notoriété du bactériologiste qu'est M. Nicolle permettait toutes les espérances.

MM. Nicolle et Blaizot s'étaient surtout préoccupés d'avoir un vaccin *atoxique* c'est-à-dire dépourvu de toxicité : ils recherchaient en outre sa *stabilité,* c'est-à-dire qu'ils voulaient conserver au gonocoque du vaccin toutes ses propriétés sauf sa toxicité et sa vie.

D'ailleurs ils ne recherchaient pas l'action vaccinale dans la présence du seul gonocoque, mais aussi dans la présence d'un autre microbe découvert par eux au cours de la blennorrhagie auquel ils attribuèrent une part importante dans les accidents. Ce microbe, c'est le synocoque.

Quoiqu'il en soit, c'est au moyen du fluorure de sodium que le gonocoque est tué : cette substance spéciale a la propriété de tuer le microbe sans altérer ses propriétés chimiques et toxiques.

Le vaccin de Nicolle et Blaizot est dans le commerce, tout le monde peut s'en procurer. Il est livré en ampoules doubles, dont l'une contient du vaccin pur, et l'autre de l'eau physiologique.

Pour l'utiliser, on prend d'abord avec la seringue à injection un demi-centimètre cube de vaccin, et puis un centimètre cube et demi d'eau. Ainsi le mélange, la dilution se fait dans la seringue et on peut en injecter le contenu entier dans les muscles de la fesse, en plein muscle.

L'injection ainsi faite correspond à 3 milliards de gonocoques.

Les injections sont faites à un intervalle de 48 heures, au maximum de 4 à 5 jours.

On ne remarque aucune complication locale : ce vaccin ne détermine pas de fièvre, et lorsqu'il y a une élévation thermique, on doit en chercher la cause dans une autre raison que le vaccin.

Dès le mois d'octobre, j'avais chargé mon ami, le Dr Noguès de se charger de l'emploi de ce vaccin : il l'a utilisé à ce jour sur 42 malades appartenant pour quelques-uns à sa clientèle et pour le plus grand nombre à notre Clinique. Il a noté au jour le jour les résultats obtenus avec la conscience qu'il sait mettre en toutes choses et voici dans le tableau suivant (II) la somme de ses résultats (1).

(1) Un travail complet a été déjà publié par E. Noguès sur ce sujet : Les premiers résultats du traitement de la gonococcie par le vaccin de Nicolle-Blaizot. *Archives Urologiques de la Clinique de Necker,* fas. IV, t. I, p. 417.

TABLEAU II

Vaccin de Nicolle-Blaizot.

42 Malades.

	MALADES	GUÉRISONS	ÉCHECS
Urétrite :			
Vaccin seul { Aiguës . .	6	»	6
Vaccin seul { Subaiguës.	20	2	18
Vaccin et lavages. . . .	5	1	4
Urétrite et épididymite :			
Vaccin seul	1	»	1 (Poussée de fièvre et orchite).
Épididymite :			
(Vaccin seul) :			
à gonocoques. . . .	10	4 (Persistance d'induration).	6
non gonococcique. .	6	6 (Améliorations rapides après 3 piqûres).	»
Prostatite	2	»	2 (Mieux).
Coopérite	1	»	1
Rhumatisme :			
à gonocoques	4	»	4 (Echecs)
non gonococcique. .	4	4 (Améliorations très vives).	»
TOTAUX. . . .	59	17	42

A plusieurs reprises, nous avons vu des poussées douloureuses se faire sous ce traitement dans l'épididyme : chez un malade qui avait une urétrite à gonocoque, j'ai vu après la troisième injection se développer une arthrite douloureuse au poignet.

Chez un autre malade, qui me fut envoyé d'Alfort et que je vous ai présenté à l'une de nos Cliniques du samedi, nous avons vu également le développement d'une arthrite se développer après les premières injections du vaccin de Nicolle : la blennorrhagie datait du 9 novembre et avait été traitée sans succès par les grands lavages urétro-vésicaux de permanganate de potasse.

On se décide à soigner ce malade avec le vaccin de Nicolle : une première injection est faite le 24 novembre, une deuxième le 26 novembre.

Or, le 27 novembre, une arthrite se développait au poignet gauche, avec de très vives douleurs.

Du 27 au 10 décembre, on fait 5 nouvelles injections : la blennorrhagie est alors très améliorée, presque disparue. Il y a encore un peu d'écoulement, mais on n'y trouve pas de gonocoque. Par contre, l'arthrite persiste avec toute son acuité du début : elle est horriblement douloureuse, la tuméfaction du poignet est énorme, le gonflement s'étend à la main et aux doigts. C'est la forme grave, ankylosante.

Il semble donc que jusqu'ici ce vaccin n'est pas préventif des complications gonococciques, puisque sous ce traitement nous avons vu se produire une orchite et un rhumatisme.

Ce vaccin est-il efficace? A coup sûr les échecs l'emportent de beaucoup sur les succès : en tenant compte de toutes les localisations de la gonococcie qui furent traitées par ce vaccin, nous arrivons à une proportion de 22 o/o de guérison; et si l'on ne considère que les urétrites, nous n'arrivons qu'à 7 o/o. C'est très faible. Mais par contre il convient de faire observer qu'une urétrite et qu'une arthrite dont la nature n'était pas douteuse ont guéri sans autre médication. On ne peut donc pas dire que ce sérum est inactif.

Nous déplorons avec Noguès l'inconstance de son action et ne pouvons l'expliquer.

D'ailleurs ces résultats communiqués à M. Nicolle nous ont procuré une réponse de notre collègue de Tunis : M. Nicolle annonce à M. Noguès qu'il a apporté à son sérum des modifications importantes. Attendons donc avec patience et ne tenons pas pour définitifs les résultats jusqu'alors obtenus.

*
* *

Voici, maintenant, Messieurs, les résultats obtenus par M. Cruveilhier dans le traitement de la gonococcie avec les *virus vaccins sensibilisés* suivant la méthode de Besredka (1).

M. Cruveilhier (2) a eu le mérite d'appliquer le premier au gonocoque une méthode générale de vaccination que M. Besredka a proposée et déjà utilisée pour d'autres maladies infectieuses, pour la fièvre typhoïde, pour la peste, etc. M. Cruveilhier est encore le seul à avoir utilisé son vaccin; celui-ci n'existe pas dans le commerce et les résultats que je vais vous exposer sont les seuls qui soient obtenus jusqu'ici avec cette méthode : aucune application similaire n'a été faite encore jusqu'ici dans un autre service.

Voici d'abord en quoi consiste cette méthode; elle est faite en quelque sorte de trois éléments. Une chèvre est immunisée avec des gonocoques vivants : puis des gonocoques sont cultivés sur gélose-ascite. Ce sont les deux premiers éléments, voici le troisième.

Les gonocoques de la culture sont mis en contact avec le sérum de la chèvre immunisée : et alors le gonocoque fixe sur lui-même l'anticorps contenu dans ce sérum; il le fixe à la manière d'une combinaison chimique, donnant naissance à un corps nouveau qui constitue l'élément vaccinal.

En somme, ici, nous voyons une combinaison de la sérumthérapie et de la vaccinothérapie.

Les injections sont faites dans le tissu cellulaire sous-cutané à des intervalles de trois à cinq jours. En général on fait de trois à sept injections. A chaque fois, on injecte de un dixième à un tiers de la culture d'un tube gélose-ascite, c'est-à-dire environ un milliard de gonocoques.

Depuis quelque temps, M. Cruveilhier a ajouté à cette méthode de vaccination un élément important : il incorpore à des crayons une certaine quantité de virus-vaccin et il introduit ces crayons dans l'urètre. Ces crayons sont faits de lactose et d'un mucilage de gomme arabique et de glycérine; ils amènent l'élément vaccinal au contact même du gonocoque, et produisent une sorte de sensibilisatrice *in vivo*.

(1) A. Besredka. *Annales de l'Institut Pasteur,* 1901, p. 227. — *Comptes rendus de l'Acad. des Sciences,* 1902, t. CXXXIV, p. 1330. — *Annales de l'Institut Pasteur,* 1902, p. 918. — *Bulletin de l'Institut Pasteur,* 1910, p. 241.

(2) Cruveilhier. Traitement antigonococcique au moyen d'injections sous-cutanées de virus-vaccins sensibilisés vivants. — *Comptes rendus de la Société de Biologie,* séance du 4 janvier 1913, CLXXIV, p. 10.

Voici maintenant les résultats obtenus :

TABLEAU III

Virus-vaccin sensibilisé de Besredka-Cruveilhier.

44 malades.

	MALADES	GUÉRISONS	ÉCHECS
Urétrite :			
Vaccin seul	6	1 (en 53 jours).	5 (améliorées non guéries).
Vaccin et crayon de sérum	7	4 (en 13, 16, 20, 28 jours).	3 (1) (guéries après 32,33 42 jours).
Épididymite	7	5 (en 5, 8, 13, 14, 21 jours).	2 (guéries seulement après 35 et 36 jours)
Prostatite	2	2	»
Cystite.	2	2	»
Blennorrhagie chez la femme	3	3	»
Salpingite	3	3	»
Polynévrite	1	1	»
Arthropathie	13	9	3 (améliorées). 1 (échec).
TOTAUX. . . .	44	30	14

(1) Bien que ces malades soient guéris, je crois devoir les compter parmi les échecs étant donné le long temps que la guérison a exigé.

Dans quelques cas nous avons observé une élévation de la température qui était bien à mettre sur le compte du vaccin.

Le tableau suivant nous donnera une récapitulation comparative de ces succès.

TABLEAU IV

	Guérisons dans les localisations diverses de la gonococcie.	Guérisons dans les urétrites seules.
Renaud	46 %	46 %
Nicolle et Blaizot	22 %	7 %
Cruveilhier	68 %	38 %

Tels sont, Messieurs, les résultats obtenus : ils sont loin de répondre à ce que nous attendions. Mais il faut se garder de conclusions prématurées. Sans doute l'urétrite à gonocoques constitue une épreuve redoutable pour tous les vaccins : mais tous les inventeurs ont annoncé des perfectionnements.

Attendons donc ces améliorations et bornons-nous à enregistrer ces premiers résultats. Peut-être l'idée ingénieuse de M. Cruveilhier est-elle appelée à modifier très sensiblement la thérapeutique des urétrites à gonocoques ; nous voulons l'espérer et adressons à nos collaborateurs nos remerciements pour le passé et tous nos encouragements pour l'avenir.

TUBERCULOSE
ET NÉPHRECTOMIE

VIII

LES PROCESSUS DE GUÉRISON DANS LES REINS TUBERCULEUX

Messieurs,

La tuberculose rénale peut-elle guérir? Voilà certes une question des plus discutées dans ces dernières années. Elle reste une des plus troublantes et toujours d'actualité.

Depuis longtemps des médecins, des spécialistes distingués ont apporté à la thèse de la curabilité spontanée de cette maladie des observations cliniques avec l'appui de leur autorité. Mais les chirurgiens n'ont jamais accepté sans les contester les faits qui paraissaient à la médecine les plus convaincants; et dans leur excellent rapport présenté au Congrès d'Urologie de 1912, Bernard et Heitz-Boyer arrivaient à cette conclusion partagée par la grande majorité des spécialistes qu'aucun fait anatomique probant ne démontrait la guérison d'une tuberculose rénale en évolution. Aussi malgré l'autorité de Castaigne, la thèse de l'incurabilité spontanée de la tuberculose restait dominante; la néphrectomie continuait à conserver tous ses droits.

Cependant depuis quelque temps des faits surprenants ont attiré mon attention : en étudiant à propos d'un rapport au congrès de Berlin les néphrectomies dans les tuberculoses bilatérales, j'ai trouvé d'incontestables guérisons. En étudiant de près avec deux de mes élèves, Verliac et Papin, tous les reins que j'enlevais par l'opération, nous trouvions dans tous des lésions de guérison. Ainsi peu à peu, tous ces faits cliniques et anatomiques se groupaient en notre pensée, prenaient corps et venaient modifier nos conceptions antérieures sur l'évolution de la tuberculose rénale.

C'est à l'aide de ces faits que je veux aujourd'hui reprendre la question devant vous et l'envisager au triple point de vue de la *clinique*, de l'*anatomie pathologique* et de la *thérapeutique*.

La *clinique* va nous montrer des rémissions longues, étonnantes, au cours de la tuberculose rénale.

L'*anatomie pathologique* va nous révéler des processus de guérison partielle dans les reins tuberculeux et nous expliquer les longues rémissions constatées.

La *thérapeutique* enfin va conserver encore ce dogme de la néphrectomie systématique mais nous laisse cependant entrevoir une phase prochaine où nous pourrons distinguer les tuberculoses qu'il faut opérer de celles qui peuvent guérir spontanément.

I

Elles sont connues de tous ces longues rémissions, ces lentes évolutions de la tuberculose rénale. Et parmi ces cas, quelques-uns sont vraiment très frappants.

Tel fut ce malade de M. Guyon, que nous voyions autrefois dans son service et chez lequel une période de tuberculose rénale et vésicale nette avait fait suite à une période d'indemnité parfaite. M. Guyon le présentait de temps en temps avec des urines absolument claires, quand il voulait montrer un exemple de tuberculose rénale guérie. Ce malade fit un jour une pyonéphrose tuberculeuse et mourut :

une rémission de plusieurs années s'était étendue entre le moment des premiers accidents et la période ultime.

Oraison a publié en 1908 l'observation d'une malade de 48 ans, dont les premiers symptômes de tuberculose rénale furent diagnostiqués en 1888 par Pousson. Pendant *vingt ans* elle n'a jamais présenté de pyurie ni d'altérations des urines, elle n'a jamais souffert des reins. Cependant il y a une douzaine d'années on constata dans le flanc gauche l'existence d'une très volumineuse tumeur ayant tous les caractères du rein; par la suite on vit cette tumeur apparaître et disparaître alternativement. La santé de la malade se maintint excellente jusqu'en 1908, il y eut même à cette époque une grossesse.

Plus tard, des accidents d'oligurie et de suburémie survinrent; il fallut opérer et on trouva à la néphrectomie, un rein entièrement détruit par la caséification.

Pousson, Desnos, Delbet, Rochet, ont publié des observations similaires, qui montrent ou la lenteur d'évolution ou les très longues rémissions que peut présenter la tuberculose rénale.

J'ai observé moi-même un certain nombre de faits de ce genre; en voici trois qui me paraissent plus frappants.

En 1894, on m'envoyait du midi une enfant de 4 ans qui avait des urines troubles, des mictions fréquentes et à droite un gros rein sensible et bosselé. Je pensai qu'il s'agissait de tuberculose du rein droit : je notai mon diagnostic sur la feuille d'ordonnance que je remis aux parents. A ce moment on n'opérait pas les tuberculoses du rein : je donnai un traitement général et depuis je n'entendis plus jamais parler de cette famille ni de cette enfant.

Elle me revint en 1911, soit dix-sept ans après mon premier examen. C'est maintenant une jeune fille de 21 ans : elle est atteinte d'albuminurie et ses urines contiennent du pus, c'est la raison qui l'amène à me consulter.

Je fais un cathétérisme de l'uretère et dans le rein droit, dans celui que je savais être tuberculeux depuis dix-sept ans, je trouve des bacilles avec une légère déficience par rapport à l'autre côté. J'aurais dû peut-être proposer la néphrectomie : mais devant une évolution aussi lente, j'ai accordé un sursis, et depuis lors, — ceci se passait il y a 3 ans — cette malade conserve des urines légèrement troubles, sans réaction vésicale et avec toutes les apparences de la santé (1).

Voici un autre cas dans lequel la tuberculose rénale met 14 ans à évoluer avant de conduire à la néphrectomie.

Il s'agit ici d'une jeune fille de 24 ans, que j'ai opérée en 1913 et qui depuis 1899 présentait des signes de tuberculose rénale. A ce moment elle eut, et pour la première fois de l'albumine dans les urines, mais de l'albumine en même temps que du pus. Elle est envoyée à Saint-Nectaire, elle s'améliore et pendant quelques années il n'est question de rien.

Cinq ans après, en 1904, voici qu'elle présente une nouvelle poussée d'albumine et de suppuration : on ne fait pas de diagnostic, mais le traitement général améliore la situation générale et locale. Et pendant quelques années se produit un nouveau silence.

En 1910, nouvelle rechute : cette fois le diagnostic est poussé plus avant. La malade consulte M. Bazy qui fait un cathétérisme de l'uretère, et découvre une tuberculose rénale à droite. Le rein droit, en effet, contient du pus, des bacilles et présente une notable déficience fonctionnelle.

On parle de néphrectomie, mais on ne veut pas accepter l'opération. La malade va à la campagne; elle engraisse de 2 kilogrammes.

En avril 1911, on fait un traitement par la tuberculine. Ce traitement est bien supporté jusqu'à la 11e piqûre : celle-ci comprend 5/10 de milligramme, elle provoque une fièvre assez intense. La température monte jusqu'à 39°9. A la suite de cette réaction vive, le poids descend de 1 kilogramme. On interrompt le traitement.

Le 28 juillet, on fait une nouvelle série de piqûres de tuberculine. La malade reste à la campagne : elle engraisse de 4 kilogrammes.

(1) En 1915, soit vingt et un ans après que j'avais posé le diagnostic, j'ai opéré cette jeune femme pour tuberculose du rein droit. La lésion continuait sans déterminer aucune manifestation autre que des urines troubles et bacillifères. Le rein relativement peu altéré présentait de grands kystes séreux à sa partie supérieure. Mais à la face interne de ceux-ci se voyaient encore des granulations tuberculeuses dont l'histologie a vérifié la nature.

Le traitement par la tuberculine est continué jusqu'en janvier : à ce moment (janvier 1912), on fait une 11e injection de 5/10 de milligramme. Cette fois encore, on a une forte réaction : 38°7 de température. On interrompt le traitement par la tuberculine.

Le 6 avril 1912, on commence des injections de corps

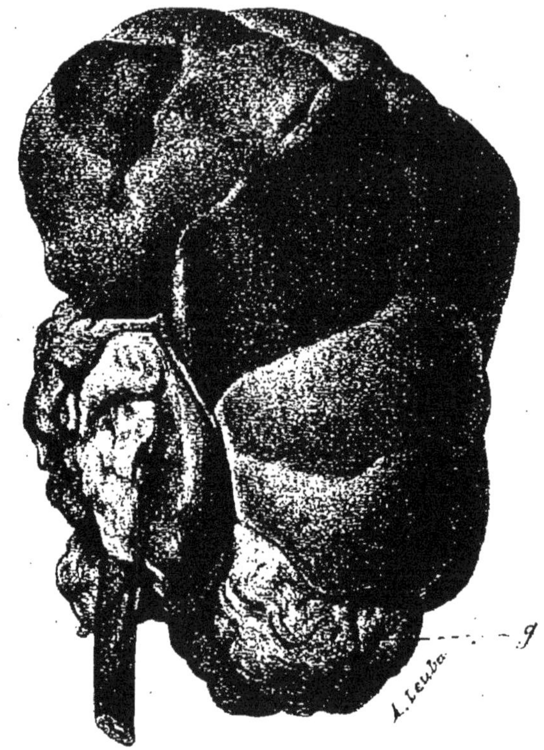

Fig. 15. — Atrophie du rein et sclérose du pôle inférieur tuberculeux.

immunisants de Spengler. La série est interrompue à la dose de 5/10 de milligramme. La malade fait encore un séjour prolongé à la campagne; son poids s'élève de 49 à 51 kilogrammes, ce qui fait que depuis deux ans elle a engraissé de *7 kilogrammes*.

Mais les urines restent toujours troubles, il y a de la fréquence de la miction, les urines sont bacillifères.

C'est dans ces conditions qu'elle m'est présentée par son médecin, mon collègue et ami le Dr Ramond.

Par le cathétérisme de l'uretère, je constate que la tuberculose est unilatérale à droite, que le rein gauche permet la néphrectomie.

Cette opération acceptée est pratiquée par moi, le 28 janvier 1913. La malade guérie sortait en bon état de ma maison de santé, trois semaines après. Revue le 1er avril, elle avait déjà engraissé de 1 kilogramme depuis l'opération.

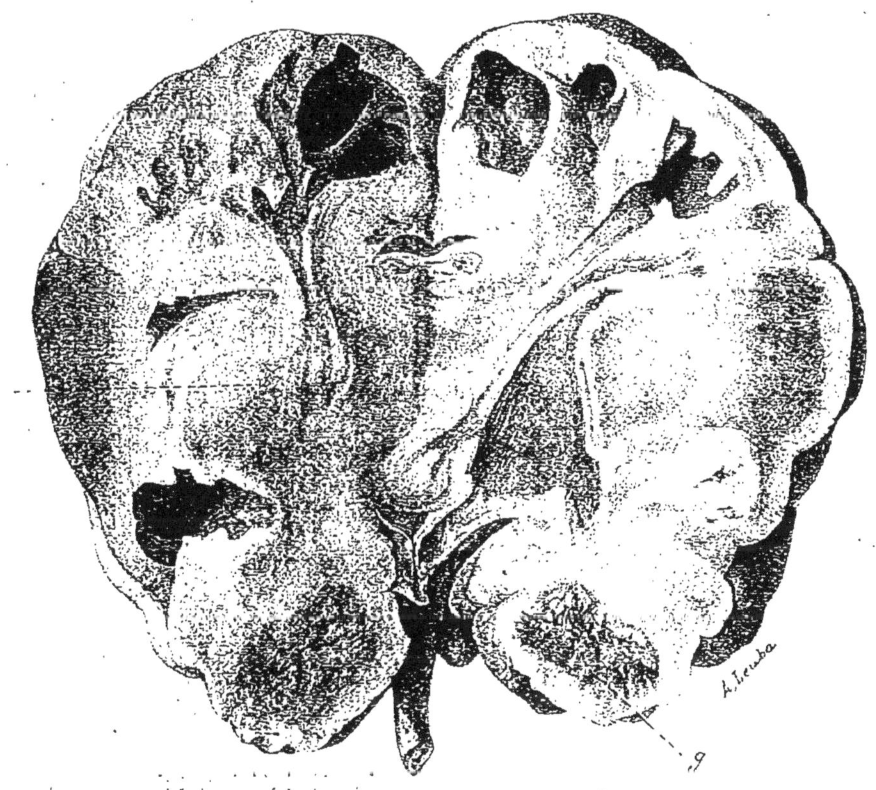

Fig. 16. — Coupe du rein de la figure 15 montrant au pôle supérieur une zone scléro-calcaire (g) non exclue et dans la graisse péripyélique des tubercules récents (t).

Or quel était l'état anatomique de ce rein qui depuis si longtemps luttait contre la tuberculose?

La figure 15 montre son aspect extérieur : il est petit, atrophié, parcouru de profondes cicatrices et bosselé inégalement. Une seule partie paraît encore correspondre à du parenchyme normal ou à peu près. En bas, il est ridé comme si une cavité s'était évacuée.

A la coupe, on voit partout de la sclérose (fig. 16) : le bassinet est doublé d'une épaisse couche de graisse. Et dans cette graisse se voient nettement des granulations tuberculeuses récentes, qui se sont développées avec ou depuis le traitement tuberculinique. Ailleurs on voit des cavités exclues. En bas une caverne caséeuse et calcaire est encore en communication avec le bassinet.

En somme, partout dans ce rein sont disséminés des processus de défense, exclusion, sclérose, lipomatose : mais ce rein malgré cela n'est pas guéri, il est encore envahi par de la tuberculose en activité. Et tandis que sur un point la tuberculose guérissait, l'extension se faisait ailleurs. Ce rein qui depuis quatorze ans était envahi par la tuberculose, allait insensiblement à la mort par atrophie, sclérose et tuberculose à la fois, il était en voie d'atrophie et de valeur fonctionnelle très médiocre.

Dans l'observation suivante, au contraire, vous verrez un rein qui a été tuberculeux il y a seize ans conserver une intégrité fonctionnelle à peu près complète. La lésion ancienne est guérie et se montre parfaitement reconnaissable.

Il s'agit dans cette observation d'un homme d'une quarantaine d'années que j'ai opéré au mois de juillet 1913. Il avait à ce moment une tuberculose rénale discrète, constituée par des hématuries survenues depuis peu de temps, et une pyurie provenant du rein droit. Le rein gauche était normal.

Ce qui faisait l'intérêt de cette observation, c'est que M. Guyon avait il y a *seize* ans soigné ce malade pour des accidents absolument analogues à ceux qu'il présentait actuellement. Il avait eu des hématuries à plusieurs reprises, que M. Guyon aurait volontiers attribuées à la lithiase si une épididymite tuberculeuse ne lui avait pas apporté la signature extérieure de la lésion. M. Guyon avait donc pensé à une tuberculose rénale et prescrit le traitement général que l'on donnait alors aux malades de ce genre. A quelques mois d'intervalle, M. Guyon revit encore ce malade, puis il le perdit de vue et n'en entendit plus parler.

Cependant le malade s'était amélioré au point que tous les premiers symptômes avaient disparus; les urines étaient absolument claires, les mictions normales, l'embonpoint s'accentuait sensiblement, et pendant quinze ans, il n'y eut du côté de l'appareil urinaire aucun symptôme anormal.

L'hématurie vint en janvier rappeler quelque chose du passé, mais les troubles étaient encore très légers en juillet

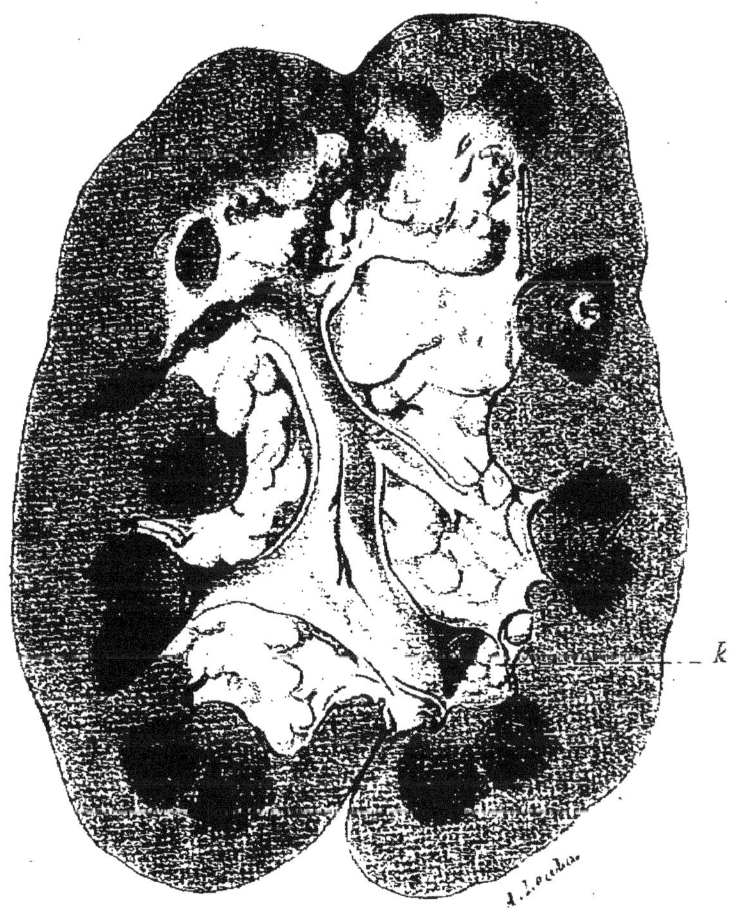

Fig. 17. — Pseudokyste reliquat d'une lésion tuberculeuse ancienne guérie.

k. Kyste non ouvert : cette lésion actuellement guérie correspond sans doute aux accidents de tuberculose rénale pour lesquels le malade avait été traité par M. Guyon en 1898.

En haut, lésion ulcéreuse ayant conduit à la néphrectomie (Legueu).

lorsque je vis le malade et c'était à peine si l'on pouvait reconnaître un peu de suppuration dans les urines ; mais il y avait des bacilles dans le rein droit. Il n'y avait donc pas de doute ; la tuberculose reparaissait dans un rein qui vraisemblablement avait été atteint seize ans auparavant. Et je voulais chercher, et je pensais trouver la lésion ancienne, la cicatrice de l'ancienne tuberculose.

Mes espérances ne furent pas déçues; voici en effet ce que nous montre cette très intéressante pièce (fig. 17).

En dehors des lésions actuelles de tuberculose ulcéro-caséeuse, qui ont motivé la néphrectomie, on voit en bas un

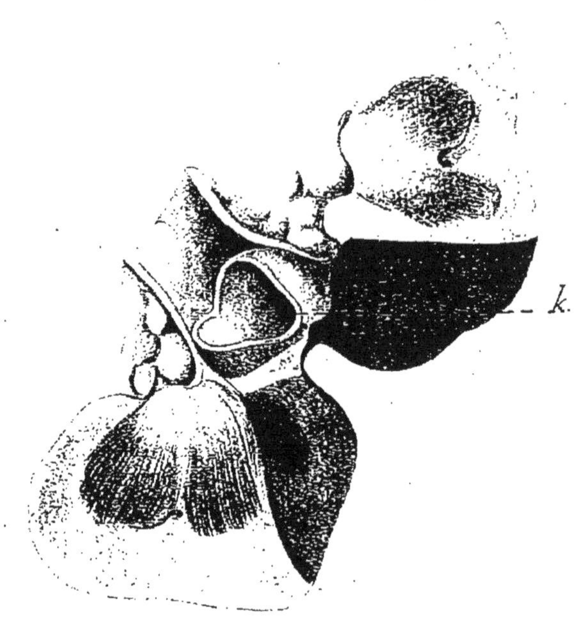

Fig. 18. — Le détail du kyste de la figure 17 ouvert pour montrer sa localisation et l'aspect uni de sa surface interne.

kyste transparent et dont la figure adjacente montre le détail et la localisation (fig. 18).

Or ce kyste siège au niveau d'une papille oblitérée et transformée. Un grand sillon à la surface du rein montre le processus de sclérose qui se faisait à ce niveau pendant que s'effectuait à l'intérieur l'oblitération.

Malheureusement nous n'avons pu faire l'inoculation du contenu de cette poche kystique : mais d'après d'autres faits semblables dont nous disposons, nous pouvons supposer que ces inoculations auraient été négatives.

Voici donc une lésion de guérison, la *guérison par un kyste* d'une tuberculose très ancienne.

Eh bien, ce sont ces lésions de guérison que je veux rechercher dans les reins tuberculeux, je veux les poursuivre, les classer, les cataloguer ; et nous aurons, je l'espère, des conclusions intéressantes à tirer de ces faits.

II

Avant de décrire les lésions de guérison que nous avons constatées sur nos pièces opératoires, je dois tout d'abord vous exposer aussi rapidement que possible quel est l'état actuel de la question.

Depuis longtemps on sait que des tubercules peuvent guérir dans le rein, mais d'après les auteurs plusieurs manières, de fréquence inégale, seraient susceptibles de conduire à cette guérison anatomique.

Après Paul Delbet (1) qui a publié sur ce sujet un excellent mémoire voici quelques années, Bernard et Heitz-Boyer dans le rapport que j'ai déjà cité, donnent également un très clair exposé de la question.

Il y a, d'après ces auteurs, quatre processus pour l'évolution anatomique favorable de la tuberculose rénale :

1° *La transformation crétacée des tubercules* signalés dans le cas de Le Fur ;

2° *La transformation scléreuse des tubercules*, très rare encore et constatée en tout une dizaine de fois ;

3° *Le ramollissement des cavernes avec évacuation complète du contenu caséeux*, mais encore est-il que dans ces cas la poche reste virulente et contient des bacilles ;

4° *L'exclusion rénale par oblitération des voies excrétrices*, processus sur lequel Albarran, Braun, Heitz-Boyer ont insisté après Ekehorn. L'exclusion peut se faire par oblitération de l'uretère, le fait est depuis longtemps connu, mais elle peut aussi se faire sur les premières voies d'excrétion et produire là des lésions qui avaient passées inaperçues avant que les auteurs précédents n'aient attiré sur elles l'attention des urologistes.

(1) Paul Delbet. Des conditions de curabilité de la tuberculose rénale. *IXe Sess. de l'Assoc. franç. d'Urologie*, Paris, 1906, p. 556.

Par ce fait de l'oblitération d'un calice, une poche peut se transformer en liquide clair, mais dans ce liquide clair Heitz-Boyer a encore trouvé des bacilles par l'inoculation, de telle sorte que l'on ne pourrait dire de ce foyer de tuberculose qu'il est un foyer guéri.

Dans un autre travail, Heitz-Boyer (1) avait d'ailleurs montré l'influence aggravante que certains rétrécissements des voies excrétrices de l'urine pouvaient avoir sur la marche et l'extension de la tuberculose sous-jacente.

Ce sont toutes ces lésions que nous avons à notre tour examinées et étudiées

Nos recherches, faites avec la collaboration de mon chef de clinique M. Papin et de mon chef de laboratoire M. Verliac ont porté sur toutes les pièces opératoires et nécropsiques que nous a données la pratique d'une année, une centaine à peu près.

Nous avons publié le résultat de nos recherches dans un long mémoire consacré exclusivement à l'anatomie pathologique de la tuberculose rénale (2) : je veux en extraire seulement ce qui a trait aux lésions régressives.

Sur tous les reins qu'on enlève, et à peu de chose près, quelle que soit l'ancienneté apparente et clinique de la tuberculose, on trouve des lésions de guérison et par conséquent de date beaucoup plus ancienne qu'on ne pourrait le croire au premier abord.

Ces lésions sont d'abord des *guérisons en surface,* comme nous l'avons observé une fois seulement sur la pièce très intéressante que voici (fig. 19).

Ici l'ulcération papillaire s'est tout simplement cicatrisée comme un ulcère de la peau, et un tissu fibreux de cicatrice s'est substitué à l'ulcération préexistante.

Beaucoup plus fréquentes sont les *guérisons par exclusion*. Celles-ci consistent dans l'oblitération d'un calice, celui qui correspond à une papille envahie ; mais l'oblitération de ce

(1) Heitz-Boyer. A propos de la pathogénie de la tuberculose rénale. *XIVe Sess. de l'Assoc. franç. d'Urologie,* Paris 1910, p. 409.

(2) F. Legueu, Papin et Verliac. Etude anatomique de la tuberculose rénale (origine, évolution, processus de guérison). *Archives Urologiques de la Clinique de Necker,* t. I, p. 436.

calice n'est pas, comme on pourrait toujours le croire, de nature et de consistance fibreuses. Elle est au contraire d'abord caséeuse, comme la caverne à laquelle elle correspond : plus tard sur certaines pièces, l'oblitération caséeuse se complète

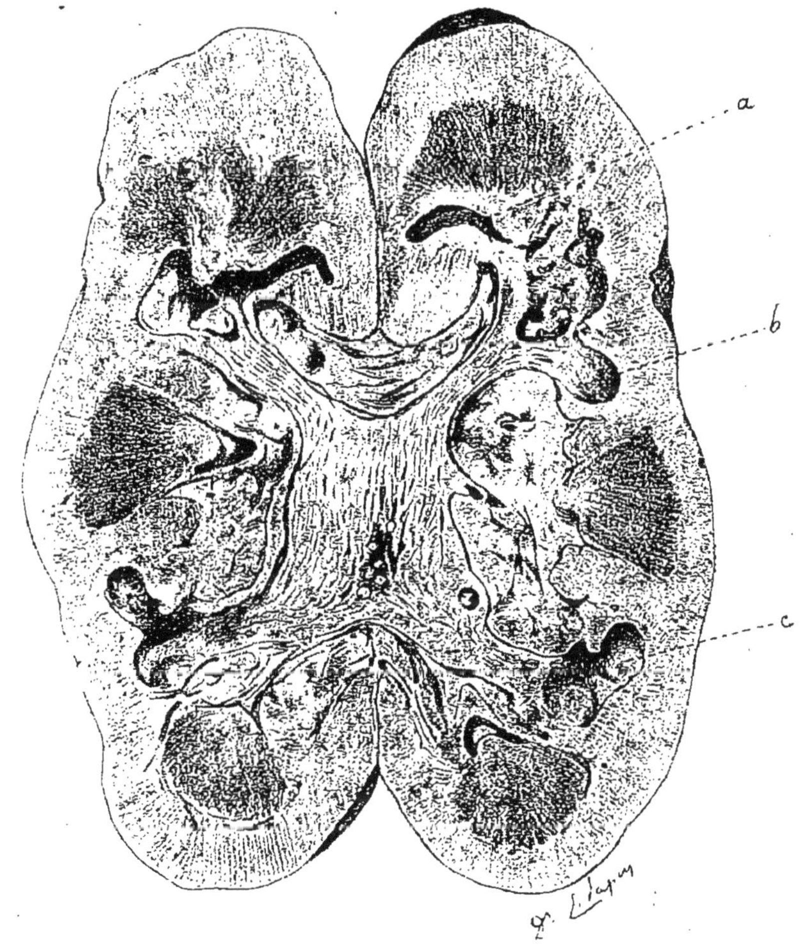

Fig. 19. — Guérison en surface et sans exclusion d'anciennes ulcérations tuberculeuses papillaires. Lésions récentes en évolution.

b. c. Cicatrices de lésions tuberculeuses papillaires non exclues et guéries.
a. Ulcération d'une papille (lésion récente ayant nécessité la néphrectomie).

d'incrustation calcaire, et la caverne s'infiltre elle-même de sels en se ramollissant.

Enfin le troisième mode d'oblitération du calice est la *sténose fibreuse,* et quand elle se produit, le contenu de la caverne se transforme en un liquide séreux, parfois à peu près clair, qui donne à la poche l'aspect d'un kyste du rein : mais elle s'en distingue à l'examen histologique en ce qu'elle ne présente aucun épithélium à sa surface interne. Ces kystes à contenu clair, qu'Heitz-Boyer avait vus, ne sont pas toujours tuberculigènes : il en est sur lesquels nous n'avons pu par l'inoculation révéler la présence de bacilles tuberculeux. Nous pouvons donc les considérer comme un *processus de guérison des lésions tuberculeuses ulcéro-caséeuses du rein.*

Et par conséquent l'exclusion d'un calice loin de conduire à l'extension et à l'aggravation de la tuberculose sus-jacente, comme Heitz-Boyer l'avait pensé après Ekehorn, aboutit au contraire insensiblement à la guérison de ces lésions.

Voici donc de très grandes précisions que nous apporte l'anatomie pathologique : elle nous révèle dans le rein des processus partiels de guérison, elle nous montre sur certains points la lésion ulcéro-caséeuse passant par toute une série de stades intermédiaires jusqu'à un degré où elle serait méconnaissable, s'il n'y avait à son pourtour des lésions intermédiaires et de voisinage pour en expliquer la nature et la genèse.

De ces données anatomiques et cliniques, voyons maintenant la conclusion pratique à tirer.

III

Au point de vue thérapeutique, que devons-nous conclure de toutes les notions qui précèdent?

Et tout d'abord, abordons franchement la question fondamentale, la question brûlante si je puis dire. Ai-je apporté la preuve de la guérison spontanée de la tuberculose rénale? Non!

Toutes les lésions de guérison dont j'ai donné le détail ont été observées et obtenues sur des reins que je viens d'enlever parce qu'ils étaient encore en puissance de tuberculose active. Ils n'étaient donc pas guéris de leur tuberculose : leur guérison n'était que partielle et ils n'apportent nullement la preuve de la guérison de la tuberculose rénale.

Ils montrent seulement *comment* elle peut guérir, et c'est déjà quelque chose; car on en arrivait à se demander avant les recherches auxquelles j'ai fait allusion et que j'ai citées, si le rein ne faisait pas exception aux lois suivant lesquelles tous les organes peuvent réparer par un processus variable pour chacun d'eux les lésions tuberculeuses de leur parenchyme. Maintenant on connaît plusieurs des manières suivant lesquelles le tubercule du rein se répare, se cicatrice et en un mot guérit : et l'on peut seulement en déduire que probablement la tuberculose rénale a guéri quelquefois. Je suppose par exemple que le malade si intéressant qui fut soigné par M. Guyon il y a dix-huit ans soit mort il y a quelques années : quel est donc le médecin qui, rencontrant à l'autopsie le kyste représenté sur la figure 18, ait pu soupçonner et à plus forte raison affirmer qu'il s'agissait là d'une ancienne lésion tuberculeuse guérie.

Il fallait pour autoriser cette conclusion, que fut préalablement établie la série des lésions de transition qui vont du tubercule initial et de la caverne ulcéro-caséeuse à la guérison.

Il est donc probable que des lésions de ce genre ont passé inaperçues, ou du moins n'ont pas été comprises : en les recherchant à l'avenir, on trouvera sans doute qu'il y a plus de tuberculoses rénales guéries qu'on ne l'aurait pensé jusqu'alors.

Quoiqu'il en soit, celles qui guérissent ne doivent pas cependant être très fréquentes : il semble en effet que la localisation de la tuberculose sur un rein crée pour cet organe une prédisposition spéciale à l'envahissement tuberculeux, puisque ce rein se laisse envahir par une extrémité alors que l'autre se cicatrise et se répare.

Pour faciliter cette réparation spontanée des lésions tuberculeuses, le traitement par la tuberculine ou l'IK se montre-t-il favorable? Je ne parle que de mes observations personnelles et je ne puis me dispenser de donner sur ce point le résultat de nos constatations puisque plusieurs des reins sur lesquels nous avons constaté ces lésions de guérison sont des reins qui avaient depuis plus ou moins longtemps été soumis à des traitements de ce genre.

Sur ce point, je dois dire que rien dans nos observations ne nous prouve l'efficacité de cette thérapeutique : les reins soumis au traitement tuberculinique ne nous ont pas montré en plus grande abondance les processus de cicatrisation; au contraire, et c'est là le point intéressant, ils nous ont présenté des éruptions récentes de granulations tuberculeuses qui se sont faites sous le traitement tuberculinique, c'est-à-dire *pendant les injections et malgré elles*. Je n'ose pas dire à « cause d'elles »; mais cependant il nous est apparu que sur quelques pièces il y avait comme une poussée de granulie surajoutée aux lésions anciennes, torpides et chroniques.

Le traitement médical ne trouvera pas davantage dans nos observations la confirmation de son action; et par traitement médical, nous entendons le traitement général. Nous ne pouvons pas cacher que les malades aient toujours à en bénéficier au point de vue du poids, de l'aspect, des forces; et pendant le temps que l'état général se relève, le rein peut améliorer ses lésions et les cicatriser en partie.

Soit : mais le traitement médical reste impuissant et contre les aggravations de la vessie et contre l'extension de la tuberculose au rein du côté opposé. Ce sont là des arguments très graves et toujours vrais à opposer à la conservation d'un rein reconnu tuberculeux.

Et comme conséquence, la néphrectomie reste encore la mesure la plus sage à opposer à toute tuberculose rénale dument reconnue et formellement diagnostiquée. La bénignité de l'opération, la simplicité des succès, la survie prolongée sont des faits aujourd'hui admis, reconnus de tous, même des médecins; laissons donc, laissez vos malades en bénéficier de bonne heure avant les grandes et fâcheuses extensions. Un jour peut-être viendra où nous pourrons distinguer parmi ces tuberculoses celles qui peuvent guérir et celles qu'il faut opérer.

Actuellement cette distinction me paraît encore impossible et jusqu'alors je continuerai à supprimer les tuberculoses rénales ulcéro-caséeuses ouvertes, c'est-à-dire celles qui seront formellement reconnues par nos moyens habituels d'exploration.

IX

DE LA RADIOGRAPHIE DANS LA TUBERCULOSE RÉNALE

Messieurs,

Quels sont les services que la radiographie peut nous rendre pour le diagnostic de la tuberculose rénale? Nous est-elle utile, et si oui, dans quelles conditions? Telle est la question que je veux traiter devant vous aujourd'hui : quelques observations nous permettront avec plusieurs radiographies de vous donner une réponse positive.

*
* *

Il y a deux manières d'appliquer la radiographie à l'étude et au diagnostic de la tuberculose rénale, suivant qu'on utilise la pyélographie ou la radiographie simple.

La méthode de Vœlcker et Lichtenberg, la *pyélographie* a été appliquée par Lichtenberg lui-même et Dietlen à la découverte du rein tuberculeux. Dans onze cas, ces auteurs ont vu l'élargissement de l'uretère combiné avec l'élargissement et l'irrégularité des cavités intra-rénales (1).

(1) F. Legueu, Papin et Maingot. De l'exploration radiographique de l'appareil urinaire. Paris, Gittler 1913.

Nous avons nous-même employé la pyélographie dans un cas de tuberculose peu avancé et nous avons vu que les calices étaient irréguliers, augmentés de volume avec une extrémité très élargie.

A la partie supérieure, ils se montraient réunis en une masse unique à bords festonnés. L'opération a confirmé l'exactitude des renseignements fournis par la radiographie.

La pyélographie peut donc à la rigueur donner quelques renseignements sur le mode et la répartition des lésions ulcéro-caséeuses. Mais elle n'a malgré tout qu'un intérêt très secondaire; pour qu'elle soit possible, il faut que le cathétérisme de l'uretère soit réalisable. Or, dès que la sonde a pu être introduite dans l'uretère, le diagnostic de la tuberculose est fait et la pyélographie devient ainsi inutile.

En pareille matière d'ailleurs, la pyélographie ne serait peut-être pas sans inconvénients : la pénétration du collargol dans le parenchyme rénal aurait d'autant plus de facilité pour se faire que la voie est pour ainsi dire ouverte par l'ulcération. Il serait beaucoup plus difficile d'empêcher, même avec une technique parfaite, ces accidents de pénétration du collargol dans le rein et à son pourtour que l'on a parfois reprochés à juste titre à la pyélographie (voir p. 65).

Aussi bien, je vais laisser de côté tous ces faits qui me paraissent d'un intérêt secondaire et ne m'occuper que de l'application de la radiographie simple au rein tuberculeux.

Depuis que Rümpel, en 1903, a trouvé dans un rein tuberculeux des taches correspondant à des foyers caséeux sur le radiogramme, beaucoup d'auteurs ont trouvé sur la plaque radiographique la trace des lésions tuberculeuses du rein. Beck en 1905, Casper et Albers Schœnberg, Kapsammer, Stræter en 1908, Holzknecht et Kiembock, Rochet et bien d'autres dont vous trouverez la liste dans notre livre de l'*Exploration radiographique de l'appareil urinaire* ont vu la tuberculose rénale à la radiographie.

Nous l'avons appliquée très souvent nous-même à l'étude des reins tuberculeux, et en comparant nos résultats à ceux de nos devanciers, nous pouvons synthétiser les divers aspects sous lesquels le rein tuberculeux peut manifester ses lésions sur la plaque radiographique.

Tout d'abord, la radiographie peut donner *l'augmentation de volume* d'un rein tuberculeux, elle montre ses contours irréguliers, les bosselures évidentes de sa surface, comme sur la figure 20 qui représente une radiographie de notre collection. Sans doute ces bosselures ne sont pas caractéristiques de la tuberculose, mais lorsqu'elles se rencontrent sur un

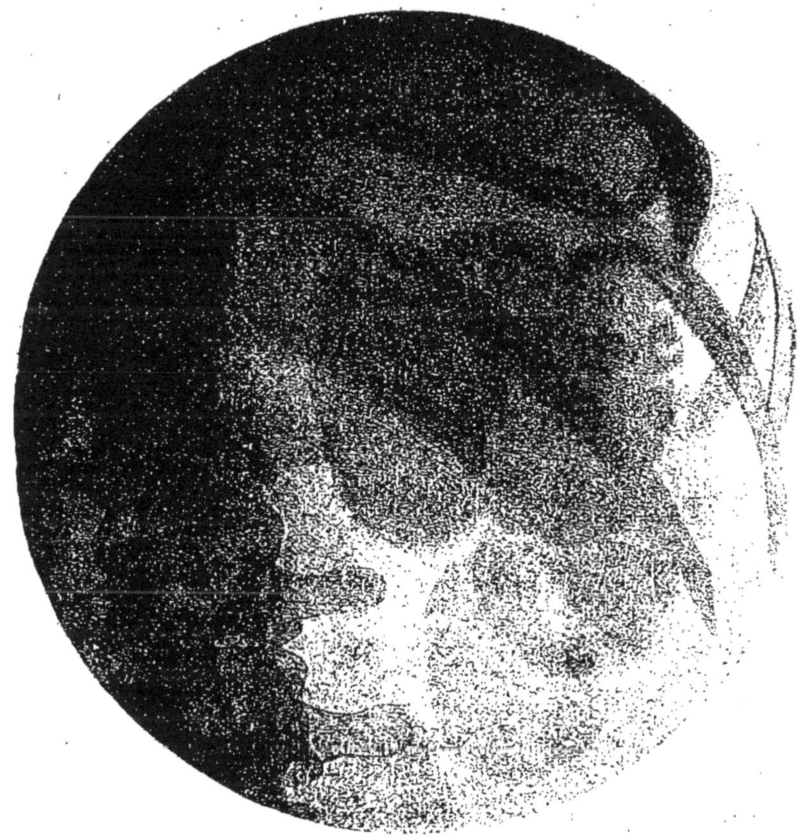

Fig. 20. — Augmentation de volume et bosselures d'un rein tuberculeux à la radiographie.
(*Dessin d'après un cliché de Maingot de la collection de Necker.*)

individu que l'on sait atteint de bacillose, la radiographie nous permet de localiser la lésion et de distinguer au moins grâce aux irrégularités d'un contour, une tuberculose d'une simple augmentation de volume du rein par hypertrophie compensatrice.

Au lieu de donner la forme et l'augmentation de volume

du rein, la radiographie peut montrer une *tache sombre* dans la région lombaire.

Tantôt cette tache, large, irrégulière est l'image de tout le rein caséifié et très altéré.

Voyez la figure suivante (fig. 21); c'est la radiographie du

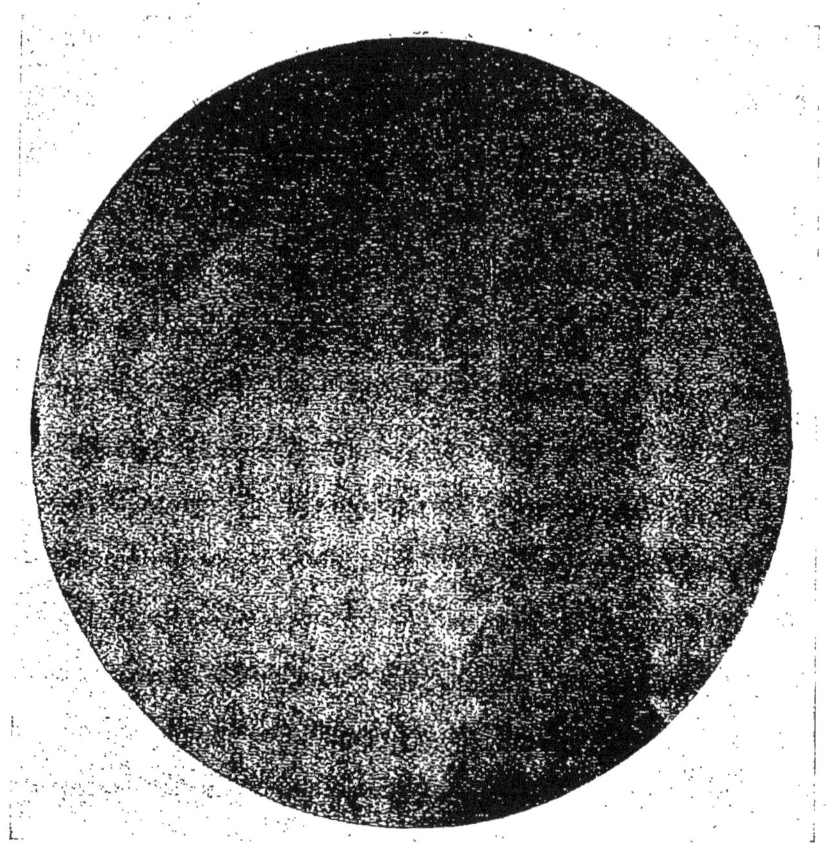

Fig. 21. — Radiographie d'un rein gauche tuberculeux.
La grande tache observée n'a ni la forme ni la netteté d'un calcul.
(Extrait des *Archives Urologiques de la Clinique de Necker*, t. I, pl IX.)

rein gauche d'une femme chez laquelle nous soupçonnions une tuberculose rénale sans pouvoir l'affirmer, la vessie étant très altérée et ne permettant pas de faire le cathétérisme de l'uretère. Or cette tache haute et large à la fois, très opaque et correspondant nettement à la partie supérieure du rein, cette tache est bien due à la tuberculose; la pièce et l'observation sont publiées dans le tome I des *Archives Urologiques de la Clinique Necker*, p. 202; elle correspond à une caséification totale du rein qui n'était plus représenté que par une série de loges contenant du mastic avec, autour du bassinet et de l'uretère oblitéré une grande quantité de graisse indurée (fig. 22). Dans ce cas la radiographie nous fut d'un grand secours; c'est sur la seule indication qu'elle nous

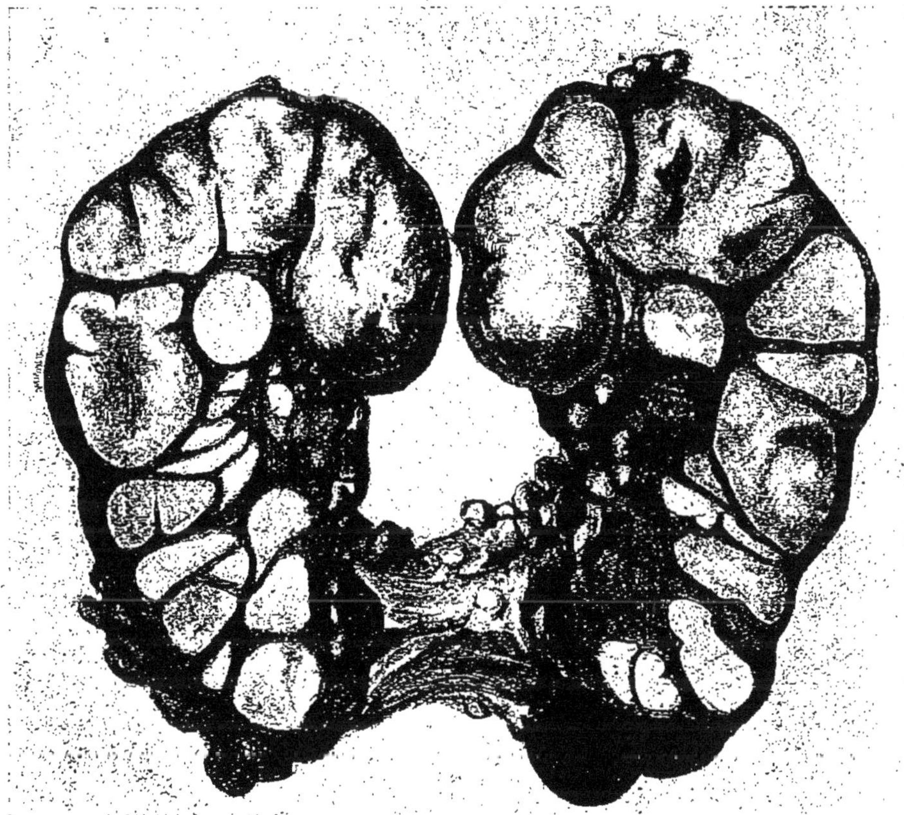

Fig. 22. — Rein tuberculeux dont la figure 21 représente la radiographie. Il est complètement transformé en mastic et l'uretère est oblitéré.

donnait que le rein gauche fut découvert et enlevé; la malade a guéri sans incidents.

D'autres fois la tache sombre que l'on obtient ne correspond qu'à une opacité *partielle* dans un rein par ailleurs perméable aux rayons. C'est alors une tache très sombre et irrégulière que l'on prendrait volontiers pour un calcul : tantôt c'est une tache plus claire, à contours irréguliers.

A quoi sont dues ces diverses taches?

Elles correspondent à des lésions différentes ou à des degrés différents d'une même lésion.

La radiographie peut d'abord nous donner des taches correspondant à des *ganglions tuberculeux* développés autour du hile du rein. Holzknecht en a donné un jour une belle planche. C'est exceptionnel.

Ensuite la simple *caséification* totale ou partielle peut dans quelques conditions mais non toujours donner une tache parfaitement nette.

Enfin les *calcifications* donnent aussi des taches et d'autant plus nettes qu'elles sont elles-mêmes faites d'une plus grande quantité de sels.

Ces calcifications des cavernes que nous avons étudiées après d'autres comme un des processus de guérison de la tuberculose rénale (1), s'observent assez souvent dans des reins qui par ailleurs présentent des lésions récentes, en pleine évolution et suffisantes pour légitimer la néphrectomie. Il est donc tout naturel que la radiographie d'un rein tuberculeux donne de temps en temps une tache due aux calcifications qu'il présente.

Il y a même là une source d'erreurs; en présence d'un malade atteint de pyurie, on hésite souvent entre un calcul et une tuberculose rénale. On fait une radiographie, on voit une tache et on conclut au calcul, alors qu'il s'agit au contraire d'une caverne calcifiée. Plusieurs erreurs de ce genre ont été rapportées. Mais en général les taches du calcul sont plus nettes, plus sombres, et surtout plus précises comme contours; les taches des calcifications de la tuberculose sont plus vagues, moins nettement déterminées, et ce caractère sur lequel insistait autrefois Kapsammer, permettra souvent, je pense, d'éviter l'erreur, de croire à un calcul quand il s'agit de tuberculose et d'être obligé d'enlever un rein alors qu'on croyait devoir se borner à une simple pyélotomie.

Voilà, Messieurs, les principaux renseignements que la radiographie peut nous donner dans la tuberculose. Augmentation de volume du rein, bosselures, taches de caséifica-

(1) F. LEGUEU, PAPIN et VERLIAC. Etude anatomique de la tuberculose rénale. *Archives Urologiques de la Clinique de Necker*, t. I, p. 432.

tion ou de crétification, nous avons obtenu les uns et les autres avec la technique excellente qu'est celle de M. Maingot dont on pourrait dire qu'il a de la chance, si l'on ne savait que la chance en ces matières n'est qu'une habileté technique.

Voyons maintenant les applications que nous pouvons faire de ces données à la clinique (1).

*
* *

Dans l'ordre ordinaire des choses, pour les malades qui se présentent avec une tuberculose rénale classique et méthodiquement confirmée par les données du cathétérisme de l'uretère, je ne vois pas que les applications de la radiographie soient utiles. D'après tout ce que je viens de dire, il ressort que la radiographie n'a qu'une valeur de localisation : elle vous permet par la tache qu'elle vous donnera quelquefois et non toujours de penser que c'est un rein plutôt que l'autre qui est atteint; or quand ce cathétérisme de l'uretère a été fait, cette notion est déjà obtenue et la radiographie n'a plus à l'établir. En ce cas, la radiographie serait une recherche supplémentaire dont on doit par conséquent se passer dans la grande majorité des cas.

Il n'en va plus de même quand le cathétérisme de l'uretère est impossible : là tout est incertain et tout est difficile. Y a-t-il une tuberculose rénale? On ne le sait pas. De quel côté existe-t-elle? On ne peut le dire quand il n'y a ni douleurs spontanées ou provoquées, ni augmentation de volume notable du rein. La constante nous sert beaucoup en pareille circonstance, puisqu'elle nous montre si la néphrectomie est possible ou non. J'ai déjà abordé cette question dans une autre leçon (voir plus loin), mais il en est que la constante ne saurait trancher, c'est celle de la localisation du rein malade.

Elle reste pendante, et c'est pour la résoudre que la radiographie peut nous éclairer très heureusement. Vous faites sur votre malade une double radiographie, et si un des reins présente une tache irrégulière, il y a de grandes chances

(1) Papin et Maingot. De la radiographie dans la tuberculose rénale. XVIIe *Sess. de l'Assoc. franç. d'Urologie*, Paris, 1914. p. 657.

pour que la tuberculose rénale cherchée siège de ce côté.

Trois fois dans ces conditions, chez des malades qui avaient des tuberculoses vésicales très intenses, dont la vessie ne permettait pas le cathétérisme urétéral, nous avons, en l'absence de toute indication sur le côté, demandé à la radiographie une indication. Et trois fois elle nous a montré une tache et des bosselures : trois fois nous avons opéré du côté correspondant, trouvé la tuberculose, pratiqué la néphrectomie et guéri notre malade.

Dans un cas cependant tout récent la radiographie m'a induit en erreur.

Il s'agissait d'une malade de 27 ans, celle qui est couchée au n° 4 de notre salle Laugier et qui depuis longtemps attendait en vain l'amélioration d'une cystite dont la gravité rendait impossible le cathétérisme urétéral.

Lorsque je la vis à mon retour des vacances de Pâques, je soupçonnais chez elle une tuberculose rénale : sa constante était à 0.111, son azotémie à 0.382, son état général était des plus médiocres.

Dans ces conditions la néphrectomie était possible, mais elle restait discutable à cause de l'état général. Cette pauvre femme était en proie depuis plusieurs semaines à une fièvre rémittente qui la minait et dont nous ne trouvions pas la cause en dehors de l'appareil urinaire.

Il fallait examiner les reins et trouver dans l'un d'eux le siège de la grosse suppuration que nous trouvions dans les urines.

Or, ni l'un ni l'autre rein ne présentait la plus petite augmentation de volume, il n'y avait de sensibilité ni du côté droit ni du côté gauche. Je n'avais donc pas plus de raison d'opérer à droite qu'à gauche.

Je pensai que la radiographie pouvait me fournir ici quelques indications ; elle devait me permettre d'aller droit au rein malade et d'éviter à cette femme l'inconvénient d'une lombotomie inutile.

Je fis donc faire la radiographie par M. Contremoulin. Elle ne nous donna rien à droite, mais à gauche une ombre très visible ; la tache est très sombre mais *très régulière* de contour.

C'était bien la tache du rein, il n'y avait pas de doute; aussi, bien que rien n'indiquât ici très nettement une altération tuberculeuse, j'allai à ce rein sur cette seule indication d'une ombre très visible.

Or, ce rein n'avait rien, c'était le rein sain. Je découvris ultérieurement le rein droit, qui était le siège d'une pyonéphrose étendue et cachée sous le foie. Ce rein fut ouvert ce même jour et enlevé plus tard.

Voilà donc un cas dans lequel la radiographie m'a induit en erreur : j'insiste sur ce fait que la tache était régulière comme contour, égale comme opacité, ce qui n'est pas le cas des taches formées par la tuberculose rénale. Et je ne pense pas que cette erreur d'interprétation et d'ailleurs sans conséquence soit de nature à faire oublier les services que la radiographie nous a rendus chez trois autres malades, en localisant à droite ou à gauche la tuberculose rénale que nous soupçonnions.

Sur cette question neuve de la radiographie dans la tuberculose, nous pouvons donc maintenir la conclusion qui se dégage de cette leçon : à savoir *utilité de la radiographie* pour *localiser* une tuberculose rénale et indiquer au chirurgien le côté à opérer dans certains cas où le cathétérisme de l'uretère est impossible.

X

DE LA NÉPHRECTOMIE DANS LES TUBERCULOSES BILATÉRALES

Messieurs,

Le nombre considérable des malades que nous opérons pour tuberculose rénale nous oblige à poser à chaque instant et à discuter le problème de la tuberculose bilatérale.

Que pouvons-nous et que devons-nous faire lorsque chez un malade nous avons des raisons de penser que les deux reins sont atteints? Devons-nous systématiquement et de parti pris renoncer à toute thérapeutique active? N'y a-t-il pas au contraire des cas dans lesquels on doive faire quelque chose?

Dans le courant de 1914, le troisième Congrès international d'Urologie qui se tint à Berlin a mis à l'ordre du jour de ses séances cette importante question. J'ai été chargé pour la France d'un des rapports : j'ai donc longuement et minutieusement étudié la question, et je voudrais aujourd'hui extraire pour vous de ce rapport les notions essentielles et vous dire ce qu'on peut obtenir et ce qu'on doit faire dans les tuberculoses rénales bilatérales.

*
* *

Ce qu'on peut faire? La réponse nous sera donnée par les observations que nous trouvons dans la littérature. Les observations publiées de néphrectomie pour tuberculoses bilatérales sont au nombre de 87 : nous y avons ajouté six observations personnelles, soit en tout 93 cas.

Sur ces 93 cas, il y a 13 *morts* opératoires, presque toujours par insuffisance de l'autre rein. Cette mortalité élevée ne saurait étonner; elle s'explique d'autant mieux que dans la plupart de ces observations dont quelques-unes sont anciennes, on n'avait pas pris à l'avance toutes les précautions voulues pour se renseigner sur la valeur fonctionnelle du rein à conserver, ou on avait utilisé des moyens aujourd'hui condamnés pour insuffisance.

Beaucoup plus intéressants sont les cas de *survie :* nous comptons 80 malades vivant encore au moment de la publication de leur observation ou étant morts longtemps après la néphrectomie.

Il s'agit pour ces malades de savoir quel bénéfice il ont retiré de l'opération.

Le résultat opératoire doit être envisagé au point de vue de la *durée* et de la *qualité* de la survie.

a. Sur 58 observations utilisables, 34 malades sont morts après l'opération, presque toujours d'anurie ou d'urémie, dans un délai de :

1 à 6 mois, 4 malades ;
6 mois à 1 an, 5 malades;
1 à 2 ans, 10 malades ;
2 à 3 ans, 11 malades;
4 à 5 ans, 2 malades (Desnos et Rafin);
6 à 7 ans, 2 malades (Kœnig et Rafin);

22 malades étaient encore vivants au moment de la publication de leur observation, soit moins de :

1 an après l'opération, 7 malades (Hogge 3 cas, Lavenant 2, André, Legueu);

2 ans après l'opération, 4 malades (Lavenant, Rochet et Thévenot, Rafin, Legueu);

3 ans après l'opération, 3 malades (Carlier, Rafin, Lavenant).

4 ans après l'opération, 5 malades (Hock, Rochet et Thévenot 2 cas, Desnos 2 cas);

5 ans après l'opération, 2 malades (Carlier, Rochet);
8 ans après l'opération, 1 malade (Albarran).

b. Quelle fut l'action de l'opération sur la vessie, sur l'état général et sur l'autre rein?

Sur la *vessie*, l'action fut à peu près *nulle*, malgré le relèvement très net de l'état général, dans 5 observations (Rafin 2 cas, André 2 cas, Legueu 1 cas).

Dans 6 cas, au contraire, on a noté une *amélioration incontestable* mais *courte;* au bout de quelques mois, les douleurs, le ténesme, tout le syndrome de la cystite douloureuse se reproduisit à nouveau (Obs. de Pousson, Rafin 2 cas, André, Rochet et Thénevot 2 cas).

L'amélioration par contre fut *durable* jusqu'à la mort ou au moins jusqu'au moment où l'observation fut publiée dans les 13 cas : de Rafin (4 cas), Rochet et Thévenot (2 cas), Hogge (2 cas), Lavenant (3 cas), Perrier (2 cas).

Enfin, chez *quatre* malades, on constata la guérison absolue de la cystite tuberculeuse : il en fut ainsi chez les malades de Carlier et de Rochet et Thévenot.

Mais chez deux malades de Carlier, la disparition des signes vésicaux tient moins à la guérison de la vessie qu'à ce fait que le rein restant est fistulisé à la région lombaire. Ainsi un de mes malades auquel j'ai implanté dans l'S iliaque l'uretère restant a eu une parfaite *exclusion de la vessie*, et il a obtenu de ce fait une apparente guérison.

Ces faits d'exclusion par néphrectomie ou par implantation de l'uretère dans l'intestin n'ont donc aucune valeur en ce qui concerne l'influence de la néphrectomie sur les lésions vésicales : il y a guérison apparente et non réelle.

Et en somme, de ces documents nous concluons ce qui suit : la néphrectomie dans la tuberculose bilatérale a une *action immédiate sur la vessie* : cette action est due à la suppression du rein tuberculeux, mais elle est de courte durée. Et les douleurs reparaissent dès que les lésions de l'autre rein s'aggravent et versent au réservoir vésical de plus en plus de bacilles.

En ce qui concerne l'action sur *l'état général et la santé* plusieurs catégories sont encore à établir.

Trois malades n'ont reçu aucune amélioration de l'opération : ce sont deux opérés de Rafin (obs. XLVII et LXIV de la thèse de Pagès), un opéré de Rochet et Thévenot (Obs. III de la thèse de Périchon).

Quatre ont eu un relèvement passager de l'état général, pour retomber après jusqu'à la mort. Ce sont : un opéré de Rafin (Obs. XLIX de la thèse de Pagès) qui meúrt un an et sept mois après l'opération de tuberculose du rein restant ; un opéré d'André (Obs. LII de la thèse de Bœckel) qui meurt deux mois et demi après la néphrectomie dans une cachexie profonde ; ce sont deux opérés de Desnos chez lesquels on vit la fièvre cesser, l'état général se relever pendant deux ans pour l'un, date de la publication de l'observation, pendant quatre ans pour l'autre, date de la mort par tuberculose du rein restant.

Trente-cinq malades ont subi un relèvement notable et prolongé de l'état général. Sur ces malades pour 9 d'entre eux, il est dit simplement que l'état général s'est beaucoup amélioré sans qu'il soit fait mention de la durée de cette amélioration (Obs. de Kummell citée par Albarran, de Perrier, de Oraison, de Ekehorn, 6 cas).

Mais pour d'autres, il est nettement spécifié que l'amélioration a duré assez longtemps ; elle est encore notable au moment de la publication de l'observation six mois après pour un opéré de Hogge ; un an, un an et demi et trois ans après pour des opérés de Lavenant, traités par l'I K après l'opération ; quatre ans pour des opérés de Desnos qui mènent à ce moment encore une existence très supportable.

Un opéré de Rochet et Thévenot engraisse de 17 kilos après l'opération, malgré que la plaie mette quelques mois à se fermer : les urines redeviennent limpides. Au bout de cinq années cependant la cystite reparaissait et on craignait que la tuberculose ne fasse des progrès dans le rein restant.

Une malade de Carlier reste au bout de cinq ans en bon état de santé générale : elle conserve une fistule rénale droite consécutive à une néphrectomie du rein restant.

Chez les autres, l'amélioration a duré à peu près jusqu'à la mort, c'est-à-dire un an et demi pour l'opéré de Hogge ;

2 ans et demi pour un opéré de André ;

3 ans pour deux opérés de Rafin ;

3 ans et trois mois pour trois opérés de Rafin;
3 ans et demi pour un opéré de André;
4 ans et huit mois pour un opéré de Rafin;
6 ans pour un opéré de Rafin.

Sur d'autres malades, au nombre de 8, l'amélioration a été si complète que c'est le terme de *guérison* qu'il faut employer pour caractériser leur état.

Tels sont, par exemple, *trois* cas de Hogge.

L'un date seulement de cinq mois : le cathétérisme avait montré une tuberculose à gauche : certains signes (albumine, pus), indiquent que le rein droit est légèrement touché ; cinq mois après l'opération du rein gauche, les urines sont limpides, les mictions normales.

Une autre néphrectomie date de neuf mois et concerne une jeune fille dont le rein gauche (enlevé) est tuberculeux et le droit certainement touché (présence de pus, et insuffisance fonctionnelle); neuf mois après, « l'opérée est transformée, son état est des plus florissants : elle n'urine plus que 3 fois par jour. ».

Un autre cas a trait à une jeune fille de 17 ans, dont les deux reins sont pris : car le rein gauche (à conserver) donne un fonctionnement faible, du pus et des bacilles. *Dix* mois après, le résultat est merveilleux, les urines sont limpides, il n'y a plus de douleurs.

Une malade est opérée par moi en 1911 pour une tuberculose bilatérale : la bilatéralité est démontrée par les résultats positifs des inoculations pratiquées à plusieurs reprises et par l'existence vérifiée au cours de plusieurs cathétérismes de pus dans le rein supposé sain. Cette malade fut traitée pendant plusieurs mois par les injections d'I K sans que fussent modifiées sensiblement les conditions apparentes de sa tuberculose, qui s'était toujours montrée sous les allures d'une tuberculose torpide, peu envahissante.

Le rein supposé sain avait, quoique tuberculeux, un fonctionnement très favorable, à l'encontre de l'autre qui était en notoire déficience. C'est dans ces conditions que je pratiquai la néphrectomie du rein droit.

Depuis l'opération, la malade a vu sa vessie guérir, le pus

disparaître ainsi que les bacilles de ses urines ; la santé générale redevient parfaite, et cet état se maintient trente mois après l'opération.

A tous points de vue, ce cas doit être considéré comme une guérison.

Voici des résultats beaucoup plus anciens et également très remarquables : *deux* malades de Rochet sont au bout de *quatre ans* en très bon état : l'un a des urines claires, ne ressent aucun malaise, l'autre est dans un état satisfaisant et paraît guéri. Le cathétérisme urétéral avait été fait des deux côtés avant la néphrectomie et avait donné des inoculations positives.

Une opérée de Kœnig bénéficia beaucoup de son opération au point de vue local et général ; elle survécut sept ans à la néphrectomie ; cinq ans après, elle eut une grossesse normale : elle mourut dans une couche difficile.

Enfin une malade d'Albarran vivait huit ans après la néphrectomie, à la date de la publication de l'observation. Elle avait été opérée en pleine fièvre avec 41° ; mais elle conservait des lésions graves de cystite.

Des faits de ce genre sont très consolants : deux interprétations sont possibles. Ou il s'agit d'erreur de diagnostic, ou il faut reconnaître l'action incontestable de la néphrectomie sur le rein restant.

L'erreur de diagnostic ne peut se discuter pour les cas auxquels je fais allusion : dans presque tous les cas, en effet, le cathétérisme double a été fait, et les urines donnaient des deux côtés du pus et des bacilles. Que quelques bacilles puissent être entraînés de la vessie par la sonde urétérale et infecter le cobaye à l'inoculation, ceci est possible ; nous l'avons vu quelquefois.

Mais lorsque dans un rein on trouve à plusieurs reprises du pus, lorsque dans ce pus se trouvent des bacilles assez nombreux pour donner à plusieurs inoculations répétées un résultat positif, il n'y a plus à invoquer une ascension des bacilles dans l'uretère par la sonde : il faut conclure ferme à une tuberculose rénale. C'est la règle sur laquelle nous basons tous nos diagnostics.

Dans ces conditions, je suis amené à cette conclusion nécessaire : que dans *certains cas de tuberculose bilatérale, l'ablation du rein le plus malade a eu une influence heureuse et incontestable sur la tuberculose du rein restant.*

Cette conclusion à la rigueur ne saurait étonner ; elle confirme les notions actuellement acquises sur les relations de la tuberculose des deux reins.

Une des plus nettes est celle qui a trait à l'influence de la tuberculose d'un des reins sur la tuberculisation du rein restant.

La tuberculose du second rein se produit d'après Israël dans la proportion de 29.2 o/o chez les survivants non opérés, alors que sur 1.022 observations de néphrectomie, le même auteur ne voit la tuberculose survenir sur le second rein que sur treize malades, soit dans la proportion de 1.6 o/o.

Les statistiques de Barrié (1) sont toutes aussi nettes : alors que les tuberculoses bilatérales se trouvent en clinique dans la proportion de 14.6 o/o, on en trouve 47.9 o/o à l'autopsie, alors que le nombre des unilatérales diminue d'autant et passe de 85.9 o/o à 52.1 o/o.

Cette influence du rein malade sur la propagation de la tuberculose du rein sain explique donc l'influence d'aggravation que le rein le plus malade exerce sur l'autre quand il est conservé, et par conséquent l'influence heureuse de la néphrectomie dans la tuberculose bilatérale.

En outre cette conclusion conduit à une autre notion, celle *de la curabilité*, celle *de la guérison possible de la tuberculose rénale.*

Nos observations anatomiques nous ont déjà donné la preuve que les lésions tuberculeuses peuvent dans le rein se cicatriser. Nous avons décrit ailleurs les processus de guérison en dehors de l'exclusion par oblitération de l'uretère (p. 27), et par conséquent cette possibilité de guérison de la tuberculose rénale ne saurait aucunement nous surprendre (2).

(1) Barrié. Valeur de la néphrectomie pour tuberculose unilatérale. Thèse de Lyon 1912.

(2) Legueu, Papin et Verliac. Des processus de guérison de la tuberculose rénale. *Archives Urologiques de la Clinique de Necker*, t. I, fasc. 4, 1914.

*
* *

Voyons maintenant à la lumière des faits qui précèdent *ce qu'on doit faire en présence d'une tuberculose bilatérale.*

Il est des néphrectomies pour tuberculose bilatérale qui sont imposées par un *accident au cours d'une opération*; telle cette néphrectomie à laquelle je suis forcément conduit chez une malade, qui ne devait subir qu'une néphrostomie. Mais au cours de l'incision du rein, une hémorragie se produit si intense que je dois faire la néphrectomie pour empêcher que la malade ne meure sur la table d'opération. La néphrectomie est ici une nécessité, elle s'impose mais ne comporte pas pour l'avenir les mêmes réflexions qu'une opération dont on a minutieusement à l'avance pesé les avantages et les inconvénients.

D'autres opérations ont été faites aussi pour des *accidents d'urgence* (Guinard, André), sans cystoscopie, sans cathétérisme, et par conséquent sans qu'on sache exactement à quoi s'en tenir sur la valeur et l'état de l'autre côté.

De même dans un cas de Carlier, une hématurie grave survenant chez un malade soumis à la tuberculine conduisit à la néphrectomie, alors qu'autrefois le fonctionnement du rein droit avait paru trop défectueux pour permettre la néphrectomie.

Dans d'autres cas, ce sont des accidents aigus, quoique sans urgence, qui conduisent à la néphrectomie.

Ainsi, c'est la *fièvre* et la *rétention* dans le rein le plus malade qui conduisent à la néphrectomie dans les opérations de Pousson, Albarran, Rafin, Marion, Hock, Lavenant, Vincent. C'est la *douleur* d'une cystite intense qui décide un grand nombre de chirurgiens à pratiquer la néphrectomie. Rafin basa huit fois son opération sur cette indication. Carlier, Rochet et Thévenot, ces derniers dans cinq cas; Hogge dans six cas, suivirent la même conduite.

Mais dans tout ceci, la raison d'enlever par la néphrectomie un rein tuberculeux est beaucoup moins intéressante que les conditions dans lesquels on était appelé à connaître ou à soupçonner la bilatéralité de la tuberculose.

Or à ce point de vue on n'a pas toujours obtenu par l'analyse clinique une précision très grande. Dans certains cas, on n'avait que des doutes sur la bilatéralité : il en était ainsi dans trois des observations d'André; l'autre rein « paraissait suffisant » dans deux observations de Rochet et Thévenot.

Dans d'autres cas, on avait remarqué une grande irrégularité de fonctionnement entre les deux reins : il en était ainsi dans des observations de Rochet et Thévenot, d'Heitz-Boyer, de Perrier, de Portner.

Et quand on cherche à déduire de ces faits pour l'avenir des conclusions pratiques, on se heurte à de nombreuses et sérieuses difficultés. En fait, dans un grand nombre de cas, nous pouvons parfaitement méconnaître une tuberculose commençante du rein opposé, et si la néphrectomie est indiquée d'un côté, faire une néphrectomie pour tuberculose sans le savoir.

Lorsqu'il s'agit de lésions folliculaires non ouvertes, de quelques tubercules disséminés dans le parenchyme, le diagnostic est absolument impossible. Ce n'est que longtemps après la néphrectomie que l'on verra peut-être les lésions isolées, et s'ouvrant dans le bassinet se caractériser d'une façon plus précise.

Je pense que toutes les tuberculoses du rein restant que l'on voit se développer dans l'année qui suit la néphrectomie ont trait à des tuberculoses bilatérales préexistantes à l'opération mais reconnues seulement après. En effet le cathétérisme urétéral auquel nous demandons habituellement de nous montrer dans l'autre rein, en cas de tuberculose, des bacilles, du pus et une diminution de la valeur fonctionnelle est parfois impossible. On en est réduit alors à des expédients qui varient suivant les chirurgiens.

Alors même que le cathétérisme est fait, il peut tromper : la quantité de pus peut être très minime et peu supérieure à celle que nous voyons très souvent se produire sous l'influence du séjour pendant quelques heures d'une sonde dans l'uretère. Les inoculations ne sont pas toujours faites et les bacilles ne sont pas trouvés. Je dirais même, la constatation de un ou deux bacilles dans le rein opposé ne m'a jamais conduit à conclure nécessairement à la bilatéralité de la tuberculose, pas plus qu'à rejeter l'opération.

Ces bacilles peuvent être entraînés de la vessie par la sonde urétérale et revenir ensuite au dehors comme appartenant au rein correspondant.

La réaction de l'antigène de Debré et Paraf (1), dont les premières applications à ma Clinique avaient entre les mains de Chevassu paru pleines d'espérance (2) n'a donné ultérieurement aucun résultat précis et je suis obligé de ne lui accorder aucune valeur.

Si par ailleurs on en est réduit à demander le diagnostic de la tuberculose de l'autre rein à sa déficience fonctionnelle, on pourra encore se tromper; car cette diminution de la capacité fonctionnelle n'a qu'une valeur relative. Un rein porteur de lésions tuberculeuses initiales et légères donne parfois encore un fonctionnement sensiblement normal; si la tuberculose se localise sur le bassinet comme je l'ai vu, on ne constate aucune atteinte au parenchyme rénal, le fonctionnement est parfait.

Et d'ailleurs cette diminution de la valeur fonctionnelle du rein ne peut être appréciée que relativement à l'autre côté. Or, si le fonctionnement du rein malade est très amoindri, il y a de grandes chances pour qu'en comparant à ce rein le plus malade le rein supposé sain, on considère comme bon le fonctionnement de ce dernier pour cette seule raison qu'il est notablement supérieur à celui du rein très malade que nous avons à enlever.

Ainsi, ce signe de grande valeur de la tuberculose rénale, la diminution de la valeur fonctionnelle du rein peut lui-même nous tromper, ou parce qu'il fait défaut ou parce que nous ne pouvons l'apprécier que d'une manière très relative et par conséquent trompeuse.

Il est donc des tuberculoses bilatérales qui échappent nécessairement au diagnostic; et nous ferons encore de temps en temps des néphrectomies pour tuberculose bilatérale sans le savoir.

Quoiqu'il en soit, nous devons nous attacher à serrer de plus en plus le problème clinique de la tuberculose bilaté-

(1) Debré et Paraf. Société de Biologie 1911.

(2) Heitz-Boyer. Diagnostic rapide de la tuberculose urinaire par une nouvelle méthode. *Journal d'Urologie,* 1912 t. I, p. 71.

rale et à rechercher avec attention non seulement les cas dans lesquels la lésion de l'autre côté est évidente mais même ceux dans lesquels elle est seulement vraisemblable, probable.

La plupart des auteurs qui ont écrit sur ces chapitres des *indications* de la néphrectomie dans les tuberculoses bilatérales, basent leur décision sur un diagnostic précis et envisagent successivement les indications de la néphrectomie dans les tuberculoses bilatérales inégales et dans les tuberculoses bilatérales à leur début.

Poser la question de cette façon me paraît vraiment par trop simple, car il faudrait savoir comment en clinique se diagnostique une tuberculose bilatérale à ses débuts.

Pour moi l'indication chirurgicale est inséparable du diagnostic. Et la question : *quand doit-on pratiquer la néphrectomie dans la tuberculose bilatérale*? ne peut se trancher qu'en passant en revue les conditions cliniques dans lesquelles se présentent à nous les malades atteints de tuberculose rénale.

Or, toutes les tuberculoses rénales que nous voyons se divisent en deux catégories au point de vue clinique suivant que : *le cathétérisme est possible ou impossible*, et de là deux éventualités très différentes pour le diagnostic de l'uni ou de la bilatéralité de la tuberculose.

I. — *Le cathétérisme de l'uretère a été fait.* Qu'il ait été bilatéral ou unilatéral, peu importe : malgré une légère infériorité le cathétérisme même unilatéral de l'uretère éclaire d'un jour très précieux le diagnostic de l'uni ou de la bilatéralité de la tuberculose.

Un *premier cas* se présente, c'est le suivant : il y a entre les deux côtés une grosse inégalité fonctionnelle : d'un côté on trouve du pus, des bacilles et un fonctionnement défectueux. Tous ces éléments permettent d'affirmer la tuberculose.

De l'autre côté, au contraire, il y a pus et bacilles, mais avec un fonctionnement favorable du rein. Alors la néphrectomie du rein le plus malade est possible, elle est non seulement permise, elle me paraît même nettement indiquée.

Elle l'est parce que d'un côté il y a une tuberculose en pleine activité, avec ou sans fièvre, avec pyurie et tous les inconvénients vésicaux et généraux de la tuberculose rénale.

Mais en outre elle l'est à mon avis pour cette seule raison que l'autre côté a d'autant plus de facilité à guérir ses lésions ou à voir leur virulence s'éteindre et leur durée se prolonger, que le côté le plus malade aura été enlevé prématurément.

Je crois donc que la néphrectomie dans la tuberculose bilatérale doit bénéficier des mêmes raisons vésicales et générales qui la font pratiquer dans la tuberculose unilatérale : mais en outre on peut invoquer à son appui des raisons tirées de son action sur les lésions tuberculeuses du rein opposé.

Voici un *deuxième cas* :

On trouve des deux côtés du pus, des bacilles mais un fonctionnement rénal médiocre avec ou sans signes de néphrite : dans ces conditions le diagnostic de la bilatéralité est encore certain, et s'il n'y a aucune prédominance des symptômes sur un côté ou sur l'autre, le mieux est de s'abstenir.

Voilà comment je comprends et comment se posent pour moi les indications de la néphrectomie dans les tuberculoses bilatérales alors que le cathétérisme a été fait.

Il me reste à dire ce que j'entends sous le nom de fonctionnement favorable et de fonctionnement médiocre ; je le dirai plus tard en étudiant les *Limites de la néphrectomie*.

II. — *Le cathétérisme de l'uretère n'a pu être fait.* Ici, privés du cathétérisme de l'uretère, privés de cette notion fondamentale de la constatation dans le rein supposé tuberculeux de pus et de bacilles, nous ne pouvons plus demander qu'à la diminution de la valeur fonctionnelle des reins la solution de la question « uni ou bilatéralité de la tuberculose ». Si le palper est négatif, si la radiographie ne montre pas des altérations nettes des deux côtés, nous ne pouvons conclure qu'il y a tuberculose bilatérale que par la double lombotomie ou que par la constatation d'une altération fonctionnelle et générale des reins.

La question « bilatéralité de tuberculose » se cache derrière la question « bilatéralité de néphrite », « bilatéralité d'insuffisance fonctionnelle ». Les moyens dont nous disposons ne pourront jamais nous conduire qu'à cette seule notion de l'insuffisance du rein opposé, que cette insuffisance relève de la néphrite ou des altérations spécifiques de la tuberculose. Jusqu'à ces derniers temps j'avais recours en effet au cathétérisme de l'uretère à travers la vessie ouverte(1).

J'ai renoncé à cette opération pour les fistules qu'elle laisse et aussi et surtout pour cette raison que l'anesthésie nécessaire trouble notablement les échanges rénaux et la concentration des sels dans l'urine.

J'ai eu recours ensuite à la lombotomie exploratrice comme Carlier (de Lille)(2) et j'y recours encore de temps en temps ; c'est une bonne opération, qu'elle soit faite en une ou en deux séances, qu'elle s'accompagne d'exclusion temporaire ou définitive suivant qu'elle est faite sur un rein peu malade ou très malade.

Mais quand il s'agit de rechercher les faibles altérations du rein, la lombotomie peut les laisser passer inaperçues ; en outre elle laissera plus facilement encore ignorer les lésions qui relèvent de la pure néphrite.

Et voilà pourquoi je demande à l'azotémie de Widal et à la constante uréo-sécrétoire d'Ambard, de me dire la valeur des reins.

Avec ces moyens, nous n'avons pas la notion de la tuberculose, mais nous avons la notion de la suffisance ou non de l'autre rein et toute la question est là. Si la constante est favorable, c'est que l'autre rein a un fonctionnement suffisant; et si le rein opposé a une valeur fonctionnelle suffisante, c'est qu'il n'a probablement pas de tuberculose ou que, s'il en a, elle est très légère. La néphrectomie est donc non seulement permise, mais elle me paraît même nettement indiquée comme de nature à rendre service au malade.

(1) Legueu. Du cathétérisme de l'uretère à travers la vessie ouverte. *Presse médicale*, 1907, avril n° 29.

(2) Carlier. Double lombotomie exploratrice dans la tuberculose rénale en cas d'impossibilité du cathétérisme des uretères. XVIIe *Sess. de l'Assoc. franç. d'Urologie*, Paris, oct. 1913, p. 614.

Voilà, Messieurs, comment se présente aujourd'hui, pour moi, le problème difficile de la tuberculose bilatérale ; nous pouvons l'envisager désormais avec confiance et le résoudre, même dans les cas où il paraît insoluble, avec une relative sécurité.

XI

LES NÉPHRITES DE L'AUTRE REIN AVANT ET APRÈS LA NÉPHRECTOMIE

Messieurs,

Lorsque nous devons faire une néphrectomie, nous nous préoccupons de l'état du rein opposé, de celui qui va désormais entretenir l'existence, et nous nous posons à son sujet plusieurs questions. Est-il atteint de la même maladie que celui que nous voulons enlever? Est-il atteint d'une néphrite d'une autre nature? Enfin et surtout quelle est sa valeur fonctionnelle?

C'est l'une seulement de ces questions que je voudrais discuter aujourd'hui sans me flatter de pouvoir la résoudre : j'ai déjà discuté la première en traitant de la *Néphrectomie dans les lésions bilatérales* : je parlerai de la troisième en étudiant prochainement les *Limites de la Néphrectomie.* Aujourd'hui je veux envisager seulement la question des *néphrites de l'autre rein dans ses rapports avec la néphrectomie.*

Que le rein de l'autre côté soit souvent atteint de néphrite avant la néphrectomie, c'est là une affirmation facile à prouver; on peut même se demander s'il y a des néphrectomies en dehors du traumatisme pour lesquelles on puisse compter sur l'intégrité formelle et absolue du côté opposé. Je pense tout au contraire que l'autre rein est chez la plupart de nos opérés, malade c'est-à-dire atteint déjà de troubles fonctionnels, avant l'opération. Mais il l'est plus ou moins, et nous devons surtout nous occuper et nous préoccuper de ceux qui sont plus malades.

Pour ces reins malades, en effet, plusieurs questions se posent dont la solution est souvent très délicate : 1° Tout d'abord *dans quelle proportion la maladie du rein à enlever a-t-elle causé la maladie du second rein*; 2° Ces altérations du second rein, dans quelle *proportion peuvent-elles s'atténuer après l'opération*? Et enfin 3° *dans quelle mesure, jusqu'à quel degré peuvent-elles permettre la néphrectomie*?

C'est à discuter ces questions graves, complexes et difficiles que je veux consacrer cette clinique.

I

Dans *quelle mesure la maladie du rein à enlever a-t-elle causé la maladie du second rein*? Quelle est en un mot l'influence du rein malade sur le rein sain? Depuis longtemps cette question très importante est étudiée et discutée: pour la comprendre, il faut la sérier et étudier successivement et à part les diverses altérations dont le rein le plus malade peut être le siège. C'est que toutes les affections du rein le plus malade ne prédisposent pas avec la même prédilection à la néphrite du côté opposé.

Ainsi dans les *kystes hydatiques* du rein, il y a peu de lésions du côté opposé.

Il existe 49 cas de kystes hydatiques du rein traités par néphrectomie (Nicaise).

Dans 38 cas, les malades ont survécu.

Dans 11 cas, ils succombèrent.

Dans ces 38 premiers cas, il n'est question de l'état du rein opposé, ni dans l'histoire clinique, ni dans le procès-verbal de l'opération, ni dans l'exposé du décours post-opératoire. Mais, en tout cas, il ressort de la lecture de ces documents, que la fonction urinaire s'exerça toujours convenablement, soit avant, soit après l'opération. Du reste, le kyste hydatique du rein ne trouble que rarement la fonction urinaire.

Dans les onze cas avec mort, l'autopsie ne fut faite que dix fois. Dans sept cas, les auteurs ne nous parlent pas de l'état du rein opposé. Il en est question dans trois cas seulement.

Dans le cas d'Hynckeldeyn, il est dit que le rein opposé était légèrement hypertrophié.

Dans le cas de Vogt, il est dit que le rein opposé était congestionné et dur, mais qu'il était normal ainsi que le tissu adipeux qui l'entourait, que les pyramides de Malpighi et la zône corticale étaient de couleur rouge-bleu.

Dans le cas de Houzel, les deux reins étaient du même côté à gauche, l'un au-dessus de l'autre. Le kyste siégeait dans le rein supérieur. Le chirurgien ne se rendit compte de cette disposition que tardivement, et alors qu'il avait séparé l'un et l'autre rein de leurs connexions vasculaires. Du reste, s'il avait sectionné l'uretère supérieur, il avait laissé intact l'uretère inférieur, ce qui au surplus n'avançait à rien du tout. Bref le malade mourut d'urémie au cinquième jour.

Dans les *tumeurs malignes du rein*, les néphrites de l'autre côté s'observent parfois sans être cependant très communes. Je n'en trouve tout au plus signalés que douze cas dans la littérature, alors que le nombre des néphrectomies que nous pourrions réunir dépasse un demi mille.

Mais le rein n'a pas été examiné dans tous les cas : par ailleurs la néphrite existe aussi chez les malades qui n'ont pas été reconnus opérables. Il est donc impossible d'être renseigné sur la fréquence de cette néphrite du côté opposé.

Aux observations d'Israël, de Grobé, et d'Albarran dont ce dernier parle dans son livre (1), je puis ajouter celles de Rafin et Lavoipierre (2) (Obs. XVIII et XIX, p. 111 et 114),

(1) ALBARRAN et IMBERT. Les tumeurs du rein, Paris, 1903, p. 385.

(2) LAVOIPIERRE. Résultats de la néphrectomie pour cancer. Thèse de Lyon, 1912.

trois observations de Kapsammer (1) et celle plus récente de Cazin et Zislin (2).

Dans tous ces cas, malgré les doutes d'Israël, il semble bien établi que des lésions de néphrite épithéliale avec zône de sclérose et poussées aiguës post-opératoires aient été la cause de la mort.

Nées des toxines du cancer (3), ces néphrites sont donc de nature à troubler profondément le fonctionnement du rein après l'opération.

Mais elles sont loin d'être constantes. Je les ai fait rechercher par mon chef de laboratoire Verliac sur plusieurs malades morts avec ou sans opération. Trois de ces reins ne présentaient que de la congestion, un autre avait de l'infection et contenait des abcès miliaires; il n'y avait pas eu d'opération.

De tout ceci, il résulte donc que ces néphrites dans le cancer, qui ne sont ni fatales ni précoces, présentent une réelle gravité quand elles existent, au point de vue du pronostic opératoire; on devra donc s'attacher par tous les moyens possibles à étudier la valeur fonctionnelle des reins.

Dans la *lithiase*, je dispose de peu de documents pour apprécier la fréquence de la néphrite du côté opposé.

Dans six cas, l'autre rein présentait seulement de la néphrite sans qu'on ait trouvé de calculs. Ici la gravité a été moindre.

Dans un cas de Kapsammer (4), la mort survint vingt-six heures après l'opération, et on trouve à l'autopsie une néphrite du rein conservé. On avait à l'avance constaté dans ce rein de l'albumine à raison de 1 gramme, des cylindres hyalins et granuleux.

(1) KAPSAMMER Nierendiagnostik und Nierenchirurg, 1897. Teil p. 274 et p. 381.
(2) CAZIN et ZISLIN. *Paris chirurgical*, 5ᵉ année. N° 6, janvier 1913, p. 560.
(3) ALBARRAN. Les lésions de néphrite dans les reins cancéreux. *IVᵉ session de l'Association française d'Urologie*, Paris, 1899, p. 504.
(4) KAPSAMMER. *Loc. cit.* Teil II, p. 481, cas 138.

Dans un cas de Pousson (1), la mort fut tardive et se produisait quatre mois après la néphrectomie.

Par contre des opérés de Kapsammer, de Pousson, de Rafin ont guéri malgré des lésions graves de néphrite du côté opposé ; la malade de Kapsammer conserva quelque temps de l'albumine mais fut revue cinq mois après en bon état de santé. Quant au malade de Rafin, il avait un gramme d'albumine, il eut une hémorragie rétinienne.

C'est encore dans la *tuberculose* que cette question de la néphrite du côté opposé prend une importance considérable et un intérêt très sérieux.

Maugeais (2) dans sa thèse concluait de ses études anatomiques et expérimentales que l'autre rein dans la tuberculose était peu influencé par les lésions du congénère ; ces lésions se caractérisent d'abord par de l'albumine, rarement par des troubles plus accentués. Et il en concluait que les poisons tuberculeux sont moins virulents et moins nocifs que les toxines des microbes de la suppuration banale.

Déjà en 1904 (3), Salomon était arrivé à des conclusions similaires : il remarquait que « les poisons diffusibles, à action générale, du bacille tuberculeux auxquels on attribue chez l'homme les lésions de néphrite épithéliale ou interstitielle, de dégénérescence amyloïde ou graisseuse, ne provoquent chez l'animal que des lésions rénales minimes », mais cependant il pensait que la destruction lente de ses éléments nobles par l'apport constant de ces substances toxiques rendait le parenchyme rénal, moins résistant aux autres poisons produits dans l'organisme (fièvre, dyspepsie, lésions du foie, auto-intoxications), moins résistant à l'agression des agents d'infection secondaire, et à la colonisation dans tout son parenchyme des bacilles tuberculeux, quand ceux-ci quittant l'organe sur lequel ils se sont localisés tout d'abord lui sont amenés par la voie sanguine ou lymphatique.

(1) Pousson. De la mort par anurie après la néphrectomie et de la possibilité d'opérer sans danger des malades atteints de néphropathies bilatérales. *XIIIe sess. de l'Association franç. d'Urol.*, Paris. Oct. 1909.

(2) Maugeais. De l'action du rein malade sur le rein du côté opposé. Thèse de Paris, 1908.

(3) Salomon. Thèse de Paris, 1904.

En somme, les lésions de l'autre rein sont pour lui légères, et cette notion est encore confirmée par Gérard (1).

Albarran fut un des premiers à apporter quelque clarté à cette question (2); il étudie : 1° l'albuminurie du côté opposé, celle-ci légère le plus souvent et susceptible de disparaître rapidement après la néphrectomie; 2° une albuminurie plus importante avec cylindrurie et susceptible de persister ou de s'aggraver après la néphrectomie; 3° la néphrite parenchymateuse ou hydropigène à évolution lente ou rapide; 4° la néphrite hématurique; 5° la cylindrurie simple. Toutes ces variétés cliniques paraissent correspondre à des degrés divers de lésions similaires.

1° Dans ces néphrites de l'autre rein au cours de la tuberculose, avant ou après la néphrectomie, une première catégorie comprend la *néphrite hématurique.*

A plusieurs reprises, Albarran vit survenir, après la néphrectomie, des hématuries de l'autre rein, qu'il attribue à une néphrite. Elles semblent indépendantes de la tuberculose : un de ses malades, neuf ans après l'opération, continuait à se bien porter et n'avait certainement pas de tuberculose de son rein unique.

D'autres, Carlier, Marion, Vincent, nous-mêmes les avons observées (3); elles ont une double signification et une double origine; les unes ont trait certainement à une tuberculose du rein restant; elles en sont la démonstration clinique et parfois même la révélation, lorsque cette tuberculose était antérieurement méconnue. Mais les autres tiennent peut-être à une congestion rénale au cours d'une néphrite.

Je dis « peut-être », car sur ce point les documents probants, c'est-à-dire anatomiques font absolument défaut. Un grand nombre de ces hématuries ont été vues chez des malades qui ont été vérifiés guéris de longues années après l'opération (3 ans, Jeanbrau; 4 ans, Carlier; 9 ans, Albarran).

(1) GÉRARD. L'avenir des néphrectomisés pour tuberculose rénale. Thèse de Lille, 1909.

(2) ALBARRAN. Lésions du côté opposé dans la tuberculose rénale unilatérale. *Annales des Maladies des organes génito-urinaires.* 1908, vol. I. N° 2, p. 81.

(3) Manuel PENA. Valeur de l'hématurie rénale immédiatement consécutive à une néphrectomie pour tuberculose. Thèse de Paris, 1913.

A coup sûr, cette évolution clinique ne suffit pas pour affirmer que ces hématuries n'ont pas été de nature tuberculeuse, et je crois que le mieux en l'état actuel est de ne pas chercher à approfondir leur pathogénie et de réserver cette question jusqu'au jour où des documents anatomiques précis auront permis d'être renseignés exactement sur leur origine.

2° Une *deuxième catégorie*, celle-là plus importante, comprend les *néphrites à syndrôme urémigène ou hydropigène :* on les observe souvent au cours de la tuberculose : qu'elles soient dues à des cytotoxines ou à des toxines microbiennes (1), peu importe pour nous en ce moment, c'est au point de vue purement clinique que nous voulons les envisager actuellement dans les développements qui suivent.

II

Ces néphrites, *comment se comportent-elles à la suite de la néphrectomie?*

La disparition de l'albumine s'observe dans les formes les plus légères, quand la quantité est minime ; ainsi une malade d'Albarran qui avait six ans avant, au moment de la néphrectomie, o gr. 30 d'albumine par litre, en a encore 0,50 au bout de deux ans, mais cinq ans après n'en présente plus que des traces. Chez un autre qui avait, avant l'opération, o gr. 70 c. par litre, il n'y a plus que des traces sept ans après. Deux autres malades ont encore o gr. 60 et 0,65 cinq ans et demi après l'opération.

Chez d'autres, au contraire, on voit l'albumine persister avec des signes plus ou moins accentués de néphrite : ainsi, deux malades d'Albarran qui avaient, avant l'opération dans le bon rein o gr. 80 d'albumine et un gramme conservent o gr. 65 après trois mois, et le second un gramme après trois mois et demi.

(1) — GALLAVARDIN et REBATTU. De la tuberculose rénale fermée à forme de néphrite chronique. Lyon Méd., 27 juin 1909. — PAVIOT et DELACHANAL. Tuberculose fermée de l'un des reins et néphrite de l'autre. *Revue de Médecine,* 1910, XXX, p. 307. — Léon BERNARD. De la néphrite hydropigène tuberculeuse. *Bulletin Médical,* 1913, n. 1051.

Chez deux autres malades atteints de tuberculose unilatérale, Albarran vit se développer après l'albuminurie du début les signes d'une néphrite, la polyurie, l'oligurie et la mort moins de cinq ans après la néphrectomie.

De même, Carlier (thèse de Gérard) voit sur 56 malades l'albumine persister dans neuf cas en dehors de la suppuration, de 1 à 4 ans après la néphrectomie sur des malades par ailleurs en bon état.

Israël (1) conteste la transformation en néphrite de ces albuminuries initiales et pense que dans ces cas il s'agissait de néphrites antérieures à l'opération et continuant après.

Cette distinction me paraît très subtile. Toutes ces albuminuries pré- ou post-opératoires traduisent incontestablement un trouble rénal de nature néphrétique. Les degrés les plus légers s'atténuent après l'opération, ce qui laisserait supposer que ces néphrites étaient ici commandées ou au moins influencées par le rein malade. Les autres, les plus sérieuses, peuvent être aggravées par l'opération ; elles continuent pour leur compte, après, et évoluent cliniquement comme des néphrites à lente mais progressive évolution.

Au lieu donc d'envisager exclusivement cette question des albuminuries post- ou pré-opératoires, je crois préférable d'envisager mes observations personnelles au seul point de vue de la néphrite elle-même, et voici ce que j'ai observé :

Sur 300 tuberculoses rénales, j'ai vu un assez grand nombre de néphrites, mais comme tous ces malades n'ont pas été opérés, je n'ai pu suivre sur eux l'évolution de cette néphrite perdue souvent au milieu des signes d'une tuberculose bilatérale. Je ne tiens compte que des néphrites observées sur 180 néphrectomies pour tuberculose au 31 décembre 1913.

Sur ces malades, je ne compte que 24 observations dans lesquelles j'ai eu des raisons de penser que l'autre rein sans être tuberculeux avait peut-être des lésions de néphrite, urémigène ou hydropigène, le plus souvent.

Je dis « peut-être », car le diagnostic d'une néphrite unilatérale ou de la localisation à un seul rein d'une néphrite ou d'un trouble fonctionnel correspondant à une néphrite est

(1) ISRAEL cité par WILDBOLZ, p. 149.

très délicat et les éléments de certitude font défaut. Aussi, dans ces 24 cas, j'ai pu penser que l'autre rein était atteint de néphrite urémigène parce qu'il avait un taux défectueux d'excrétion uréique ou parce que la constante était élevée au-dessus de 0,100; chez d'autres, j'ai pensé qu'il y avait néphrite hydropigène, parce que le rein donnait une polyurie provoquée très faible ou parce qu'il avait une concentration fortuite très haute avec de l'albumine. Et, pour cette question de l'albumine, je ne tiens compte que des faits dans lesquels le rein à conserver fut cathétérisé lui-même et pour lesquels par ailleurs le cathétérisme n'a pas donné de sang. Dans ces conditions douze malades m'ont présenté des quantités d'albumine allant de 0,50 à 3 grammes ; chez dix d'entre eux cette quantité était supérieure à 1 gramme.

Or, que sont devenus ces malades? ils ont presque tous guéri et ont tous repris un fonctionnement normal du rein. Trois d'entre eux ont eu des suites opératoires très difficiles, de l'oligurie et de l'anurie avec une azotémie marquée. Après quelques jours tout s'est arrangé et ils ont repris un fonctionnement rénal parfait. Ils vivent depuis 4, 3 et 2 ans dans un état de santé favorable.

Trois d'entre eux dont les suites opératoires n'avaient pas été troublées ont présenté à distance des accidents plus ou moins sérieux.

Un a eu au bout de six mois une hématurie totale spontanée avec douleur du côté correspondant; c'était une hématurie rénale.

Deux autres conservent d'une façon permanente les signes d'une néphrite hydropigène dix-huit mois après l'opération : la sécrétion aqueuse est très faible, reste toujours au-dessous de 400 grammes, le taux de sécrétion de l'urée est toujours très élevé, il y a de temps en temps des œdèmes et l'avenir s'annonce incertain.

Un troisième enfin opéré il y a dix ans a vu pour ainsi dire d'année en année la quantité d'albumine augmenter dans l'urine ; en 1905 il avait 3 gr. 40 d'albumine ; en 1906, 3 gr. ; en 1907, 4 gr. 80; en 1908, 4 gr. 20 avec 18 gr. 55 de sucre; en 1914, 7 gr. d'albumine avec 35 gr. de sucre.

Le petit nombre des malades chez lesquels nous voyons

une évolution si grave se réaliser nous confirme bien dans cette pensée, que ces néphrites sont légères, qu'elles sont commandées par la tuberculose de l'autre rein et qu'elles auront d'autant plus de chance de régresser rapidement après la néphrectomie que le rein aura été moins profondément touché.

III

Dans quelle mesure ces néphrites constituent-elles une contre-indication à l'opération ?

Et tout d'abord est-il possible de les distinguer nettement de la tuberculose bilatérale ?

La distinction est facile quand le cathétérisme de l'uretère a été fait, puisqu'il n'y a dans ces néphrites ni pus, ni bacilles, mais seulement de l'albumine en quantité assez notable au-delà de 0.50 centigrammes et une déficience fonctionnelle du rein.

Mais lorsque le cathétérisme n'a pu être fait, le diagnostic de la néphrite de l'autre côté est impossible et se confond avec celui de la tuberculose bilatérale.

La néphrite de l'autre côté étant reconnue ou supposée d'après les données du cathétérisme urétéral, dans quelles conditions la *néphrectomie est-elle permise* ?

La présence dans l'autre rein d'une faible quantité d'albumine au cours du cathétérisme de l'uretère ne comporte jamais un grave pronostic.

Il faudrait des quantités importantes d'albumine, 2, 3 et 4 grammes pour contre-indiquer l'opération.

Chez plusieurs malades, je me suis ainsi abstenu d'opérer en présence d'une albuminurie considérable du rein supposé sain, et dans deux cas au moins, mes prévisions furent confirmées ; en l'espace de quelques mois la mort survint par insuffisance rénale et néphrite.

Mais pour nous ce point de vue n'est qu'un côté de la question ; même dans le cas où l'albumine est en petite quantité, le rein peut être insuffisant. La question fondamentale réside donc ici moins dans les altérations du rein que dans la valeur de sa capacité fonctionnelle.

Nous recherchons chez ces malades par tous les éléments possibles à développer au mieux les capacités fonctionnelles du rein que nous reconnaissons atteint de néphrite et nous ne nous décidons à opérer que lorsque nous avons satisfaction sur tous les points. La pratique a confirmé nos conclusions, puisque sur 180 tuberculoses rénales traitées par néphrectomie nous n'avons perdu que 6 malades; et sur les 100 derniers opérés nous n'avons eu que deux morts par embolie et aucun cas d'insuffisance rénale.

D'ailleurs lorsque les explorations nous donnent un résultat défavorable mais à la limite, nous soumettons le malade à un régime approprié, au régime déchloruré, végétarien; ce régime améliore parfois assez notablement le rein à conserver pour qu'une opération préalablement différée puisse être heureusement pratiquée.

De même encore et surtout, dans le cas où il y a de la fièvre, nous avons vu la néphrostomie du rein le plus malade permettre plus tard une néphrectomie secondaire heureuse, alors que l'état de l'autre rein n'aurait pas permis plus tôt une néphrectomie primitive.

En deçà des néphrites graves et à évolution progressive, les reins touchés sont toujours en état d'équilibre instable : des influences toxiques et infectieuses élèvent leurs troubles fonctionnels à un taux que l'on pourrait croire définitif, alors que la suppression des causes transitoires qui avaient momentanément troublé leur équilibre, leur rend un fonctionnement meilleur et suffisant pour qu'une opération devienne un jour possible.

Il faut donc, et c'est ma conclusion, étudier ces néphrites au point de vue fonctionnel à plusieurs reprises et ne pas formuler sur un seul examen des conclusions pessimistes et définitives.

C'est d'ailleurs un point sur lequel je m'étendrai plus longuement en étudiant *les Limites de la néphrectomie* (voir plus loin).

XII

ETUDE CLINIQUE DE LA FONCTION AQUEUSE AVANT LA NÉPHRECTOMIE

Messieurs,

La fonction aqueuse est l'une des plus importantes pour le rein. Quand le rein ne donne plus d'eau, il n'y a plus d'élimination d'urée, et l'urémie suit de près l'anurie ou l'oligurie, lorsqu'elles se prolongent.

A la veille d'une opération, d'une néphrectomie surtout, il est donc nécessaire de se préoccuper de la fonction aqueuse du rein auquel on va demander désormais d'entretenir l'existence.

Cette exploration est tout aussi nécessaire que l'étude de la fonction uréique ou de l'élimination des chlorures.

Malheureusement nous n'avons pour l'étude de la fonction aqueuse aucune base scientifique qui puisse nous servir de point de repère, comme le sont l'azotémie et la constante pour la fonction uréique.

Il y a très probablement une constante aquo-sécrétoire ; mais elle nous est inconnue. L'eau a certainement un seuil d'élimination comme le chlorure, car on ne peut comprendre une élimination qui irait jusqu'à priver le sang de toute l'eau qu'il contient, mais ce seuil nous ne le connaissons pas (1).

(1) CHABANIER et JOACHIMIDÈS. Hydrémie et volumes urinaires. *Archives Urologiques de la Clinique de Necker*, t. I, p. 411.

Aussi n'avons-nous pour l'étude de cette fonction que des moyens cliniques : ce sont les seuls auxquels je puisse faire appel en ce moment, ce sont les seuls qui me permettent d'avoir avant l'opération une notion quelconque sur la fonction aqueuse, et ce sont ces moyens, avec les renseignements qu'ils nous donnent, avec les diverses interprétations qu'ils autorisent, que je voudrais aujourd'hui étudier devant vous.

*
* *

Ces moyens sont au nombre de deux : ce sont la *notation du volume des urines* et *une exploration*, la *polyurie expérimentale.*

Le *volume des urines* n'a jamais de signification que dans ses limites extrêmes. Quand il est toujours très considérable, qu'il dépasse deux litres alors que le malade n'est pas diabétique ou qu'il n'ingère pas volontairement beaucoup de liquide, cela indique un trouble important dans l'élimination des substances toxiques. La concentration maxima est chez ces malades notablement abaissée : le rein pour compenser ces abaissements donne une plus grande quantité d'eau, et si une cause accidentelle vient à réduire le volume des urines, la mort s'ensuivra peut-être très rapidement. « Le rein ne secrète jamais plus, disait mon maître Guyon, que quand il est près de sa fin. »

Quand le volume des urines est au contraire très médiocre, au voisinage ou au-dessous de 500, il indique un trouble grave de la fonction aqueuse et traduit la néphrite hydropigène.

Mais à côté de ces deux types extrêmes, combien de malades dont le chiffre des urines atteint avant l'opération le taux normal de 12 à 1500 grammes, et qui après l'opération indiquent cependant un trouble menaçant, temporaire ou définitif de la fonction aqueuse.

Par lui-même, le volume des urines ne veut donc pas dire grand chose, et force nous est de recourir à un autre élément.

Cet autre élément nous est fourni par la *polyurie expérimentale.* Cette épreuve, proposée par Albarran, est restée comme la pierre de touche la plus sensible de la fonction aqueuse des reins.

Elle est fondée sur les deux principes suivants : 1° le rein sain a la faculté d'adaptation aux conditions variées que lui offre l'organisme, il se plie à ses besoins, et comme conséquence son fonctionnement est *inégal;* très actif à certains moments, comme après les repas, il est très amoindri à d'autres, le matin par exemple chez les individus sains.

2° Le rein malade, au contraire, est dépourvu de cette faculté d'adaptation ; il ne peut se plier avec la même souplesse aux besoins de l'organisme, son fonctionnement reste sensiblement égal quelle que soit la tâche à accomplir.

Pour réaliser la polyurie expérimentale, on commence par faire le cathétérisme bilatéral avec des sondes, 13 au moins, c'est-à-dire assez larges ; et pendant une première demi-heure, on recueille séparément les urines des deux reins. A la fin de la première demi-heure, le malade qui était alors à jeun, l'épreuve se faisant en général le matin, boit en quelques minutes, trois grands verres d'eau d'Evian, soit environ 750 grammes.

A partir de ce moment, les deux reins ont chacun un supplément d'effort à réaliser puisqu'il y a beaucoup d'eau à éliminer; et pendant les trois demi-heures consécutives, on va recueillir en trois flacons successifs pour chaque rein les urines qui s'écouleront des sondes urétérales.

L'urée, les chlorures subiront des variations très sensibles dont pour aujourd'hui je ne veux pas m'occuper : je ne veux envisager que l'eau en elle-même.

Suivant l'intégrité ou l'altération d'un ou des reins, des types différents de tracés vont se réaliser.

Les reins sains présentent une ascension très rapide dont la figure 23 nous offre un exemple : des deux côtés on voit un crochet très sensible. Ce qui importe dans cette appréciation. ce n'est pas la somme des quantité aqueuses, c'est l'acmé. Ce qui importe, c'est moins de connaître ce que le rein donne, que de savoir jusqu'où peut aller son rendement dans un court espace de temps.

Lorsque, au contraire, un des reins est défectueux, on a le type de la figure 24 : un des reins, ici le droit, présente un fonctionnement inégal; l'autre rein, au contraire, ne peut se plier à ces nouvelles exigences, son tracé reste voisin de l'horizontale ou s'en rapproche notablement; c'est le mauvais.

Enfin dans le cas où les deux reins sont malades, il y a entre eux peu d'inégalité; les deux courbes s'élèvent peu au-

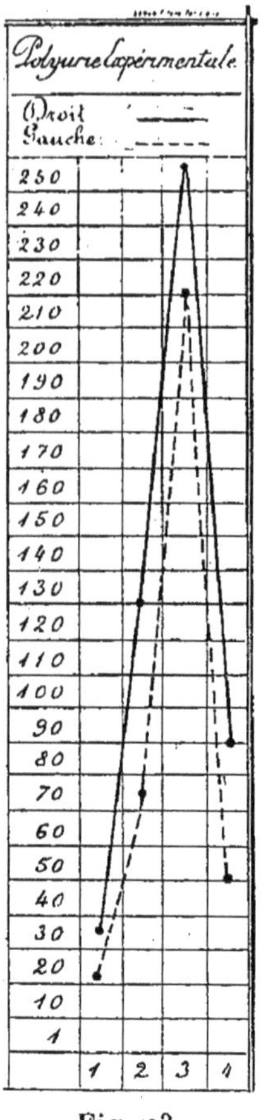

Fig. 23.
Courbe de polyurie normale de deux reins normaux.

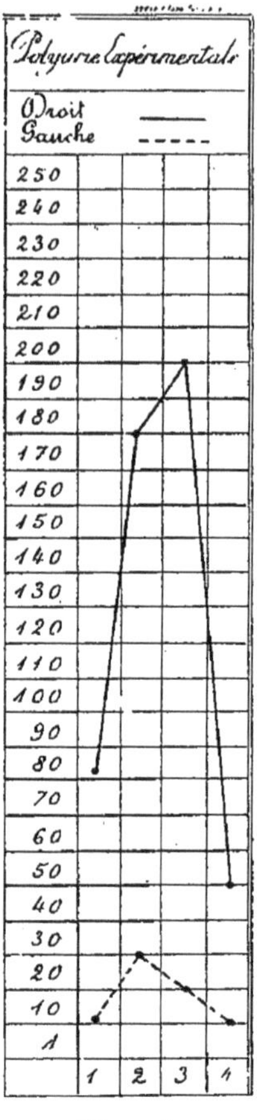

Fig. 24.
Polyurie normale du rein droit. Mauvaise polyurie pour le rein gauche : courte oscillation.

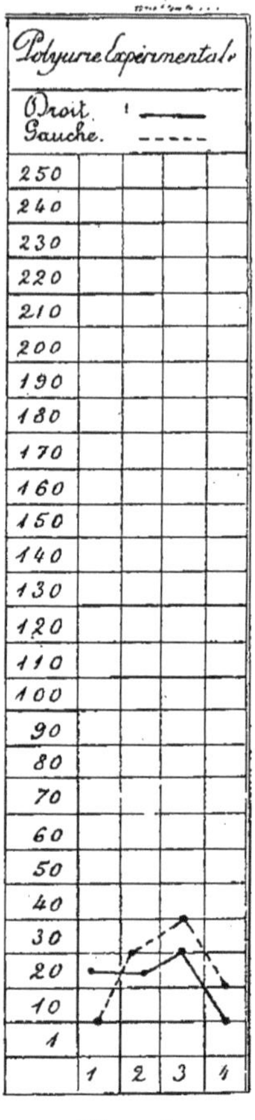

Fig. 25.
Courbe de polyurie de deux reins malades.

dessus de l'horizontale, comme il advint sur les reins de la figure 25 qui sont deux reins calculeux.

Depuis longtemps, j'ai appliqué la polyurie expérimentale à l'étude de tous les reins que j'ai eus à opérer. J'ai recueilli et conservé tous les tracés. A les revoir, on s'aperçoit que beaucoup ne correspondent pas aux données qu'Albarran avait proposées et qui sont restées classiques après lui. Sur beaucoup de tracés, je vois même, une contradiction formelle avec les résultats qu'annonçait Albarran, et par conséquent si l'on en avait tiré une interprétation conforme aux données classiques, on aurait fait une erreur. Il y a donc sur ce point une révision très importante à faire; c'est cette révision que je poursuis en ce moment, en vous apportant les tracés des polyuries effectués à la veille de la néphrectomie et contrôlés, fortifiés par les résultats ultérieurs de l'opération.

Je ne m'occupe que des cas dans lesquels on a fait le cathétérisme bilatéral et de ceux où les sondes ont assez bien fonctionné pour qu'il n'y ait aucune filtration dans la vessie. Quand il y a filtration, on est appelé à faire des interprétations discutables, et qui en aucun cas ne permettent à coup sûr de faire une attribution vraie et certaine. En clinique on peut s'en servir et les utiliser : au point de vue où je me place aujourd'hui, il est impossible d'en faire état.

Cette élimination nécessaire étant faite, voici les différents types de sécrétion aqueuse que nous avons observés.

1° Il y a *des polyuries du rein malade qui sont égales à celles du rein sain.*

A l'encontre de ce qui doit se passer en principe, on voit des polyuries du rein malade donner une courbe absolument superposable à celle du rein sain observé dans le même temps.

Telle est, par exemple le tracé de la figure 26, le rein gauche était tuberculeux et je l'ai enlevé. Or, des deux côtés la polyurie présente une courbe excellente, et le rein gauche tuberculeux a même donné une courbe plus haute que le droit.

2° *Il est des polyuries du rein malade qui sont meilleures que celles du rein sain.*

Voici par exemple le tracé d'une jeune fille qui va être opérée de tuberculose rénale; le rein gauche tuberculeux donne une polyurie provoquée très supérieure au rein sain (fig. 27).

Cette proportion, s'observe assez rarement : je ne la vois que six ou sept fois pour cent.

3° *Il est des polyuries qui sont aussi mauvaises pour le rein sain que pour le rein malade.*

Voyez par exemple la figure 28 : ni l'un ni l'autre des reins

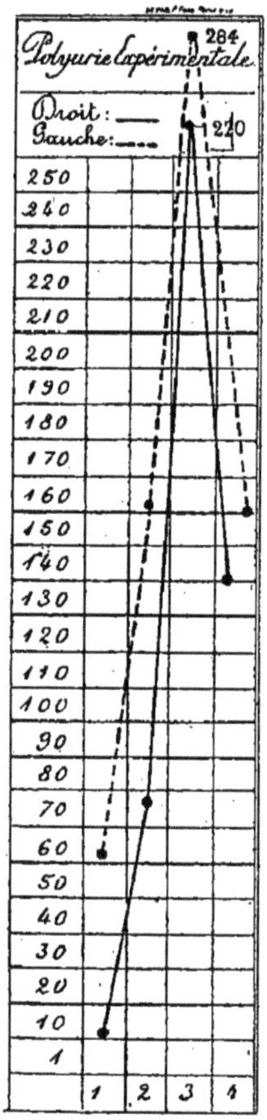

Fig. 26.
Polyurie également favorable des deux reins.
Le rein gauche était tuberculeux et fut enlevé.

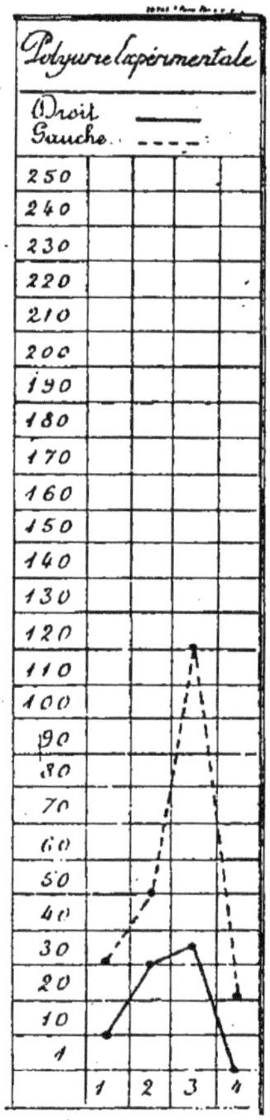

Fig. 27.
Polyurie plus abondante du rein gauche malade (Tuberculose : néphrectomie).

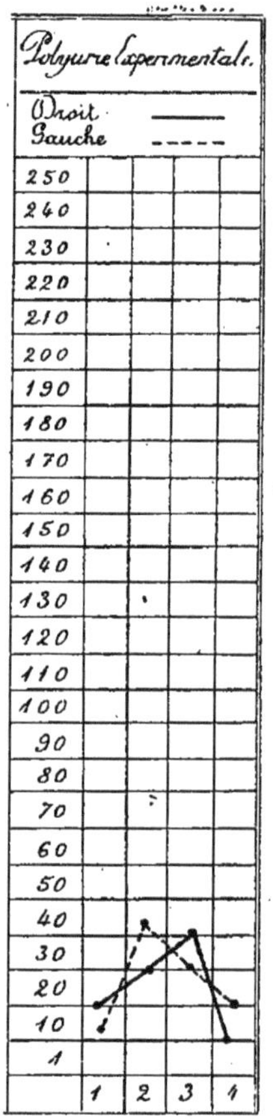

Fig. 28.
Polyurie également mauvaise des deux reins (rein gauche tuberculeux : néphrectomie).

n'ont réagi dans les deux heures à la polyurie expérimentale. Et à la lecture de la courbe, on ne peut rien conclure si ce n'est que aucun des deux reins n'a subi d'adaptation. A ce point de vue *seul*, on pourrait donc conclure qu'ils sont tous deux malades. On aurait tort, car la malade a été opérée avec succès de la néphrectomie à gauche.

Ce type de courbe est extrêmement fréquent : sur 100 polyuries avec cathétérismes, je le trouve au moins dans 40 cas (40 %) et je dirai plus loin à quoi j'attribue cette proportion considérable.

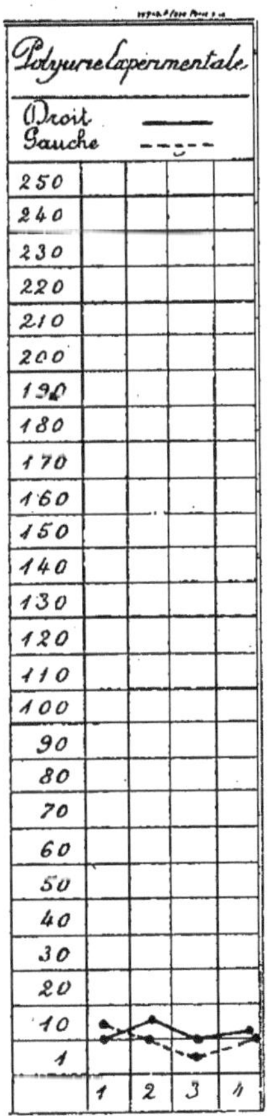

4° Il est des polyuries qui sont alternativement mauvaises et bonnes avec un cathétérisme bilatéral fait à quelques jours de distance.

Voici avec la figure 29 l'épreuve de polyurie d'un malade qui a une tuberculose à gauche. Ce premier cathétérisme donne le résultat lamentable que voici : aucune réaction à la polyurie, ni d'un côté ni de l'autre.

Deux jours après, je fais refaire une autre cathétérisme bilatéral avec polyurie, et cette fois la polyurie donne un résultat très appréciable d'un côté au moins (fig. 30)

Le malade subit plus tard avec succès la néphrectomie du côté gauche.

Fig. 29.
Polyurie défectueuse des deux reins (rein gauche tuberculeux : néphrectomie).

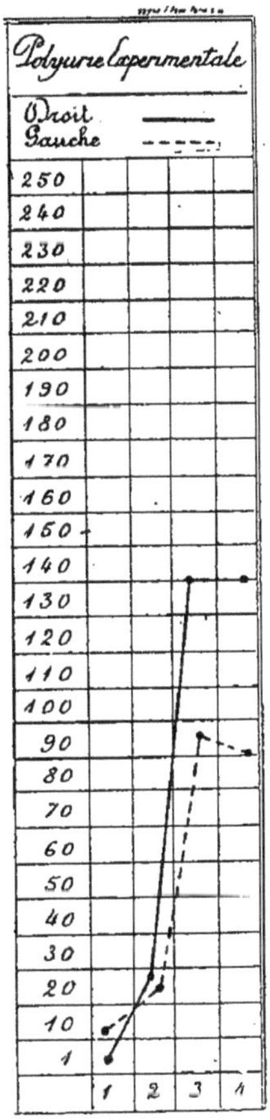

Fig. 30.
Même malade : nouvelle polyurie double quatre jours après. Les deux reins réagissent d'une façon différente de la première fois.

Voilà, Messieurs, les résultats obtenus : ils sont comme vous le voyez en opposition formelle avec les premières conclusions d'Albarran : ils nous apportent ainsi des notions nouvelles, et avant de vous dire les applications qu'il faut en faire en clinique, je vais essayer de les interpréter et de vous dire quelle sont les différentes raisons pour lesquelles les réactions à la polyurie se présentent si différentes.

*
* *

Plusieurs causes interviennent, en effet, pour modifier et troubler les résultats de la polyurie expérimentale, mais en général une seule raison convient à chaque cas déterminé.

a) *Il est d'abord des éliminations aqueuses qui sont troublées par le cathétérisme des uretères.*

Ce trouble admis d'ailleurs par tout le monde est lui-même de deux ordres : tantôt il y a polyurie sous l'influence de la sonde, et tantôt il y a oligurie.

La *polyurie* de cathétérisme est assez exceptionnelle ; à moins qu'elle ne soit limitée aux premiers instants de l'introduction de la sonde, — et dans ce cas elle ne compte pas — elle est si rare que je ne l'ai vue que deux ou trois fois.

Dans le cas suivant, elle est très nette et très significative. Il s'agissait d'une tuberculose rénale à droite : le rein gauche est seul cathétérisé et dans l'espace de trois heures je recueille par la sonde urétérale 800 cc. d'urine. L'écoulement n'a jamais indiqué une rétention rénale ; il s'est fait toujours par éjaculations régulières mais répétées. A noter encore que l'influence du cathétérisme sur la polyurie ne s'est pas ralentie pendant les trois heures que la sonde est restée en place. L'écoulement était à la fin aussi régulièrement abondant qu'au commencement.

Or, ce rein donna le lendemain de la néphrectomie pratiquée quelques jours plus tard une quantité normale : il ne fut jamais polyurique pendant les trois années de survie de la malade.

J'ai pu la suivre, elle est morte d'une péritonite appendiculaire complètement indépendante de sa première opération, et son rein unique s'est toujours comporté et jusqu'au bout d'une façon très normale.

Bien plus souvent la sonde urétérale détermine un réflexe d'*inhibition* sur le rein qu'elle touche : la quantité d'urine est de suite diminuée et souvent pendant les deux heures de la présence de la sonde, l'élimination de l'urine est insignifiante.

Cette influence d'inhibition n'est pas apparente : elle est réelle. Il ne s'agit pas en effet d'une rétention dans le bassinet, car dans les deux heures que reste en général la sonde en place, on verrait sûrement une crise d'hypertension rénale se produire. Or, en général on ne voit celle-ci survenir que lorsque la sonde est bouchée par un caillot, et la douleur est alors si vive, qu'on ne peut continuer l'épreuve, et on est obligé de retirer la sonde.

C'est bien de l'inhibition, car dès que la sonde est enlevée, on peut refaire une polyurie quelques heures après ou le lendemain, et on voit alors des reins ou un rein qui ne donnaient rien ou peu de chose avec la sonde urétérale et qui réagissent généreusement à la polyurie expérimentale, quand celle-ci est faite globale et sans aucun cathétérisme (fig. 31 et 32).

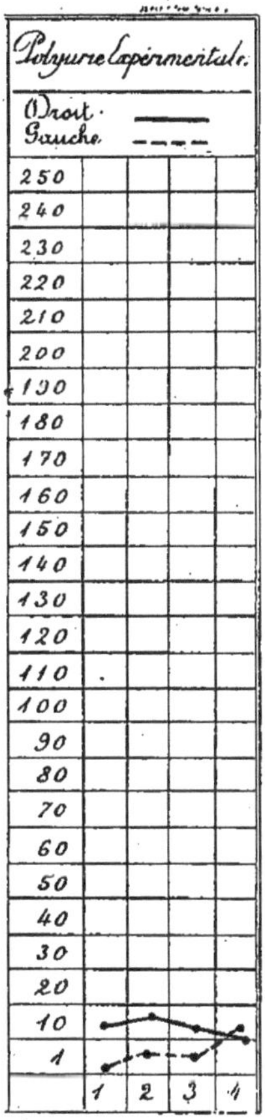

Fig. 31.
Cathétérisme double. Mauvaise polyurie de l'uretère rein gauche malade : tuberculose ; néphrectomie).

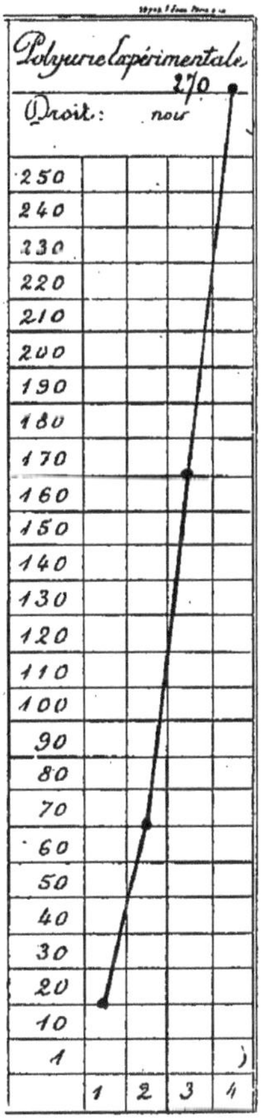

Fig. 32.
Polyurie globale faite sans cathétérisme de l'uretère deux jours après la première figurée sur le tracé 31

Cette action inhibitrice du cathétérisme de l'uretère sur la fonction aqueuse n'est pas nouvelle, elle est bien connue. Mais sa fréquence me paraît beaucoup plus grande qu'il ne semblait il y a quelques années ; elle l'est certainement beaucoup plus que sur les tracés recueillis par Albarran. Pourquoi ? il est très probable que la phlorydzine qu'utilisait Albarran en même temps que le cathétérisme de l'uretère, excitait le rein au point d'annihiler l'effet modérateur de la sonde urétérale.

Quoiqu'il en soit, la conclusion suivante s'impose : c'est qu'on ne devra pas attacher nécessairement d'importance à cette défectuosité de l'élimination aqueuse lorsqu'elle accompagne ou suit le cathétérisme urétéral : il est nécessaire de toujours la contrôler par une épreuve supplémentaire de polyurie globale, c'est-à-dire faite sans cathétérisme urétéral.

b) *Il est ensuite des éliminations aqueuses qui sont troublées par la néphrite à syndrôme hydropigène.*

L'élimination est très mauvaise même du côté du rein sain ; mais alors la concentration de l'urée est très élevée et cette élévation de la concentration traduit précisément la néphrite à syndrôme hydropigène.

Voici par exemple un cas dans lequel cette néphrite n'est pas douteuse (fig. 33); la courbe d'élimination est horizontale : en outre la concentration s'élève à 47 ‰.

Ici j'ai pratiqué la néphrectomie : ceci se passait, il y a plusieurs années, et aujourd'hui j'hésiterais peut-être à laisser la vie entre les mains d'un rein si peu généreux en eau, mais dans ce cas, les choses se sont arrangées. La néphrite à syndrôme hydropigène s'est vite modifiée après l'opération : le trouble qu'elle représentait fut transitoire, et la jeune fille

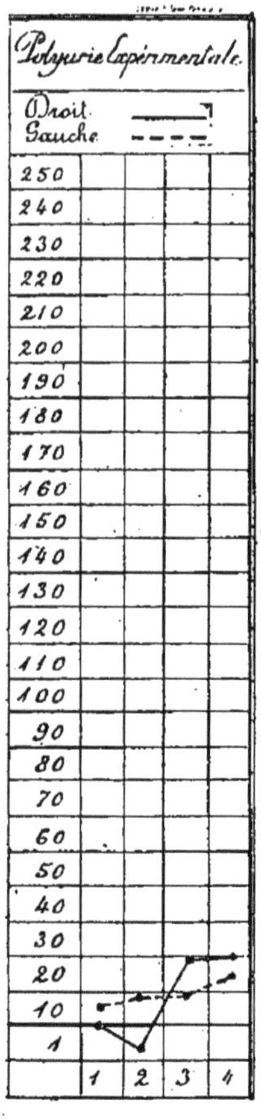

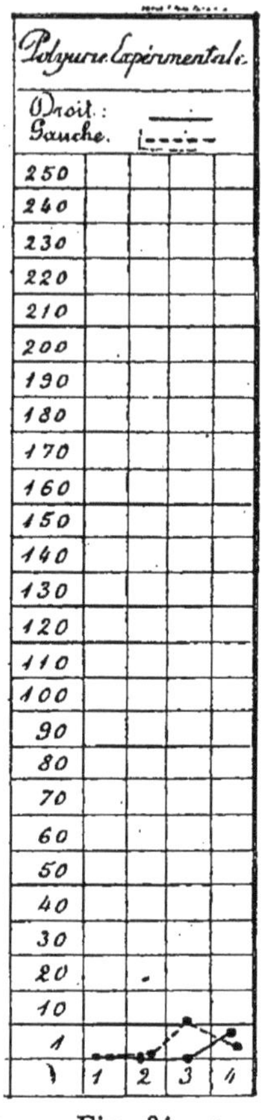

Fig. 33.

Le rein gauche à laisser est atteint de néphrite à syndrôme hydropigène : polyurie négative ; concentration de l'urée à 47 gr. p. 100.

Fig. 34.

Rein gauche à laisser atteint de néphrite à syndrôme hydropigène. Oligurie persistante plusieurs années après la néphrectomie du rein droit.

sur laquelle je faisais cette constatation est aujourd'hui très bien portante.

Voici un autre exemple de cette néphrite à syndrôme hydropigène du rein sain (fig. 34). Dans ce cas comme dans un autre similaire le rein sain donnait une faible réaction à la polyurie. J'ai pratiqué cependant la néphrectomie : et la néphrite hydropigène a continué.

Après trois années, le rein, chez ces deux malades continue de donner extrêmement peu, tout au plus, par jour, depuis six mois, une quantité qui oscille de 250 à 400 grammes.

Il faut donc y regarder de près chez ces malades, refaire le cathétérisme pour éliminer peut-être son influence, refaire la polyurie globale, remettre les malades au régime déchloruré et s'assurer que le trouble constaté relève bien de la néphrite à syndrôme hydropigène et vérifier dans quelle proportion il est fixe ou transitoire : car de là dépendent les conclusions à poser.

c) Enfin, et c'est là une notion très importante, il est *des polyuries qui sont troublées par d'autres facteurs que le rein?*

Dans un autre travail (1) nous avons démontré ce fait à l'aide d'observations très probantes et très positives sur des malades néphrectomisés depuis longtemps et par conséquent n'ayant qu'un rein ; nous avons montré que les polyuries pouvaient être alternativement bonnes et mauvaises, alors même que nous nous plaçions dans des conditions d'épreuve identiques. A quelques jours de distance, le rein ne peut pas être la seule cause de ces différences, il ne peut pas modifier son fonctionnement dans cette proportion et nous devons nécessairement faire intervenir dans cette question de la polyurie provoquée des éléments étrangers au rein. Déjà nous savons que la fièvre modifie sensiblement la diurèse en abaissant le seuil des tissus : en outre l'appareil digestif, l'estomac, l'intestin, le foie, n'absorbent pas aussi vite ou ne laissent pas passer si rapidement chez tous les malades le liquide

(1) LEGUEU et DE BERNE LAGARDE : Critique de la polyurie expérimentale. *Journal d'Urologie,* 1912. t. II, p. 461.

ingéré, et le retard d'absorption se traduit nécessairement par un retard de la polyurie.

Suivant les conditions variables de l'absorption, nous serons donc amenés à voir alternativement chez le même malade des polyuries mauvaises et bonnes.

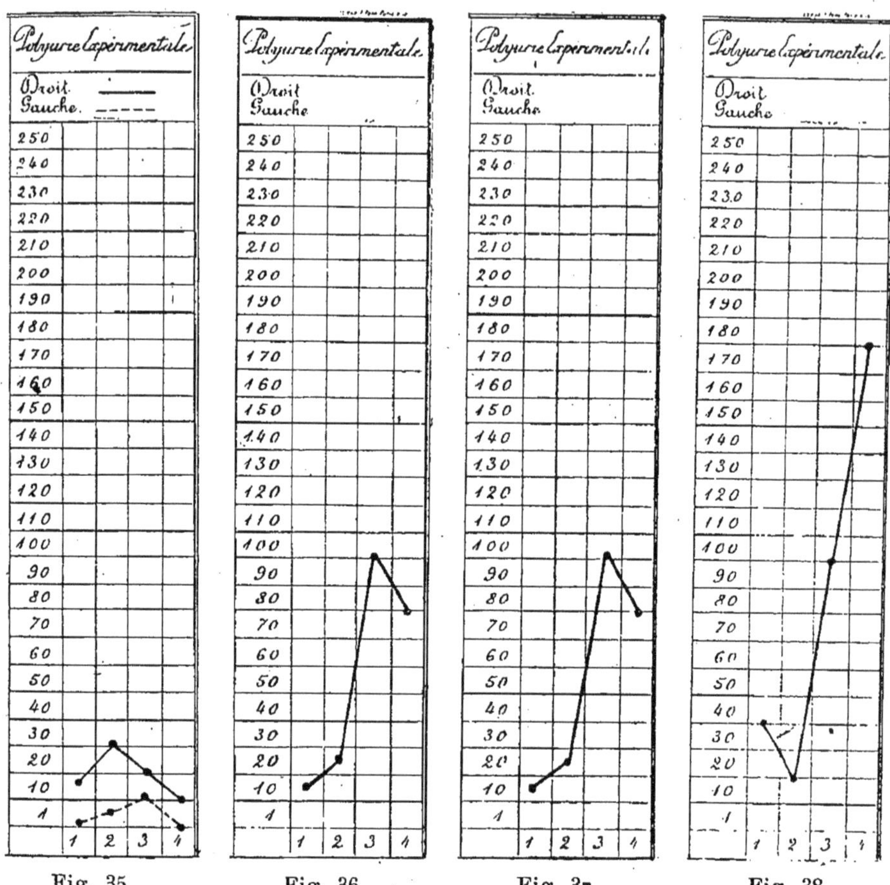

Fig. 35. Polyurie mauvaise des deux reins et plus particulièrement du rein gauche à laisser.

Fig. 36. Polyurie globale sans cathétérisme urétéral sur le même malade que celui de la fig. 35.

Fig. 37. Polyurie globale du même malade avant la néphrectomie.

Fig. 38. Polyurie globale du rein droit après l'ablation du gauche.

Voici par exemple : un jeune homme qui a une tuberculose du rein gauche ; le rein droit, à laisser, réagit peu à la polyurie expérimentale (fig. 35).

Pour contrôler cette épreuve faite avec le cathétérisme urétéral, je fais une polyurie globale sans cathétérisme : elle donne un résultat déjà meilleur (fig. 36).

Quelques jours après, une nouvelle épreuve donne le même résultat (fig. 37).

La néphrectomie est pratiquée : aussitôt deux ou trois jours après, je fais une nouvelle épreuve de polyurie provoquée, et cette fois l'épreuve se montre sensiblement meilleure (fig. 38).

Entre les premières et les dernières polyuries, observées sur le même rein d'un même malade, recueillies dans les mêmes conditions d'heure, de temps et de régime, quelle peut-être la raison des divergences observées ? Seule l'absorption peut intervenir : la polyurie en effet est allée en s'améliorant, or la néphrectomie n'était pas de nature à améliorer aussi rapidement le fonctionnement du rein. Celui-ci est donc ici complètement indépendant des variations de la polyurie.

***

De ces considérations, quelles sont les conclusions pratiques à tirer ?

Elles sont de deux ordres suivant que l'on considère l'un ou l'autre des deux renseignements que nous demandons d'ordinaire à la polyurie. Nous lui demandons de nous aider à définir le côté malade et ensuite de préciser la valeur du rein sain.

En ce qui concerne *la détermination du côté malade*, la polyurie conserve sa valeur ; comme l'a dit Albarran, la polyurie est en général plus mauvaise du côté malade que du côté sain : on peut donc conclure que le rein qui s'adapte le moins bien est le rein malade.

Mais cette affirmation comporte une réserve : la polyurie est presque toujours recueillie par le cathétérisme de l'uretère : or, nous avons vu que la présence de la sonde modifie la sécrétion du rein correspondant. Par conséquent, lorsque la polyurie sera défectueuse, on ne pourra pas nécessairement en conclure à une défectuosité relative du rein.

Par ailleurs, nous avons vu que certains reins malades pouvaient donner et donnaient effectivement d'excellentes polyuries.

La polyurie donc, en ce qui concerne *la localisation du côté,* ne doit jamais être prise à la lettre et sans contrôle : elle ne compte que pour « un » dans les moyens de contrôle que nous avons. Elle s'ajoute aux autres et lorsqu'elle est en discordance avec eux, c'est à d'autres éléments d'information qu'il appartient de trancher la question.

Reste la détermination de *la valeur fonctionnelle du rein à conserver.*

A ce point de vue deux cas sont à envisager, ou plutôt il est préférable pour l'instant de n'envisager que deux cas extrêmes, suivant que l'élimination de l'eau à la polyurie est très bonne ou mauvaise :

1° *La polyurie est très bonne* et nous entendons par là que la courbe a monté pendant au moins une demi-heure à un niveau très élevé, à 150, 200 grammes par exemple. Dans ces cas-là et quelque réduite que soit la concentration, on peut conclure en général que le rein est et sera suffisant au point de vue fonctionnel. Ce qui est à considérer, en effet, c'est beaucoup moins la somme des débits que le point culminant auquel ce rein est arrivé dans l'espace d'une demi-heure ; cette ascension maxima représente en effet le grand effort que peut donner le rein au moment d'une excitation provoquée.

Un rein qui pendant une demi-heure élève sous l'influence de la polyurie son élimination de l'eau à 120 peut donner en une heure 240 grammes d'eau, soit en vingt-quatre heures :

$$240 \times 24 = 5 \text{ litres } 760.$$

Quelle que soit la concentration de cette urine, quelqu'affaiblie qu'elle soit, on aura facilement avec une aussi grande élimination d'eau une élimination suffisante d'urée.

2° Quand au contraire la *polyurie est mauvaise* ou *médiocre,* lorsque la courbe d'élimination se rapproche de l'horizontale, que le point maximum reste au voisinage de 30 ou 40 cc., il ne faut pas tout de suite conclure que le rein dont il s'agit est un rein mauvais. Et plusieurs interprétations sont à choisir parmi celles que nous avons proposées.

Pour trancher la question, voici comment nous avons l'habitude de procéder :

1° Dans tous les cas où la localisation est établie pour un côté, où l'on sait par exemple que c'est le rein droit qui est malade, et où il ne s'agit *plus que de connaître la valeur fonctionnelle du rein supposé sain, ici le gauche,* nous recourons d'abord à une polyurie globale, sans cathétérisme de l'uretère, dans les quelques jours qui suivent la première polyurie. Très souvent la polyurie est très bonne et elle vient corriger l'autre. Il est en effet possible de penser et permis de conclure que la polyurie qui est très bonne n'est pas l'effet du rein droit que d'autres raisons ont permis de savoir malade.

2° Si cette deuxième polyurie était elle-même mauvaise, je la referais encore une fois à quelques jours d'intervalle; et quand il n'y a pas de néphrite hydropigène, on arrive bien à obtenir une bonne polyurie. Or, il suffit d'une seule polyurie bonne pour permettre de conclure que le rein sera susceptible après la néphrectomie de s'adapter heureusement à l'effort nécessaire.

3° Si malgré tout, je ne parvenais pas à obtenir une bonne polyurie, c'est que le rein est réfractaire à l'élimination aqueuse; alors on doit trouver la concentration habituelle très élevée et la quantité des urines sensiblement au-dessous de la normale. Ici on peut conclure qu'il y a décidément néphrite hydropigène, et chez ces malades il convient de différer la néphrectomie; il vaut mieux leur donner pendant quelque temps un régime approprié, déchloruré, et ne les opérer qu'après le relèvement de leur fonction aqueuse.

D'ailleurs la question aqueuse ne suffit jamais à elle seule à résoudre le problème de la néphrectomie : dans les cas douteux, l'épreuve de la concentration maxima peut lui être avec avantage ajoutée. Nous aurons l'occasion de reparler de ces notions en étudiant les *Limites de la néphrectomie.* (V. p. 196).

J'ai voulu seulement en ce jour vous montrer les interprétations à faire au sujet de la polyurie expérimentale et corriger ce qu'il y avait de trop absolu dans les conclusions émises par Albarran.

XIII

DES APPLICATIONS DE LA CONSTANTE A LA NÉPHRECTOMIE POUR TUBERCULOSE

Messieurs,

Vous m'avez vu à plusieurs reprises baser la néphrectomie sur le seul chiffre de la constante. D'autre fois vous me voyez contrôler par elle les résultats du cathétérisme urétéral. Le moment me paraît venu de réunir tous les documents considérables que nous possédons, en une étude d'ensemble ayant trait aux applications de la constante à la néphrectomie.

Je parlerai surtout de la néphrectomie pour tuberculose, parce qu'elle est la plus fréquente, qu'elle nous fournit le contingent le plus fort et que nous pouvons appliquer aux autres néphrectomies les conclusions qui nous sont fournies par elle.

Trois points sont à envisager dans la constante : *ses facteurs, son interprétation et sa valeur clinique* (1).

I. — Ses facteurs.

Je dois redire ici des notions que j'ai souvent eu l'occasion de répéter mais qui ne sont pas par tous acceptées avec la même conviction, ni comprises de la même façon.

(1) Je ne veux pas envisager les fondements ni le principe de la constante. Je renvoie pour tous les renseignements sur cette question au livre de M. Ambard : *Physiologie normale et pathologique du rein*. Paris, Gittler 1914.

La constante dans la tuberculose rénale dépend de trois facteurs :

1° *Elle dépend du trouble fonctionnel que la tuberculose entraîne par elle-même dans le parenchyme rénal qu'elle a envahi.* Et comme il est dans l'ordre des choses que la tuber-

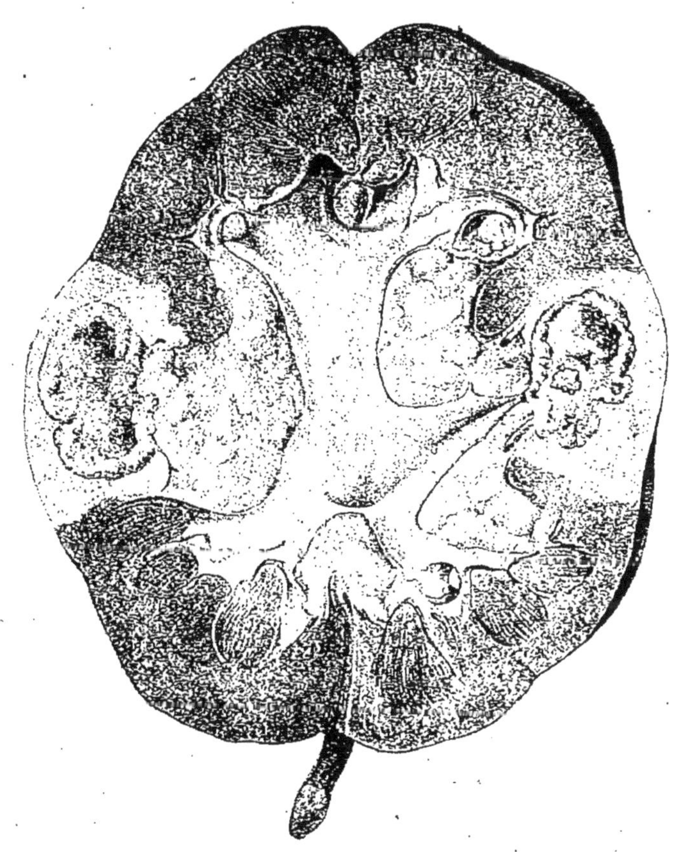

Fig. 39. — Néphrectomie d'un rein droit tuberculeux dont le débit en urée était égal au rein gauche.

culose entraîne, dans un temps donné, la mort du rein par destruction, on comprend qu'on doive observer une élévation de la constante proportionnelle à l'extension de la tuberculose dans le parenchyme des reins.

Mais il est bon de rappeler que des lésions tuberculeuses

assez importantes peuvent se montrer au début dans un rein, sans que son fonctionnement soit sensiblement troublé. Actuellement, que la néphrectomie avance peu à peu ses indications sur les lésions tuberculeuses, nous enlevons ou en tous cas j'enlève des reins tuberculeux dont le fonctionnement est à peine troublé. Et ce signe *de la déficience de la valeur fonctionnelle du rein*, que j'ai moi-même longtemps considéré comme nécessaire, ne me paraît plus aussi indispensable. Voici par exemple une des néphrectomies que j'ai faites dans ces derniers temps : il est entre le rein enlevé et son congénère conservé des différences fonctionnelles insignifiantes.

	R. D.	R. G. (enlevé)
Eau en 2 heures.	424 c. c.	463 c. c.
Chlorures au litre. . . .	11/3,3	9,6/3
Chlorures en 2 heures. .	0,22 + 1,33 = 1,55	0,30 + 1,33 = 1,63
Urée au litre	12,6/3,5	9,6/3
Urée en 2 heures. . . .	0,25 + 1,41 = 1,66	0,30 + 1,29 = 1,57
Albumine au litre. . . .	0,50	0,30
Histo-bactériologie . . .	Sang. Cellules endothéliales. Nombreux pyocytes. Pus. Pas de microbes.	Sang. Cellules endothéliales. Pus. Pas de microbes.

Dans ce cas, il est à remarquer que si le rein gauche a des concentrations un peu plus faibles, le débit est égal des deux côtés : de telle sorte que l'un ou l'autre rein est capable de faire vivre à lui seul le malade. J'ai enlevé le rein gauche parce qu'il était tuberculeux ; les lésions, il est vrai, prédominaient beaucoup sur l'uretère et le bassinet.

Dans l'observation suivante, au contraire, la tuberculose avait envahi le parenchyme lui-même, par la grosse caverne dont la figure 39 nous montre l'aspect, et cependant le trouble fonctionnel était très peu marqué.

	Vessie R. D. (enlevé)	R. G.
	—	—
Eau en 2 heures	272 c. c.	241 c. c.
Chlorures au litre. . . .	8,5/1,5	8,9/2,7
Chlorures en 2 heures. .	0,11 + 0,38 = 0,49	0,02 + 0,64 = 0,66
Urée au litre	16,5/4,4	24,4/5,5
Urée en 2 heures	0,23 + 1,13 = 1,36	0,07 + 1,30 = 1,37
Albumine au litre. . . .	0,25	Traces.
		Nombreuses cellules endothéliales, très nombreuses hématies. Leucocytes assez nombreux. Pas trace de pus. Pas de bacilles de Koch.

Bien que le rein du côté droit n'ait pu être cathétérisé, malgré donc qu'une certaine filtration ait pu se produire du rein gauche au rein droit, il n'est pas douteux que le rein droit ait un fonctionnement égal, surtout en débit, à celui du côté gauche.

2° *La constante dépend ensuite de la néphrite concomitante ou consécutive.* Que dans le rein opposé il y ait une néphrite, d'origine tuberculinique ou de toute autre origine, et la constante s'élève proportionnellement, sans que la tuberculose elle-même y soit pour quelque chose.

3° *Enfin elle est encore modifiée par l'hypertrophie compensatrice,* par celle qui se produit dans les portions saines du rein malade et par celle qui se réalise dans le rein sain.

Et de la combinaison de ces trois facteurs, résultent les variations infinies de la constante dans la tuberculose rénale.

Les variations s'étendent de 0,057, chiffre le plus inférieur que nous ayons vu, jusqu'à 0,989, chiffre le plus élevé en nos mains. Et cette constante de 0,989 correspondait à une tuberculose unilatérale vérifiée à l'autopsie, elle était commandée moins par la tuberculose du rein droit que par la néphrite du rein gauche dont est mort le malade.

Par contre, on ne peut plus, on ne doit plus, après ce que je viens de dire, s'étonner de trouver à chaque instant, au début d'une tuberculose rénale, une constante normale. La constante reste et restera normale, tant que les lésions tuberculeuses du ou des reins n'auront pas modifié ou auront peu modifié leur fonctionnement (premier facteur), lorsqu'il n'y aura pas de néphrite concomitante ou consécutive (deuxième facteur), ou enfin lorsqu'il y aura hypertrophie

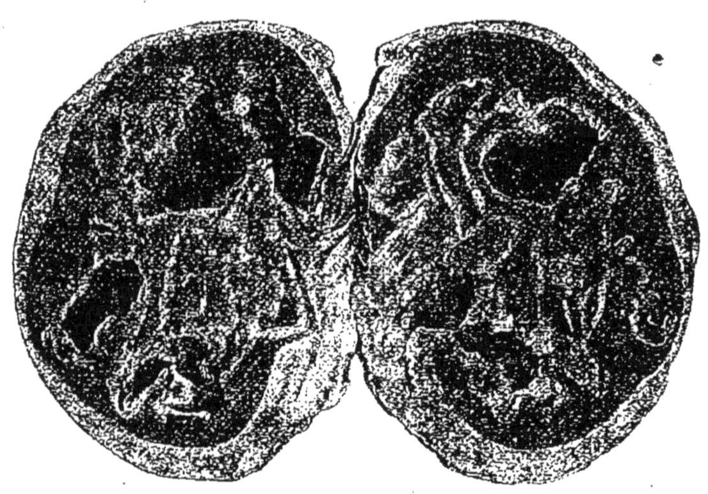

Fig. 40. — Rein tuberculeux complètement détruit et enlevé par néphrectomie.
La constante normale 0,062 indique l'hypertrophie compensatrice du côté opposé.

compensatrice de l'autre côté, en cas de tuberculose unilatérale avancée.

Ce dernier facteur peut même donner ce résultat paradoxal, qu'une constante normale corresponde à un rein perdu, oblitéré, exclu.

La figure 40 représente le rein exclu d'une malade qui nous donnait avant la néphrectomie :

$$Az = 0,20 \qquad K = 0,062.$$

Ici l'exclusion s'est faite peu à peu : il y a quelques années, cette malade avait sans doute une constante moins bonne qu'aujourd'hui. Mais le rein gauche a subi une hypertrophie compensatrice proportionnelle à la déficience du rein droit, et avec un seul rein cette malade se trouve aujourd'hui dans les conditions d'une personne dont les deux reins fonctionneraient parfaitement. Le résultat favorable de la néphrectomie était donc prévu.

II. — Son interprétation.

Fort des données qui précèdent, nous pouvons aborder l'interprétation de la constante, c'est-à-dire juger et comprendre les indications qu'elle nous fournit, lorsqu'on la recherche chez les malades atteints ou soupçonnés de tuberculose rénale.

Ne pouvant envisager en eux-mêmes tous les chiffres obtenus, j'établirai quelques grandes lignes, et c'est d'après ces données que l'on pourra interpréter les cas intermédiaires; j'envisagerai successivement les constantes de 0,070, de 0,100 et 0,150. Au-delà, cela a beaucoup moins d'intérêt. Il suffit d'accentuer les réflexions que je donnerai sur les constantes de 0,150.

1° *Une constante normale autour de* 0,070 est observée chez un individu suspect de tuberculose rénale.

Qu'est-ce que cela signifie? Cela veut dire que les reins ont un fonctionnement bon, que s'il y a de la tuberculose, elle n'a pas modifié le fonctionnement des reins, qu'il n'y a pas de néphrite concomitante ou qu'une hypertrophie compensatrice a amené les reins à un niveau parfait.

Mais cela ne veut pas dire qu'il n'y ait pas de tuberculose rénale en évolution : cela ne veut même pas dire qu'il n'y en ait pas des deux côtés. *Avec une constante normale, on peut avoir de la tuberculose bilatérale;* et en fait chez des malades de cette catégorie, c'est-à-dire soupçonnés d'une tuberculose rénale et ayant une constante normale, j'ai trouvé l'une ou l'autre des quatre éventualités suivantes (fig. 41).

a) Absence de tuberculose rénale et intégrité des reins (double vérification opératoire dans un cas) (fig. 41, schéma I).

b) De la tuberculose bilatérale discrète, suivant le schéma III (fig. 41).

Deux de nos malades nous ont présenté de ces tuberculoses bilatérales avec une constante de 0,072 : dans les deux cas, la mort survint, après opération palliative, par tuberculose généralisée et nous donna la preuve nécropsique de ce que j'avance.

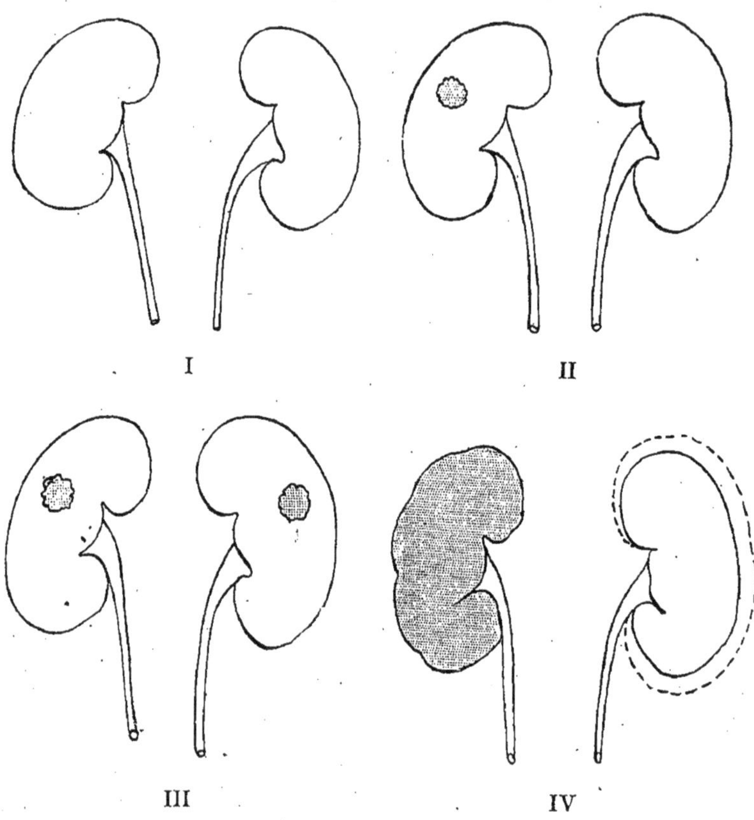

Fig. 41. — Schéma des diverses constatations opératoires correspondant à une constante normale ou peu élevée.

I. — Reins normaux. — II. — Tuberculose unilatérale. — III. — Tuberculose bilatérale. — IV. — Tuberculose unilatérale avec destruction complète d'un des reins et hypertrophie compensatrice de l'autre.

c) Une tuberculose unilatérale (schéma II, fig. 41), avec intégrité de l'autre côté.

d) Une tuberculose exclue d'un côté, un rein annihilé avec un rein de l'autre côté ayant, par hypertrophie compensatrice, regagné tout ce que l'autre a perdu (schéma IV, figure 41).

Malgré tout, cette constante normale est assez exceptionnelle dans la tuberculose ; en général, elle s'élève quelque peu, témoignant de ce fait que la tuberculose trouble tout de même par ses extensions le fonctionnement des reins.

Lorsqu'elle arrive à 0,100, les interprétations sont autres.

2° *La constante est à* 0,100 *ou au-dessus.*

En principe, le malade se trouve dans l'état d'un néphrectomisé au lendemain de la néphrectomie ; il n'a qu'un rein mais sans hypertrophie compensatrice, ou si l'on veut il n'a

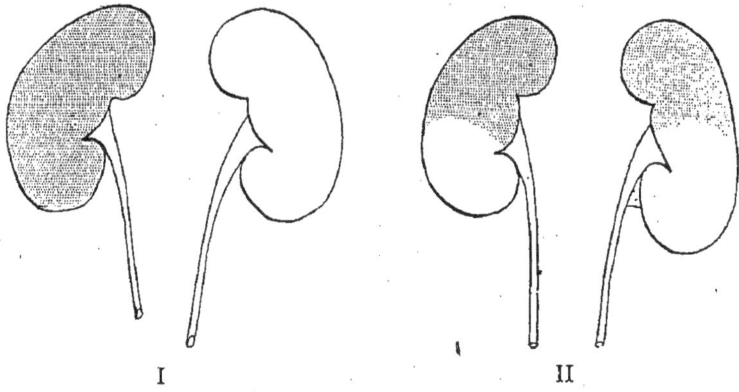

Fig. 42. — Schéma des altérations des reins et de leur répartition possible avec une constante égale ou voisine de 0.100.

I. — Intégrité d'un rein sans hypertrophie compensatrice mais avec destruction complète de l'autre.

II. — Altération symétrique et correspondante des deux reins avec destruction de la moitié du parenchyme et intégrité de l'autre moitié.

plus que deux moitiés de rein : mais ces deux moitiés peuvent être réparties de façon différente suivant les deux schémas que voici (fig. 42).

Le malade peut répondre au schéma I ou au schéma II : et de cela la constante n'a rien à dire. Elle ne dit pas non plus si l'altération qui la fait monter est de nature tuberculeuse ou inflammatoire. Et par conséquent c'est à d'autres éléments que l'on doit demander les indications qui sont nécessaires à la détermination de l'opération. Avec la constante seule, on ne peut avancer sans danger, ou du moins sans le risque de tomber sur le rein sain dans le premier cas, ou dans le second d'enlever l'un ou l'autre des reins, mais en laissant dans l'autre des lésions égales de tuberculose ou de néphrite.

Il faut autre chose que la constante pour trancher cette question, et c'est le cathétérisme de l'uretère : seul il nous permet de faire la répartition des lésions.

3° *La constante est de* 0,150. Le malade, dès lors, n'a plus schématiquement qu'un quart de ses reins, et encore, ce quart est-il réparti d'une façon inconnue. Il répond au schéma que voici (fig. 43), et par conséquent à ce degré

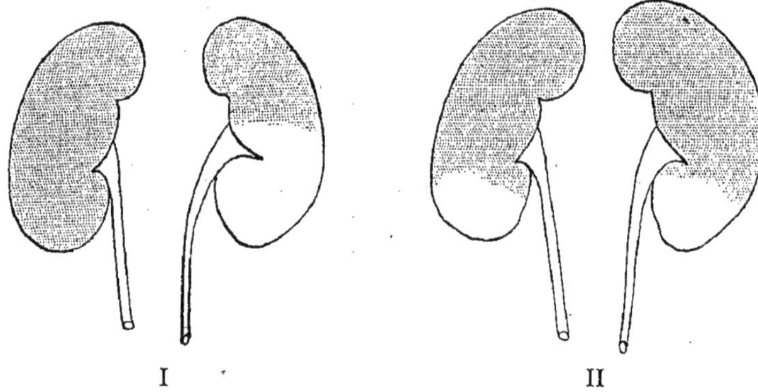

Fig. 43. — Schéma des altérations des reins correspondant à une constante de 0.150 et à leur répartition possible.

I. — Suppression de trois moitiés de rein et conservation de la moitié d'un des reins soit un quart de tout le parenchyme rénal.

II. — Dans chaque rein la valeur de la partie conservée représente à peu près un huitième.

comme au-delà, quelles que soient les interprétations à faire sur la répartition du parenchyme rénal sain restant, il n'est pas de doute que ce malade n'est pas opérable sans de sérieux risques.

Pour nous, la contre-indication est formelle : nous l'établirons même très au-dessous de 0,150, au-delà de 0,120 : mais nous disons contre-indication actuelle et non définitive, car il y a, chez nos malades tuberculeux, des poussées de néphrite qui les mettent momentanément en état d'inopérabilité et qui, disparues, permettent de faire avec succès la néphrectomie. Je viens de pratiquer cette néphrectomie pour tuberculose sur un malade qui présentait l'année dernière un Az : 0,69 et une constante à 0,158. J'ai fait une néphrostomie. Je viens de le revoir. Son azotémie était tombée à 0,35 et, bien que ne pouvant faire une constante, puisque le côté droit est fistuleux, j'ai fait avec succès une néphrectomie qui, l'an dernier, eut été risquée ou fatale.

De ce que, en effet, quelques opérations soient faites avec succès au-delà des limites que nous indiquons, cela ne change rien aux dangers que nous signalons, dont presque toutes nos observations nous prouvent la réalité et dont, pour notre part, nous ne voulons pas faire courir les risques à nos malades.

Quoi qu'il en soit, il est bon de redire encore une fois que la constante n'a rien à voir avec la localisation de la tuberculose, que son élévation signifie néphrite aussi bien que tuberculose, et que de moins en moins on est autorisé à marcher, avec les seules données qu'elle nous fournit, sauf quand elle est absolument normale ou à peu près. En tout autre cas, il est nécessaire de lui adjoindre les moyens d'exploration qui ont pour but et pour effet de répartir l'altération qu'elle montre sur l'un ou sur l'autre des reins.

III. — Sa valeur clinique.

Sur 180 néphrectomies que j'ai pratiquées pour tuberculose rénale, j'ai fait appel dans 70 cas aux données de la constante (1). Je veux reprendre ces 70 cas, les classer et les analyser, afin de montrer le parti qu'on peut tirer de la constante, les indications qu'elle fournit et les conclusions opératoires qu'elle autorise dans quelques cas.

Je divise naturellement mes observations en deux catégories, suivant que le cathétérisme de l'uretère a été ou non

(1) En janvier 1914. Depuis le nombre de mes néphrectomies sur la constante s'est beaucoup augmenté sans que mes conclusions aient été modifiées en quoi que ce soit.

pratiqué conformément à la technique de ma Clinique où il est toujours associé à la polyurie expérimentale d'Albarran.

1° *Le cathétérisme de l'uretère a été pratiqué* : 48 cas constituent cette catégorie.

Or, dans ces 48 cas, les données de la constante ont été *confirmatives* de l'impression qui se dégage des résultats du cathétérisme.

Elles ont été *confirmatives de l'insuffisance* du rein supposé sain sur un malade qui avait :

Az = 0,81 K = 0,204

et chez lequel il y avait au cathétérisme, insuffisance comme débit en eau, en urée et en chlorures. J'ai refusé d'opérer ce malade et l'ai perdu de vue.

Un autre malade avait une Az à 0,24 et un K à 0,129 ; le cathétérisme donnait un résultat défectueux, surtout au point de vue débit : j'ai fait l'exclusion du rein gauche, tuberculeux, gros et bosselé. La malade a quitté l'hôpital en mauvais état.

Une autre malade ayant, au cathétérisme, une néphrite hydropigène du rein supposé sain avait :

Az = 0,56 K = 0,106

J'ai fait la néphrostomie du rein le plus malade : le malade est mort de granulie sans autopsie.

Enfin sur une autre malade atteinte de tuberculose rénale à droite, la constante de 0,102 et l'azotémie de 0,428 coïncidaient, le rein droit étant tuberculeux, avec une concentration de 9,7 pour le rein sain et un débit d'urée en deux heures de 0,30. J'ai fait la néphrostomie sur le rein tuberculeux, et la concentration maxima réalisée sur le rein supposé sain m'a donné : 28 grammes. Dans ces conditions j'ai ajourné jusqu'à nouvel ordre la néphrectomie.

Elles ont été confirmatives de l'impression de bon fonctionnement du rein supposé sain dans quarante cas : la constante oscillait alors de 0,074 à 0,104.

Dans tous ces cas, la constante n'était pas nécessaire : elle était seulement utile ; la néphrectomie était possible sans elle, elle apportait seulement une précision supplémentaire, une garantie supérieure : tous ces malades ont guéri.

Dans un cas, cependant, elle m'a à elle seule permis de corriger la conduite suivie par Albarran et moi-même chez une jeune fille que lui et moi avions crue inopérable. Avec une tuberculose certaine du rein droit plusieurs fois opérée par nous, il y avait des doutes sur le fonctionnement de l'autre côté : or, de ce côté gauche le cathétérisme n'était possible que de quelques centimètres de telle façon que je ne pouvais le faire que pendant quelques minutes. Or, la concentration de l'urée n'était que de 6 grammes. Chez cette enfant, je n'avais pas la certitude d'un bon fonctionnement de ce rein. La constante de 0,076, jointe à une azotémie de 0,30 me permit de faire une néphrectomie droite qu'Albarran n'avait pas osée et que moi-même j'avais à plusieurs reprises différée.

2° *Le cathétérisme de l'uretère n'a pu être fait dans vingt-deux cas,* et là la pratique de la constante m'a été d'une grande utilité.

Voici comment se répartissent ces cas et dans quelles conditions j'ai utilisé les indications de la constante.

A. Cinq cas ont trait à des constantes supérieures à 0,120. Dans tous ces cas, j'ai rejeté l'opération radicale, non pas seulement parce que je pensais qu'il y avait de la tuberculose de l'autre côté mais parce que je craignais que l'autre côté ne fût pas suffisant pour entretenir l'existence (néphrite ou tuberculose).

Mais tout en rejetant la néphrectomie comme dangereuse chez ces malades je ne les ai pas abandonnés pour cela, j'ai fait sur eux des opérations palliatives (néphrostomie ou urétérostomie). En soulageant leur vessie, en dérivant leurs urines tuberculeuses, j'avais eu aussi l'occasion de voir si les conclusions que je tirais de la constante étaient légitimes.

Ces cinq malades ont été ainsi soumis par moi à la néphrostomie avec des constantes de 0,163, de 0,137, de 0,130, de 0,150 et de 0,145.

Chez tous j'ai eu la preuve de lésions bilatérales définitives ou de troubles fonctionnels temporaires (dans un cas), qui rendaient la néphrectomie ou impossible ou dangereuse.

B. *Quatre fois la constante a été de* 0,100 *à* 0,120.

Trois fois dans ces conditions j'ai rejeté la néphrectomie et fait la néphrostomie : trois fois les malades sont morts, mais ils avaient des lésions complexes qui étaient aussi bien que les lésions rénales la cause de la mort.

Sur le quatrième (Az = 0,40 ; K = 0,103) ; j'ai fait la néphrectomie à droite, le malade vit, mais l'autre rein est tuberculeux.

Pour ces trois malades, sauf pour le dernier, je n'ai pas la preuve des altérations de l'autre rein ; d'ailleurs, la constante par elle-même avec les chiffres moyens qu'elle représentait ne constituait pas une contre-indication à l'opération. Elle invitait cependant à une certaine prudence, surtout chez des malades présentant d'autres tares, et la façon dont ils ont supporté l'opération minima me montre que mes prévisions étaient légitimes quand je rejetais l'opération maxima.

Dans ces zones moyennes, la néphrectomie est très possible, mais en l'absence de cathétérisme de l'uretère, il faut y regarder à deux reprises, pour la pratiquer.

C. *Treize malades m'ont présenté une constante inférieure à* 0,100 (*de* 0,057 *à* 0,100).

La constante était donc ici ou normale ou peu élevée.

Dans *quatre* de ces cas, j'ai renoncé à la néphrectomie malgré la constante, parce que loin de réduire le problème de la néphrectomie à un chiffre, je ne tiens compte du chiffre que comme d'une indication et je m'inspire pour la détermination de l'opération de tous les renseignements que peut me donner l'examen méthodique et consciencieux du malade.

Mais *neuf* malades ont été opérés sur les seules données d'une constante normale ou peu élevée de 0,059 à 0,095 (fig. 44).

Ici la constante a jugé seule la question de l'opérabilité de la tuberculose supposée : en présence d'un malade atteint d'une tuberculose rénale probable, puisqu'il avait une tuberculose vésicale, nous avons sur la constante normale ou peu élevée, posé le diagnostic sinon de l'unilatéralité de la tuberculose, du moins de l'intégrité fonctionnelle du congénère et nous nous sommes crus autorisés à enlever de suite le rein tuberculeux, dont d'autres moyens nous permettaient de faire la localisation.

Cette localisation, nous la demandons à la radiographie qui, dans quelques cas, nous a montré une déformation très nette du rein malade. Nous la demandons à l'augmentation

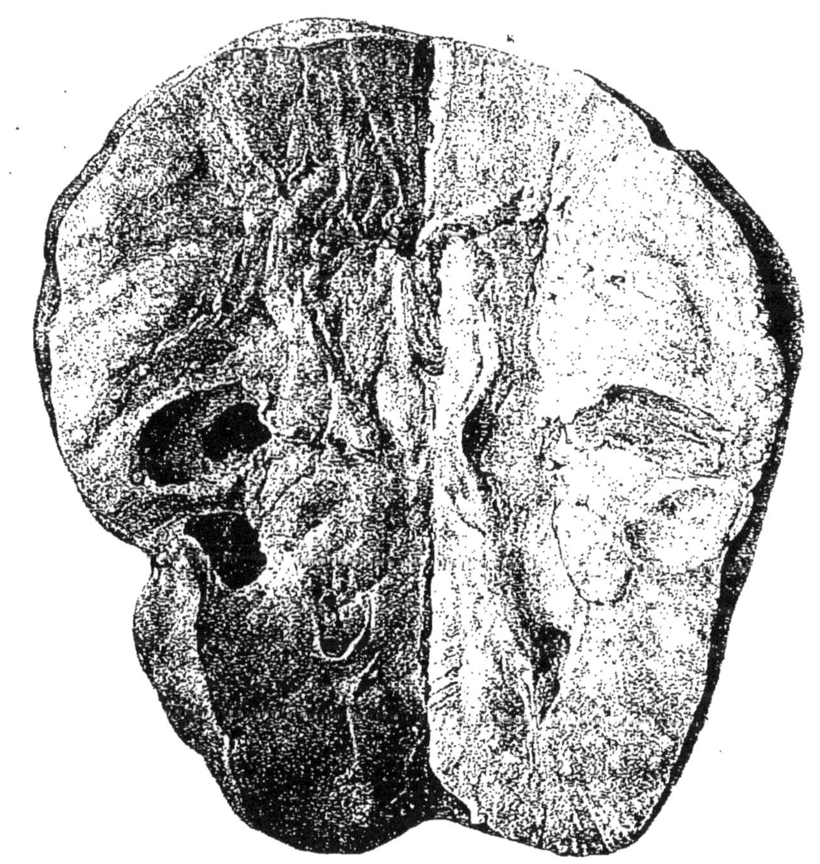

Fig. 44. — Rein gauche envahi par la tuberculose à divers stades chez une femme dont l'azotémie était à 0.32 et la constante à 0.090.

de volume ou d'autres fois aux douleurs ressenties par le malade : c'est l'exploration, la lombotomie qui tranche en dernier ressort.

Dans toutes nos opérations il y avait une part laissée à l'exploration, mais l'intérêt de la constante était, dans ces cas, de nous permettre d'enlever avec une pleine sécurité, le rein que l'exploration allait nous montrer manifestement tuberculeux.

*
* *

Dans ces conditions quelle fut l'utilité de la constante ? On ne saurait, à mon avis, en contester la valeur. Dans ces cas où le cathétérisme de l'uretère est impossible, on est très embarrassé quand on ne veut pas faire une néphrectomie au hasard, et il n'y a qu'à voir les différences d'attitude des chirurgiens pour comprendre le service que la constante nous a rendu en pareil cas.

Elle nous a donné ici mieux que ne pouvait le faire aucune des méthodes proposées pour l'étude du fonctionnement global du rein ; elle nous donne la *certitude d'un fonctionnement normal.* Et dans tous les cas, le succès de la néphrectomie est venu légitimer nos conclusions et donner raison à la constante. Et de fait dans notre Clinique une seule malade est morte d'insuffisance rénale, c'est précisément une malade pour laquelle mon collègue et ami Chevassu, pour des raisons spéciales, a cru devoir passer outre aux indications de la constante qui s'élevait à 0,144, et dont d'ailleurs il a publié l'observation au Congrès français d'Urologie de 1913. Et l'insuccès de la néphrectomie dans ce cas confirme toutes les affirmations que je pose sur la valeur de la constante.

Tous les autres ont guéri, donnant ainsi à la constante la preuve dont elle n'avait pas besoin. Elles ont guéri, mais je répète encore que si quelques-unes conservent dans leur rein unique quelques foyers tuberculeux en évolution, de ceci la constante n'est pas responsable, car elle n'a rien à y voir.

Dans ces cas de cathétérisme urétéral impossible, la constante simplifie donc pour moi considérablement le grave problème posé.

Elle m'évite de faire ce *cathétérisme des uretères à travers la vessie ouverte* que j'ai introduit dans la pratique (1), et dont

(1) F. Legueu : Du cathétérisme de l'uretère à travers la vessie ouverte. *Presse Médicale*, 1909, n° 29.

je n'hésite pas à dire aujourd'hui qu'il est une opération mauvaise par les fistulisations qu'il laisse à sa suite.

Elle m'évite de faire une lombotomie exploratrice du côté sain : faible avantage au point de vue opératoire, je le reconnais, car la lombotomie double est insignifiante. Mais, avantage beaucoup plus considérable, la constante, si elle est très bonne, me donne plus que la palpation et l'inspection, la notion d'un fonctionnement normal. En examinant un rein par sa surface extérieure, ainsi que son uretère, on peut savoir s'il est ou s'il n'est pas tuberculeux. Mais l'on ne peut savoir sa valeur fonctionnelle. Un rein, très diminué au point de vue fonctionnel, n'est pas nécessairement très modifié dans son aspect extérieur. On pourrait donc se tromper, bien que cela n'arrive que très rarement.

La constante, dans les conditions où je la présente, remet les choses au point : elle n'évite pas entre mes mains la double lombotomie quand je n'ai pu faire sur un malade la localisation de la tuberculose, elle l'évite dans les cas où j'ai des raisons de penser qu'un des reins est atteint, et là elle me confère la sécurité dans une simplicité qu'aucune méthode ne peut associer à titre égal.

Voilà, messieurs, ce qu'on peut demander à la constante, mais j'ai dit aussi ce qu'on ne peut pas, ce qu'on ne doit pas lui demander, et en précisant ses limites, je rends service aux intérêts des malades qui nous sont confiés, et je mets en garde contre les applications intempestives d'une méthode dont je suis à même, par une statistique de 1.400 cas, d'apprécier la précision scientifique et la haute valeur pratique.

XIV

LES LIMITES DE LA NÉPHRECTOMIE

Messieurs,

Je vous ai montré dans d'autres leçons que la tuberculose de l'autre rein n'empêchait pas la néphrectomie (voir p. 140). J'ai établi que le rein à conserver pouvait même être atteint d'un certain degré de néphrite hydropigène ou urémigène et que la néphrectomie pouvait cependant donner un bon résultat (voir p. 155). Je vous ai rappelé enfin que l'albuminurie elle-même ne constituait pas une contre-indication à la néphrectomie, mais que celle-ci était commandée uniquement par la valeur fonctionnelle du rein à conserver. L'intégrité anatomique de l'autre rein, en effet, est peut-être à désirer : mais elle n'est même pas nécessaire. Ce qui est nécessaire pour le succès de l'opération, c'est un fonctionnement suffisant pour entretenir l'existence après la suppression du rein le plus malade.

Quel est donc ce degré nécessaire à l'intégrité fonctionnelle au-delà duquel il semble qu'on ne puisse s'avancer ? Jusqu'où peut-on pousser les limites de la néphrectomie ? Voilà la question que je veux envisager aujourd'hui : elle est le terme naturel de toutes les leçons précédentes sur la néphrectomie.

Nous demandons au rein qui va entretenir l'existence après la néphrectomie d'éliminer par jour les 25 ou 30 gr.

d'urée qui représentent généralement le taux des éliminations régulières, quotidiennes.

Or, le rein a deux fonctions pour assurer cette élimination : la fonction aqueuse et la fonction uréique ; elles se complètent l'une et l'autre.

La fonction uréique est commandée par la concentration maxima, c'est-à-dire par la proportion la plus élevée d'urée qu'on puisse trouver dans un litre d'urine. A l'état normal, cette concentration s'élève à 50 ou 54 grammes pour 1.000, ainsi que l'ont établi les recherches de Ambard et Papin (1), mais à l'état pathologique, la concentration maxima s'abaisse d'autant plus que le rein est plus malade.

Or la fonction aqueuse peut compenser dans une certaine mesure les abaissements de la concentration maxima.

Un rein qui donnerait 1.000 grammes d'urine par jour à la concentration de 20 donnera $1.000 \times 20 = 20$ grammes d'urée par jour.

Si la concentration maxima était abaissée à 10 grammes, il devrait pour donner ces 20 grammes élever à 2 litres la quantité de sa sécrétion aqueuse :

$$10 \times 2.000 = 20 \text{ grammes}$$

Cette notion peut être très naturellement appliquée à la néphrectomie.

Il faut donc pour que la néphrectomie soit possible un rein 1° dont la concentration maxima soit élevée, si par hasard la sécrétion aqueuse devait être mauvaise, ou 2° un rein dont la fonction aqueuse soit très bonne, si la concentration maxima est abaissée.

En général il y a bien plus de garanties à obtenir de la concentration maxima que de la sécrétion aqueuse : celle-ci est en effet fragile, incertaine. La concentration maxima au contraire qui mesure la qualité du parenchyme rénal est plus fixe, plus stable et ne se modifie pas aussi rapidement que la sécrétion aqueuse.

Mais comment apprécier dans la pratique ces données

(1) AMBARD et PAPIN. Etude sur les concentrations urinaires. *Archives internationales de Physiologie*, vol. III, fasc. 4, 1909, p. 437.

nécessaires sur lesquelles vous allez baser l'opération ? En quoi et comment ces notions apportent-elles un élément nouveau à la pratique de la néphrectomie ? Toute la question réside dans cette appréciation.

C'est par le cathétérisme de l'uretère qu'est définie en général et la localisation du rein malade et la question de la capacité fonctionnelle du rein sain.

Mais l'interprétation des résultats du cathétérisme de l'uretère a varié avec les années, et ici une étude rétrospective s'impose nécessairement avant d'arriver aux conclusions actuelles.

* * *

Il y a trois manières d'apprécier le fonctionnement des reins : elles correspondent d'ailleurs à trois époques et représentent chacune un progrès sur les autres.

Elles ont eu chacune leur prospérité et le temps a bientôt montré leur insuffisance.

I. D'abord on s'est basé sur la *concentration seule* : au cours du cathétérisme, on trouvait une concentration fortuite de 15 à 20 °/₀₀ par exemple : et de là on concluait que le rein était bon et devait être suffisant. Au contraire, les abaissements de la concentration au-dessous de 10 °/₀₀ paraissaient indiquer une insuffisance du rein correspondant, et on avait tendance à s'abstenir.

Cette manière de juger les reins pouvait suffire pour bien des cas : l'expérience a vite montré qu'elle était absolument insuffisante. Ce chiffre de 20 °/₀₀ en effet peut être satisfaisant et représente un chiffre moyen chez un individu qui a une concentration maxima normale de 50 à 54. Au contraire il est détestable, c'est-à-dire absolument insuffisant, s'il représente la concentration maxima du sujet et du rein en question (1).

Les élévations au-dessus de ce chiffre, loin d'être favorables, indiquent au contraire la néphrite hydropigène : et les abais-

(1) F. Legueu, Ambard et Chabanier. Etude sur la concentration maxima dans ses rapports avec l'azotémie. *Archives Urologiques de la Clinique de Necker*, t. I, p 275.

sements au nom desquels on a cru pouvoir rejeter souvent des malades hors des limites de l'opérabilité se voient parfois avec des reins absolument sains. Une de mes malades avait avant la néphrectomie une concentration fortuite de 3 gr. : son rein cependant était bon. Car il la laisse vivre en bon état depuis des années.

Aussi pour tous la concentration fortuite est absolument abandonnée en tant que critérium unique de la valeur fonctionnelle du rein à conserver.

Elle joue son rôle et un rôle incontesté dans la détermination du rein malade, elle est en effet toujours abaissée dans le rein malade par rapport au rein sain ; mais on ne peut plus se baser exclusivement sur elle pour baser avec sécurité la détermination de la néphrectomie.

II. — Plus tard, à l'instigation d'Albarran, on s'est basé surtout sur le *débit* de l'urée, c'est-à-dire sur la quantité réelle d'urée que le rein élimine dans les deux heures que dure en général entre nos mains l'épreuve du cathétérisme explorateur de l'uretère.

Et Albarran avait, à ce point de vue, établi quelques chiffres comme points de repère. Le rein qui chez la femme donne dans les deux heures de 0,70 à 1 gramme d'urée, et chez l'homme de 1 gr. 20 à 1 gr. 50 est un bon rein. Il peut entretenir l'existence.

Et dans ces limites, à de rares exceptions près, la conclusion est légitime et restera fondée.

Mais il convient aussi de remarquer que les grandes élévations au-dessus de ce chiffre du débit uréique, des débits de 2 gr. 50, de 3 gr., indiquent aussi la néphrite hydropigène. Par contre, des débits très faibles, au-dessous des limites fixées par Albarran correspondent parfois à des reins bons ou au moins suffisants. Je ne compte plus les néphrectomies heureuses pour lesquelles je ne me suis pas laissé arrêter par un débit de 0,65 chez l'un, de 0,50 chez l'autre. Ce faible débit est-il dû à une filtration ou à ce que dans certaines circonstances le rein ne donne pas dans ces deux heures tout le fonctionnement dont il est capable? C'est une autre question, et pour l'instant je m'en tiens au résultat constaté : eh bien! si on s'en tenait à la lettre, aux chiffres donnés par Albarran, on renoncerait à opérer des malades qui pourraient être opérés et guéris par la néphrectomie.

III. — En somme, les 25 à 30 grammes d'urée qui sont nécessaires après la néphrectomie ne seront obtenus que par le jeu combiné de la fonction aqueuse et de la concentration maxima.

Si la fonction aqueuse est très bonne, si elle résiste à l'atteinte très sérieuse qu'est pour elle l'opération, elle peut compenser une concentration maxima défectueuse. Si au contraire, la concentration maxima est et reste élevée au delà de 45 ‰, le malade pourra subir une réduction de la fonction aqueuse sans avoir d'azotémie : il répondra par une élévation de la concentration maxima à toute réduction des liquides.

Aussi bien ce qui intéresse pour le rein à conserver, à la veille de la néphrectomie, c'est la connaissance des éliminations basées sur le calcul de l'eau et de la concentration.

Voici comment nous procédons (1) : nous calculons l'eau à l'aide de la polyurie expérimentale en tenant compte, non de la somme du débit de l'eau dans ces deux heures, mais du chiffre le plus élevé obtenu dans une demi-heure ; c'est le seul qui soit important.

Soit un rein qui à la polyurie donne :

1re Demi-heure	2e Demi-heure	3e Demi-heure	4e Demi-heure
29 cmc.	32 cmc.	86 cmc.	48 cmc.

Si en une demi-heure (3e) ce rein peut donner 86 cmc, il peut donner dans un jour

$$86 \times 48 = 4.128$$

soit 4 litres 128 grammes.

Dans ces quatre demi-heures, la concentration de l'urée a varié : elle a été dans une demi-heure de 18,4 ; dans les autres, elle a été plus basse.

Or, cette concentration de 18 peut nous servir de base, le

(1) F. Legueu, Ambard et Grumbau. Exploration des fonctions rénales en chirurgie. *Archives Urologiques de la Clinique de Necker*, t. I, p. 498.

rein peut encore la donner puisqu'il l'a donnée déjà une fois. Sans doute, ce n'est pas sa concentration maxima, mais du moins sa concentration peut aller jusque-là. Or

$$4128 \times 18{,}4 = 76$$

Ce chiffre de 76 représente le maximum d'urée que puisse donner ce rein en 24 heures. Aussi entre les 25 à 30 grammes nécessaires et 76 grammes, nous avons une grande marge; nous pouvons faire ici la néphrectomie, car nous sommes largement couverts.

Mais il est de la plus haute importance de remarquer ici encore que certains abaissements très prononcés de ces chiffres ne correspondent pas nécessairement à une insuffisance du rein.

Et à titre d'exemple, je fais passer sous vos yeux les trois exemples que voici :

Malade A.

Le rein gauche est à enlever, le maximum de la polyurie est 38, le maximum de la concentration est 13,8, et le calcul total donne :

$$38 \times 48 = 1.824 \times 13{,}8 = 25 \text{ grammes d'urée.}$$

Nous sommes à peine couverts : ce rein est réellement mauvais, car l'azotémie est de 1 gramme. Et la concentration maxima recherchée à l'aide de notre méthode nous donne 13,1. Ce malade urinait donc toujours à sa concentration maxima. La constante n'a pu être recherchée parce que le rein droit était fistuleux, et dans ces conditions, nous ne pouvions recueillir la totalité des urines. La néphrectomie est ici absolument impossible.

Voici le second cas :

Malade B.

Le rein gauche est à conserver.

Le maximum de la polyurie est 31 : celui de la concentration est 15.1. Le calcul total donne :

$$31 \times 48 = 1488 \times 15 = 22.5.$$

Avec 22 grammes d'urée par jour nous ne sommes pas couverts : nous devrions donc conclure comme pour le malade A que le rein gauche est mauvais, que le rein droit ne peut être enlevé.

Ce serait une erreur, car en contrôlant les épreuves précédentes par la constante, nous trouvons pour ce malade une constante uréo-sécrétoire de 0.080 : et nous pouvons en déduire la concentration maxima qui est au moins de 48.

Dans ces conditions, nous avons pratiqué la néphrectomie pour tuberculose du rein droit et le malade est guéri.

Voici encore un autre malade (C), nous obtenions par ce calcul des chiffres tels que la néphrectomie eut été absolument impossible, si nous avions basé exclusivement sur elle notre détermination :

Malade C.

Le rein droit est tuberculeux et doit être enlevé.

Le rein gauche donne un maximum de polyurie de 40 cmc.

$$40 \times 48 = 1920.$$

La concentration la plus haute obtenue dans les deux heures est de 11

$$\text{ou} \quad 1920 \times 11 = 21.$$

Ce chiffre est insuffisant, mais nous faisons la constante et constatons :

$$Az = 0.326. \qquad K = 0.083.$$

La néphrectomie est faite et le malade est guéri.

Cet exemple pris entre beaucoup d'autres nous montre ainsi que le calcul du débit multiplié par la concentration peut aussi nous permettre de croire inopérables des malades qui le sont parfaitement.

Et pour distinguer ces cas des autres, pour préciser les limites de la néphrectomie, nous devons dans tous les cas douteux au moins contrôler les épreuves précédentes par la recherche de la constante et quelquefois par la recherche de la concentration maxima.

Ce qui fait en somme la défectuosité et l'incertitude de toutes les méthodes précédentes, c'est que aucune ne fait intervenir la notion fondamentale de la concentration maxima. Si nous avions celle-ci à la place de la concentration fortuite, nous aurions toute sécurité.

C'est pour cela qu'avec Ambard et Chabanier (1), nous avons réglé les conditions de cette épreuve.

La recherche de la concentration maxima par le procédé de l'urée en nature est très laborieuse, car elle exige des examens répétés de l'urine ; mais elle est encore incertaine, car on n'a pas de signe de certitude que la concentration maxima soit atteinte.

Le nouveau procédé auquel nous avons recours actuellement est beaucoup plus simple et plus régulier.

Il consiste à faire ingérer au sujet chaque jour le coagulum de 3 à 4 litres de lait débarrassé de son sérum et additionné de sucre. Du lait frais est mis à coaguler avec de la présure, puis porté pendant cinq à dix minutes à une température de 60 à 70° environ. Le tout est jeté sur un linge fin. Le coagulum est additionné de sucre en poudre à raison de 30 grammes par litre de lait. On peut aromatiser à volonté avec de l'eau de fleurs d'oranger ou de la vanille. Le coagulum est ingéré sans boire pendant les deux premiers jours. Vers le troisième jour, le malade pourra boire de l'eau par petites gorgées à sa soif.

Ce régime réalise un régime très pauvre en chlorures, il produit de l'urée en assez grande quantité, il est aussi pauvre en eau qu'on peut le souhaiter et il ne donne aucune soif immédiate.

Dès le quatrième jour du régime, la concentration maxima est atteinte automatiquement. On peut la rechercher à ce moment soit sur les urines totales, soit sur l'urine séparée de chaque rein.

Mais l'épreuve est longue, elle demande trois jours, elle répugne à beaucoup de malades qui pendant ces trois jours se plaignent amèrement de la soif.

Or, nous avons une autre manière de connaître la concentration maxima, c'est de rechercher la constante.

(1) F. Legueu, Ambard et Chabanier. Etude de la concentration maxima dans ses rapports avec l'azotémie. *Loc. cit.*

Bien que celle-ci relève de la qualité et de la quantité du parenchyme rénal, alors que la concentration maxima ne dépend que de sa qualité, bien qu'il n'y ait pas de parallélisme régulier entre l'une et l'autre, on peut dans la pratique ne pas tenir compte de ces différences et reconnaître que *à peu de chose près* la constante nous donne la concentration maxima. Et je puis artificiellement préparer le tableau suivant :

K 0,070 =	Concentration maxima	50 à 54
K 0,100 =	—	40 à 45
K 0,150 =	—	35 à 40
K 0,200 =	—	15 à 20

Il n'y a qu'une circonstance où la recherche de la concentration maxima doit absolument se substituer à la recherche de la constante. C'est dans les cas où le rein malade a été déjà ouvert, et où il est impossible d'obtenir et de recueillir la totalité des urines. Alors la concentration maxima qui n'a pas besoin de la totalité de l'urine, qui s'obtient sur une faible quantité, reprend ses droits et donnera toutes les garanties.

Quoiqu'il en soit, Messieurs, je suis amené ainsi à reporter les limites de la néphrectomie, sinon pour tous les cas, du moins dans un grand nombre de cas où il y aurait sans cela hésitation, à un chiffre de constante ou de concentration maxima.

Tant que la constante est inférieure à 0,100, c'est que les reins sont peu altérés : le malade a encore 50 % de la valeur de ses reins, et il est probable que la dépréciation relève surtout des altérations du rein malade. On peut donc pratiquer la néphrectomie avec confiance.

Au-delà de 0,120, le problème devient plus délicat. Que la néphrectomie soit praticable et que le malade guérisse, c'est possible, mais plus on s'élève au-delà de ce point et plus les dangers augmentent. Le malade à ce niveau de constante n'a plus *en tout* qu'un tiers environ de ses reins : or ce tiers est-il exclusivement dans le rein sain?

Peut-être ; et alors si le rein malade est tout à fait détruit, rien ne s'oppose à ce qu'il soit enlevé même avec une constante de 0,150 ou de 0,160, puisque le malade ne perdra dans l'opération aucune parcelle de son parenchyme utile.

Mais sans cela, il faut faire très attention : car par la néphrectomie, on va réduire le parenchyme rénal au 25e de sa valeur (1/4) ou même plus loin encore. Le malade sans doute pourra vivre, car Ambard et Onell ont à ma Clinique vu qu'on pouvait vivre encore avec un parenchyme rénal réduit au centième de sa valeur. Mais qui oserait pousser de plus en plus loin ces réductions de parenchyme rénal ? Et pour quel bénéfice, puisque le malade subira bien rarement une régénération de parenchyme dans le rein déjà très compromis qu'on lui laisse pour vivre.

En somme, en toutes ces matières, il faut se garder de formuler des conclusions absolues ; il faut être et rester clinicien avant tout, ne pas se laisser entraîner par une témérité dangereuse, et tout en s'attachant à ne pas rejeter des malades opérables, à ne pas opérer quand même des malades qui sont si exactement à la limite de la néphrectomie, que l'opération serait chez eux très dangereuse pour un bénéfice précaire et discutable.

Voici maintenant ma conclusion ; elle résume les notions précédentes : toutes ces explorations dont on a, dans ces dernières années, fait dépendre la néphrectomie, ont une part de vérité, mais ne présentent pas une garantie absolue, ni quand elles paraissent permettre la néphrectomie, ni quand elles semblent devoir conduire à une conclusion contraire.

Ni la concentration fortuite, ni le débit de l'urée ne fournissent à ce point de vue des données d'une absolue rigueur, bien que dans la plupart des cas elles permettent des conclusions que la pratique semble légitimer. Elles ont ainsi permis de pratiquer beaucoup de néphrectomies qui ont guéri, mais aussi elles en ont fait refuser à tort. Et tout cela vient de ce que aucune de ces données ne fait intervenir la notion de la concentration maxima.

Aussi bien pour moi, ces limites de la néphrectomie ne résident plus dans la recherche de la concentration fortuite ni du débit de l'urée ni du débit de l'eau.

Elles résident dans le contrôle et la comparaison de tous ces éléments, c'est-à-dire de la concentration fortuite, du débit, de l'azotémie, de la constante, et quand il le faut, de la concentration maxima.

Vous avez remarqué, Messieurs, et vous avez pu vous étonner que dans tout ceci, je n'ai fait allusion ni au bleu de méthylème, ni à la phlorydzine ni à la sulfo-nephtaléine, ni enfin à la cryoscopie. Mais ne vous semble-t-il pas vraiment que tous ces moyens sont largement dépassés par les notions nouvelles de constante et de concentration maxima que je viens de développer?

Permettez-moi donc de ne pas vous redire encore une fois pourquoi toutes ces méthodes sont surannées et ne trouvent grâce en nos mains pour aucune application.

LES TUMEURS

XV

LES PAPILLOMES DU BASSINET

Messieurs,

J'ai fait il y a quelques semaines devant vous une néphro-urétérectomie totale pour un papillome du bassinet étendu à l'uretère et même à la vessie. Le diagnostic avait été assez difficile, et je crois intéressant de reprendre cette observation pour la commenter devant vous et la rapprocher d'autres faits semblables que j'ai eu l'occasion d'observer dans ces dernières années.

*
* *

Un malade de 64 ans nous venait le 20 mars 1914 avec des hématuries intermittentes. Depuis cinq ans, il avait à plusieurs reprises uriné du sang, sans provocation aucune et sans douleur. Les hématuries étaient totales, cessant pendant des intervalles de deux ou trois ans pour se répéter ensuite. Depuis quinze mois, l'hématurie s'était manifestée plus souvent et avec les mêmes caractères.

Et lorsque j'examinais ce malade devant vous, je vous faisais remarquer que son hématurie avait tous les caractères d'une hématurie de néoplasme, puisqu'elle était toujours spontanée, et de néoplasme rénal puisqu'elle ne fut jamais terminale. Cependant la date relativement éloignée (cinq ans) à laquelle avait commencé l'hématurie nous laissait supposer un néoplasme à lente évolution. La palpation d'ailleurs confirmait nos suppositions : le rein gauche était notablement augmenté de volume, faisait une grosse tumeur régulière, non bosselée, peu sensible, donnant un large contact lombaire et débordant de quatre à cinq travers de doigts le rebord costal.

Il y avait certainement une relation entre cette grosse tumeur et l'hématurie dont ce malade avait à se plaindre : l'état général était très bien conservé, le malade n'avait pas maigri, il n'y avait aucun signe d'intoxication générale. A première vue donc, malgré le volume énorme de la tumeur, je ne voulais pas rejeter d'emblée la perspective d'une opération curative. Je voulais revoir et explorer : je demandai à notre malade d'entrer en nos salles ; il y consentit, et nous pûmes dès lors l'examiner à loisir.

L'examen cystoscopique fut fait le lendemain par M. Papin : il nous révéla une particularité intéressante. Au niveau de l'orifice urétéral gauche, on voyait une petite tumeur qui faisait saillie entre les lèvres du méat et semblait descendre de l'uretère sans adhérer tout à fait aux lèvres du méat. Cette tumeur, la sonde urétérale peut en faire le tour pour la mobiliser : elle tient en haut à quelques millimètres au-dessus de l'orifice urétéral et nous pensions y voir une greffe de la tumeur rénale.

Le cathétérisme de l'uretère ayant été fait du côté droit et ayant montré que ce rein était en bon état, je fis à ce malade le 3 avril une incision exploratrice lombaire à gauche. Je me proposais d'explorer la tumeur rénale, de l'enlever s'il était possible, et de la laisser au cas où je trouverais trop d'adhérences.

Lorsque ce rein fut mis à nu, je ne trouvai pas la grosse tumeur que j'avais diagnostiquée : le rein était énorme, il est vrai, mais il s'agissait d'une simple distension par une énorme collection, urineuse ou hématique.

Je me bornai à faire une incision sur le rein, et une grande quantité d'un liquide urohématique s'échappa par l'ouverture de la néphrectomie. J'aurais pu enlever le rein dans cette première séance, mais je préférai remettre à plus tard l'opération complète qui allait être désormais nécessaire chez ce malade.

En effet, notre diagnostic se complétait peu à peu : il ne s'agissait plus d'un cancer du rein, mais bien probablement d'un papillome du bassinet avec extension jusqu'au niveau du méat urétéral. J'avais en effet au cours de la néphrostomie introduit le doigt dans le bassinet et senti des végétations papillomateuses sans induration.

A la suite de cette opération préliminaire, le malade se remit assez rapidement : par la plaie de la néphrostomie, l'urine coula pendant quelque temps, mais bientôt la sécrétion se tarit. Et cependant le drain restait bien dans le bassinet : l'atrophie gagnait donc ce parenchyme rénal qui désormais ne servait plus à rien.

Un mois après la première opération, le 27 avril 1914 je procédai à la seconde intervention.

De toutes façons je devais faire une néphro-urétérectomie totale, mais je pouvais la faire de haut en bas ou de bas en haut. Je choisis cette dernière attitude. Dans ces sortes d'opérations, c'est l'accès à la vessie, à la portion vésicale de l'uretère avec la suture de la vessie qui est le plus difficile. Aussi je voulus commencer de ce côté de façon à m'arrêter en chemin, au cas où l'opération aurait été dans ces premiers temps trop longue ou trop mutilante pour le malade.

A l'aide d'une incision hypogastrique longitudinale, j'ouvris la vessie comme s'il s'agissait d'une taille ordinaire. Puis sur l'incision médiane, je branchai une incision horizontale à gauche, parallèle à l'arcade de Fallope et remontant vers la région rénale.

Sur la paroi gauche de la vessie, je donnai un coup de ciseau qui me conduisit jusqu'à l'orifice urétéral : celui-ci fut isolé, libéré de toutes ses connexions et rejeté au dehors du réservoir vésical.

Je suturai la vessie à elle-même ; je reconstituai sa cavité en suturant ses parois à l'aide de points de fort catgut. Les plus profonds furent naturellement assez difficiles à placer à cette grande distance, mais j'y parvins cependant et laissai en avant un orifice hypogastrique destiné à laisser passer le tube qui recueillerait les urines dans la cavité ainsi reconstituée.

Après avoir terminé ce premier temps vésical, j'en vins

de nouveau à l'uretère : je retrouve son extrémité inférieure libre dans le tissu cellulaire du petit bassin, je complète son isolement, je libère le conduit de bas en haut; il est énormément dilaté, épaissi, je sens que ses parois sont altérées et certainement envahies par des tumeurs similaires à celles qui furent déjà constatées en haut et en bas. La libération de l'uretère s'effectue très aisément et je n'ai qu'à poursuivre mon incision dans la région rénale autour de la fistule de la néphrectomie, pour arriver au rein. Celui-ci est après l'uretère libéré à son tour de bas en haut, la libération du bassinet est assez délicate, car il est considérablement élargi, épaissi. Cependant le rein est bientôt tout à fait libéré avec son bassinet; une pince est jetée sur le pédicule mince, qui est coupé puis lié en masse. L'urétéro-néphrectomie totale est terminée et me donne la pièce que représente la figure 45.

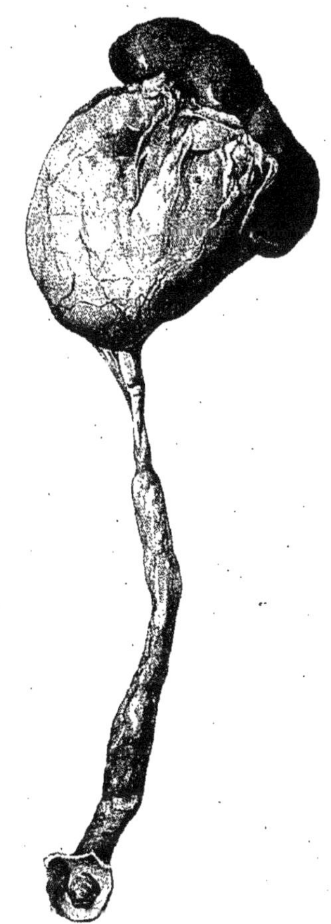

Fig. 45. — Pièce de néphro-urétérectomie totale non ouverte. On voit au bout de l'uretère le meat urétéral avec la collerette de muqueuse enlevée en même temps.

Les sutures de la paroi musculo-cutanée sont faites à deux plans dans toute la hauteur de la plaie, sauf en haut au niveau de la néphrectomie où je laisse avec intention un drain, et en bas où j'en place un autre en dehors de la vessie, dans le tissu cellulaire périvésical. L'opération avait duré en tout 45 minutes.

Les suites furent assez bénignes; le premier jour, les urines s'écoulèrent en grande partie dans le pansement, le drain vésical fonctionna peu. Mais le lendemain, le malade était pâle, défait, le pouls petit et rapide, la température à 38.2. Malgré tous les soins dont il fut entouré, il mourut dans la nuit suivante.

La pièce non ouverte nous montre l'amincissement et l'atrophie du rein, la dilatation du bassinet, la dilatation, l'épaississement et les bosselures de l'uretère, enfin la petite tumeur intra-vésicale avec la collerette de la muqueuse qui entourait l'orifice urétéral.

La pièce ouverte nous montre qu'il s'agit d'un papillome

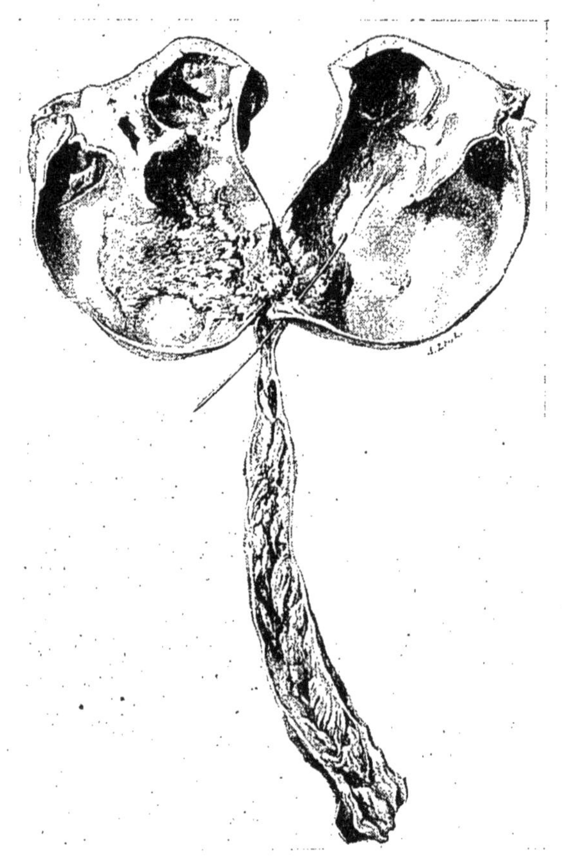

Fig. 46. — Pièce ouverte du rein à la vessie.

Dilatation du bassinet. Grosses végétations multiples en b s. Végétations étendues à toute la hauteur de l'uretère.

étendu à toute la hauteur de l'uretère et du bassinet. Dans le bassinet énormément distendu se voit le chevelu caractéristique de la production papillomateuse : à côté du groupe central de tumeurs, il y a d'autres végétations isolées à la surface interne du bassinet. L'orifice urétéral est au niveau de son abouchement au bassinet absolument enfoui sous les végétations de la tumeur : il en résulte l'hydronéphrose volumineuse dont le rein coupé montre la dilatation. Le bassinet forme une énorme poche, la substance rénale est partout considérablement atrophiée et sclérosée. Sur l'uretère, on voit presque dans toute la hauteur la propagation des papillomes avec leur chevelu caractéristique. Ce sont ces papillomes qui par leur agglomération augmentaient le volume extérieur et le calibre de l'uretère. En bas, on voit la dernière végétation qui s'échappe à travers l'orifice vésical et venait se montrer à la cystoscopie.

L'examen histologique de ces tumeurs a été pratiqué par mon chef de laboratoire, M. Verliac; il s'agit de papillomes purs. En aucun point ne se voit de dégénérescence épithéliale maligne.

Ce n'est pas la première fois que j'ai l'occasion d'opérer une semblable tumeur, et j'ai vu, il y a quelques années un autre malade qui s'est présenté à moi dans des conditions tout aussi délicates et difficiles.

Un homme de 59 ans avait été opéré par mon prédécesseur, le Professeur Albarran, pour un papillome vésical, implanté dans l'orifice urétéral.

Après l'opération, les urines restèrent troubles et sanglantes et le malade urinait en même temps de petits fragments de tumeurs.

Je fus amené à l'examiner : la cystoscopie me montra l'intégrité de la vessie, le sang venait de l'uretère gauche. Je pensai donc que la tumeur primitive siégeait dans le bassinet de ce côté, et après m'être assuré de l'intégrité du rein droit, je pratiquai la néphrectomie.

Le rein enlevé était envahi par un cancer papillaire du bassinet : la tumeur a peu à peu et un peu partout empiété sur le tissu rénal qu'elle a rongé au niveau des calices et des pyramides (fig. 47).

A l'examen histologique de cette tumeur, on voit qu'elle est formée suivant les points de papillome et sur les autres de cancer.

Au cours de cette opération je surveillai particulièrement l'uretère : je le suivis de haut en bas, l'incisai même dans sa partie supérieure pour voir s'il ne contenait pas quelque végétation suspecte. Mais voyant qu'il était indemne, je me décidai à n'enlever que sa partie supérieure et à laisser en

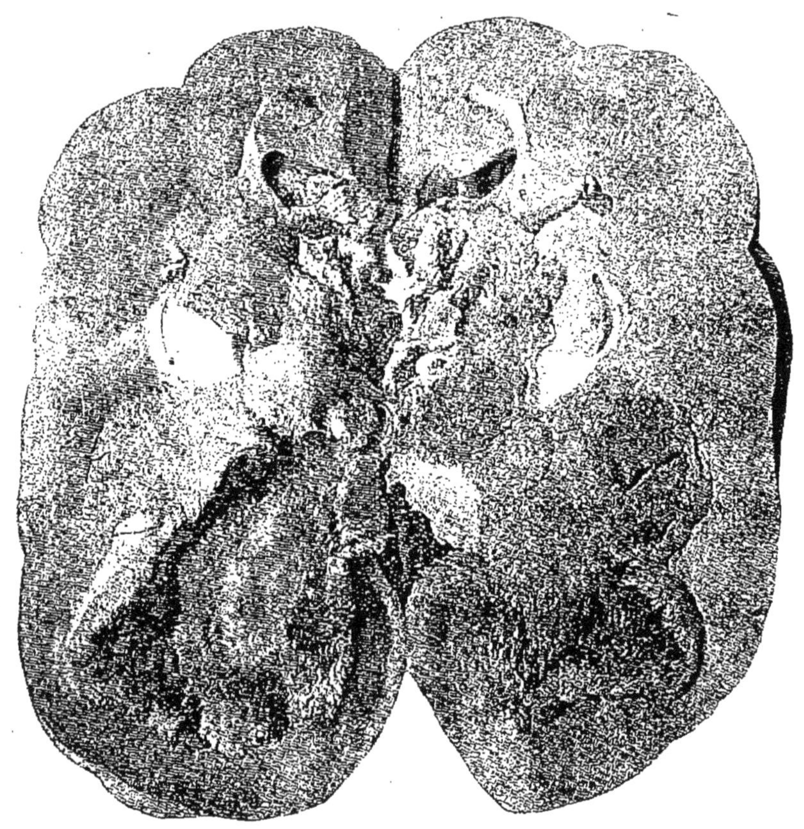

Fig. 47. — Cancer papillaire du bassinet.

place toute sa partie inférieure dans laquelle rien à ce moment ne traduisait l'ombre d'une tumeur.

Le malade guérit ; pendant plus d'une année il resta absolument bien et les urines redevinrent très claires, ce qui ne s'était pas vu depuis plusieurs années.

Mais un an après, une nouvelle hématurie survint.

Une nouvelle cystoscopie me montra sur le méat urétéral une tumeur irrégulière, frangée mais sessile, masquant en partie l'uretère et qui était incontestablement une récidive de la tumeur primitive.

Il me fallut pratiquer une troisième opération, enlever tout le segment terminal de l'uretère y compris le méat urétéral, tout cela au milieu de difficultés techniques assez considérables. Le malade se remit.

Il vécut encore un an et mourut de cancer du foie par généralisation.

Voilà, Messieurs, les deux observations que je pouvais et devais rapprocher, elles nous montrent les deux stades de la gravité de ces tumeurs; elles nous montrent surtout les difficultés cliniques et opératoires auxquelles nous expose parfois leur ablation.

*
* *

Ces tumeurs du bassinet ne sont pas très fréquentes : Mock dans son excellente thèse de 1912 n'en rapporte que 102 observations disséminées dans la littérature.

Au point de vue histologique, ces tumeurs sont constituées par des papillomes comme dans notre première observation, ou par des cancers papillaires, comme dans la seconde. Ceux-ci résultent de la transformation des premiers.

Un des principaux caractères de ces tumeurs, c'est leur extension en surface : tantôt elles envahissent et assez rapidement le bassinet et l'uretère dans toute sa hauteur, tantôt elles se développent plus discrètement en quelques points de ce même conduit. Ce ne sont point là des greffes : ce sont des productions similaires qui se développent simultanément ou successivement sur les différents points de l'appareil, montrant bien ainsi qu'il s'agit ici d'une maladie épithéliale et susceptible de s'étendre à toute la hauteur de l'appareil.

La pièce que je fais passer sous vos yeux (fig. 48) est un bel exemple de cette extension des papillomes à tout l'appareil urinaire.

Elle représente le rein gauche hydronéphrosé, l'uretère et la vessie d'une malade qui est venue mourir dans notre service. Vous y voyez partout des papillomes, la vessie en est pleine, l'uretère lui-même en est rempli et l'oblitération fortuite de son calibre fut la cause de la grosse urétéro-hydronéphrose constatée, et dans le bassinet vous voyez une toute petite tumeur récente et certainement développée

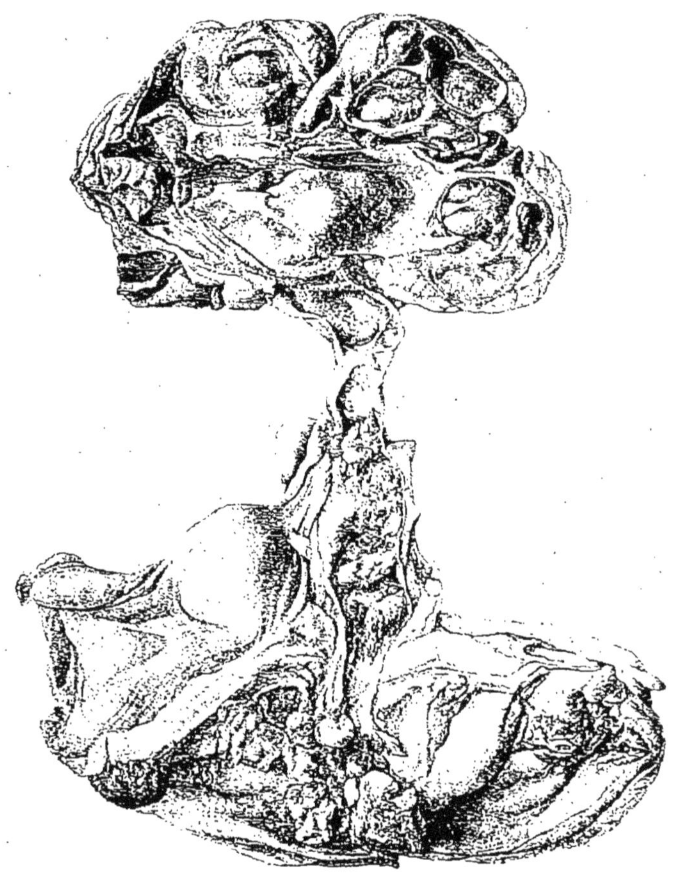

Fig. 48. — Papillomes multiples disséminés dans la vessie, dans l'uretère et le bassinet gauche d'une femme (pièce d'autopsie, Necker 1914).

après les autres. Ici la maladie papillaire est étendue à toute la moitié gauche de l'appareil.

Cette extension a naturellement une grande importance au point de vue clinique et opératoire : on doit toujours la rechercher si on venait à découvrir au cours d'une exploration rénale un papillome jusqu'alors inconnu du bassinet, de même qu'on doit toujours penser à la tumeur du bassinet quand on voit une tumeur faire hernie entre les lèvres du méat urétéral.

*
* *

Au point de vue *clinique,* vous verrez ces tumeurs se manifester à vous par un symptôme souvent unique et toujours prédominant, c'est l'*hématurie.* Celle-ci est spontanée, mais se produit de bonne heure ; elle est *précoce* et se voit à un moment où le rein ne présente encore aucune augmentation de volume.

Dans les néoplasmes, c'est le contraire ; lorsque l'hématurie paraît, la tumeur est déjà volumineuse.

Cette hématurie des papillomes pyéliques présente encore d'autres caractères : elle est d'abord exagérée ou réveillée par la palpation rénale, plusieurs observations d'Albarran montrent nettement cette provocation de l'hématurie par la palpation.

En outre elle coïncide souvent avec une crise de rétention rénale et une augmentation de volume du rein : et cet indice me paraît assez significatif, quand il existe, pour que j'aie pu baser un jour sur lui seul un diagnostic de papillome du bassinet et trouver dans l'opération la confirmation de mon diagnostic.

Il s'agissait d'une femme de 50 ans qui depuis six mois avait des hématuries spontanées lorsqu'en 1908 elle me fut amenée par son médecin le Dr Chausserie-Laprée (de Melun.) Ces hématuries s'étaient reproduites trois ou quatre fois depuis six mois et toujours avec les mêmes caractères ; cette malade commençait à uriner du sang, la nuit ou le jour, sans aucune cause apparente, puis aussitôt le rein droit devenait douloureux et augmentait de volume.

Le rein restait sensible pendant quelques heures, l'hématurie diminuait et tout rentrait dans l'ordre.

Quand je vis la malade, son rein droit, celui qui était le siège des crises en question, était mobile, non sensible et de tout petit volume. Je me basai sur ces caractères pour éliminer une tumeur du rein : et je pensai plutôt qu'il s'agissait ici d'une tumeur du bassinet.

La cystoscopie me montra l'intégrité de la vessie ; le cathétérisme des uretères ne révéla rien de particulier du côté droit,

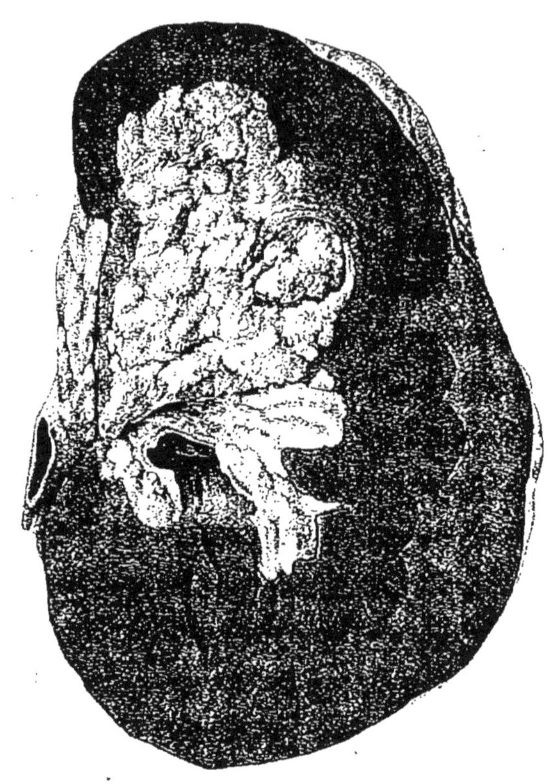

Fig. 49. — Papillome du bassinet.

si ce n'est une très légère diminution de capacité fonctionnelle.

L'autre rein était bon : je proposai l'exploration lombaire, et au besoin la néphrectomie.

Le 10 octobre 1908, le rein est découvert, son bassinet est dilaté, et sa cavité me paraît pleine de masses friables. Je l'incise et vois sortir un fragment de papillome. J'enlève alors ce rein qui contenait le papillome du bassinet que voici (fig. 49). L'uretère ne présentait rien à sa partie supérieure, et fut laissé.

J'ai revu cette malade deux ans après : elle venait me revoir parce qu'elle avait eu deux petites hématuries. Je voulais faire une cystoscopie, elle s'y refusa. Et je le regrettai ; car je pense que cette femme faisait dans son uretère ou dans sa vessie une néoformation de même nature. Elle est morte trois ans après l'opération, d'une autre cause : et je n'ai pu obtenir aucune certitude sur les hématuries postérieures à la néphrectomie.

Les *extensions* de la tumeur du bassinet sont difficiles à définir en clinique. Une de leurs manifestations les plus évidentes est la tumeur saillante au niveau du méat urétéral et visible à la cystoscopie. Quand on a sous les yeux une semblable végétation avec une pareille situation, on doit soupçonner et on peut presque affirmer qu'il y a sur l'uretère et dans le bassinet des tumeurs semblables.

Mais le papillome du bassinet peut s'étendre à l'uretère sans aller jusqu'au méat urétéral : le diagnostic de ces extensions sera alors tout aussi difficile que celui des tumeurs primitives de l'uretère. Dans un cas de Chevassu et Mock, la sonde en s'arrêtant dans l'uretère provoquait une hématurie assez abondante ; il y avait une tumeur de l'uretère.

Je me demande si la pyélographie ne donnerait pas dans ces grands papillomes du bassinet et de l'uretère quelques notions.

Elle montrerait l'élargissement du conduit, et peut-être laisserait voir un calibre tortueux, rendu irrégulier par les végétations de la tumeur.

*
* *

Le *pronostic* de ces papillomes me paraît assez sérieux. Ces tumeurs sont graves du fait des extensions qu'elles présentent et qui condamnent à une opération assez complexe : elles sont graves aussi du fait des transformations de ces tumeurs en cancer, des récidives possibles.

Tous ces papillomes relèvent d'une activité épithéliale dont le propre est de conduire directement au cancer, et plusieurs des malades dont les observations sont citées dans la thèse de Mock, sont morts ultérieurement de généralisation cancéreuse à la colonne vertébrale, au foie, etc.

L'*ablation* de ces tumeurs, et leur ablation précoce, est le seul traitement à proposer.

L'ablation du bassinet et du rein est toujours nécessaire pour les tumeurs qui sont localisées au niveau du bassinet.

Mais il faut y regarder de bien près avant de se borner à faire une simple néphrectomie : il faut inspecter l'uretère soigneusement, acquérir la certitude qu'il n'a pas de néoplasies secondaires, et enlever au moins et par prudence, même dans ce cas, la plus grande partie du conduit.

En général c'est la *néphro-urétérectomie* totale qui est le traitement de choix de ces sortes de tumeurs. Cette opération comprend l'ablation du rein et de l'uretère, y compris le méat urétéral avec la collerette de muqueuse qui l'environne. Elle est faite par la voie sous-péritonéale, l'incision est lombaire en arrière et se continue par une ligne qui passant au-dessus de l'arcade de Fallope va jusqu'à la ligne médiane un peu au-dessus du pubis. Cette incision donne un jour suffisant pour enlever d'un seul tenant l'uretère et le rein.

Mais dans son exécution cette opération peut être faite de haut en bas et de bas en haut. Voici comment elle doit, ce me semble, être conduite :

1° Il faut envisager d'abord les cas où *le bassinet est ou paraît seul atteint*. Ici l'opération devant être avant tout exploratrice, c'est bien de haut en bas qu'il faut procéder. Par l'incision lombaire, le rein est mis à nu, exploré et enlevé s'il y a lieu. Alors l'incision sera poursuivie sur le trajet de l'uretère, si après exploration on reconnaît qu'il est nécessaire de l'enlever.

2° Mais d'autres cas se présentent où au contraire on croit à une tumeur primitive de la terminaison de l'uretère. Il convient alors de faire porter et d'emblée l'exploration d'abord, et l'exérèse s'il y a lieu, sur les parties terminales de l'uretère pour remonter ensuite et progressivement vers les parties supérieures. C'est-à-dire procéder de bas en haut à la néphro-urétérectomie totale, comme je l'ai fait dans ma première observation.

Voilà, Messieurs, les considérations que je voulais vous présenter à propos des trois observations qui me sont personnelles. Elles nous ont permis de toucher beaucoup des points de l'histoire de ces tumeurs étendues et de vous éclairer sur quelques-unes des difficultés qu'elles nous présentent dans la pratique.

L'ADÉNOME PROSTATIQUE

XVI

L'ÉOSINOPHILIE DE L'ADÉNOME PROSTATIQUE

Messieurs,

Depuis quelques mois vous m'entendez parler presque journellement d'éosinophilie à propos d'adénome prostatique. Je réclame cette exploration, je la discute, je la commente. Et notre documentation s'est enrichie aujourd'hui d'un nombre suffisant de faits pour que je puisse vous donner un exposé clair et utile de la question. C'est à cette tâche que je vais consacrer cette leçon.

J'y démontrerai d'abord ce fait que l'adénome prostatique est pourvu d'une réelle toxicité générale; j'établirai ensuite que l'éosinophilie est une des réactions commandées par cette toxicité. J'étudierai en dernier lieu les applications que nous pouvons faire de ces données à la clinique.

*
* *

La toxicité de l'adénome prostatique est un fait indéniable que nous avons établi par des données expérimentales très précises effectuées avec le concours de M. Gaillardot, du Collège de France (1). Comme cette toxicité commande la

(1) F. LEGUEU et B. GAILLARDOT. Toxicité générale des extraits de prostate hypertrophiée. *Journal d'Urologie*. 1912, t. II, p. 1.

réaction éosinophilique dont je veux vous parler, je dois d'abord vous rappeler les résultats des expériences qui nous ont permis de l'établir.

La toxicité de la prostate avait du reste été reconnue antérieurement à nos recherches par Thaon (Société de Biologie, 13 juillet 1907). Au cours de ses expériences sur des chiens et des lapins, à qui il injectait 20 à 25 centigrammes d'extrait prostatique de taureau par kilogramme de poids de l'animal, il avait vu la mort survenir en quelques minutes. Et il se demandait si la prostate adénomateuse, c'est-à-dire si l'adénome de la prostate ne présentait pas une toxicité similaire et de même nature.

La facilité que j'avais de me procurer des adénomes de la prostate m'incita à faire appel aux connaissances d'un physiologiste, pour vérifier la toxicité de ces tumeurs. Et nous avons ainsi étudié ensemble au point de vue de leur toxicité générale tous les adénomes que j'ai enlevés pendant la durée d'un semestre.

Nous avons pris le chien comme animal d'expérience, parce que, par son alimentation et par la composition chimique des tissus et liquides de son organisme, ainsi que par le développement de son système nerveux, il se rapproche davantage de l'homme. Nous avons choisi, comme anesthésique général, le chloralose à la dose de 0 gr. 10 par kilogramme, *en injection intraveineuse*, suivant la pratique courante du laboratoire du professeur Gley, parce que c'est, au moins pour le chien, un merveilleux anesthésique qui n'est pas toxique et par conséquent n'altère pas les réactions physiologiques de l'animal en expérience.

Enfin, nous avons fait nos extraits de prostate en hachant finement l'organe, le broyant avec du sable fin lavé, le laissant macérer deux à trois heures dans de l'eau salée à neuf pour mille, à la température du laboratoire, à raison de une partie de prostate pour quatre d'eau salée, puis le centrifugeant et filtrant sur coton de verre.

Depuis un an que nous poursuivons ces recherches, nous avons pu faire vingt-six expériences différentes. Nous n'avons pu malheureusement expérimenter jusqu'ici avec de la prostate normale de l'homme. Nous avons fait dix expériences avec de la prostate hypertrophiée d'homme, deux avec de la prostate hypertrophiée de chien, une avec du fibrome utérin et une avec de l'adénome du sein, soit quatorze expériences avec des tissus pathologiques.

D'autre part, nous avons fait dix expériences avec de la prostate normale de chien et deux avec de la prostate normale de cheval, soit douze expériences avec des tissus normaux.

Enfin, nous avons expérimenté toute une série de doses différentes des mêmes extraits, depuis les doses massives de 2 grammes de prostate par kilogramme d'animal jusqu'aux faibles doses de 0 gr. 25 seulement, pour mieux pouvoir comparer les toxicités relatives de nos produits.

Voici le résumé de nos expérienses :

Un sphygmomanomètre nous servait à enregistrer les oscillations les plus légères du cœur; il était relié au bout central de la carotide du chien soumis aux injections successives de tissu pathologique, et on peut lire sur le graphique obtenu les variations de la pression sanguine.

Les injections de *prostate normale*, de fibrome utérin, d'adénome mammaire ne causèrent jamais d'accident grave. A la dose de 2 grammes, l'injection purement prostatique (c'est-à-dire exempte de toute trace de ce qu'on nomme l'adénome de cette glande) déterminait un léger ralentissement cardiaque. Les injections d'adénome du sein, de fibrome utérin ne donnèrent aucun résultat.

Voyez cette légère dépression, presque insignifiante, de la pression sangine, consécutive à une injection d'extrait prostatique normal (fig. 50). Elle est due à l'injection de 1 gr. 30 de prostate par kilogramme d'animal : il y a en outre ralentissement du cœur.

Les résultats obtenus avec les *extraits d'adénome* sont beaucoup plus importants.

Sur douze chiens ayant subi une injection d'extrait d'adénome prostatique, deux sont morts presque immédiatement après avoir reçu 1 gramme de cet extrait par kilog. d'animal; trois sont morts également après une injection de 50 centigrammes d'extrait par kilogramme: sept ont présenté des accidents graves et non mortels.

Nous avons comparé au point de vue de leur toxicité

l'adénome prostatique du chien et celui de l'homme, et avons pu nous assurer qu'elle était de tous points équivalente. A cela, rien de surprenant : l'identité de toxicité correspond à l'identité d'origine.

L'élément ou plutôt le témoin visible de cette toxicité de l'injection d'extrait d'adénome n'est autre que cette chute considérable et immédiate de la pression sanguine, tout à fait comparable à celle qu'occasionnerait une très abondante saignée. J'ai dit « immédiate », elle se produit en effet quelques secondes après cette injection si nocive. A elle

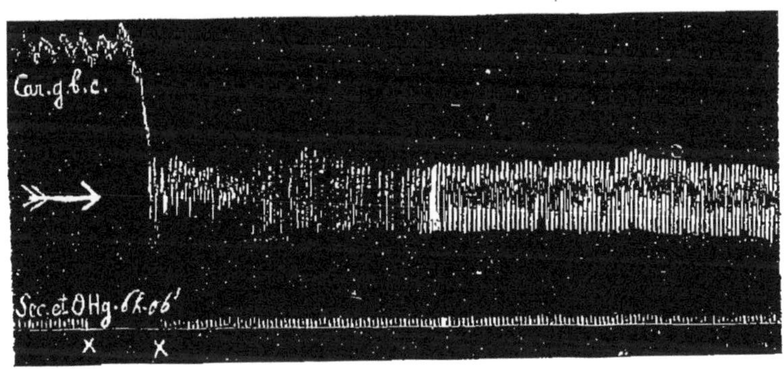

Fig. 50 (Exp. VI). — Chute de pression durable et ralentissement du cœur, après l'injection d'extrait de prostate normale de chien. — De + en + injection de 1 gr. 30 de prostate par kilogr. d'animal.

s'associent des troubles respiratoires : ralentissement le plus souvent, parfois accélération du rythme du cœur (fig. 51).

Nous avons multiplié et varié nos expériences dans des conditions très nombreuses et très différentes : nous avons toujours obtenu le même résultat.

Nous sommes donc autorisés à affirmer que l'adénome prostatique est doué d'une toxicité réelle, se manifestant chez l'animal ayant reçu des injections de ce produit par une forte hypotension sanguine.

Cette notion considérable étant ainsi nettement établie, nous devons trouver quelque part des manifestations de cette toxicité. Et nous devons au moins les chercher localement et dans l'organisme.

Localement, la toxicité de l'adénome agit peut-être sur la vessie elle-même pour inhiber sa contractilité : ceci n'est qu'une hypothèse, mais elle expliquerait ces rétentions que l'obstacle mécanique ne suffit pas toujours à légitimer : elle expliquerait le retour immédiat de la contractilité vésicale après l'ablation de l'adénome. Bref, cette opinion, non prouvée, reste assez vraisemblable et je me propose de la vérifier un jour à l'aide de nouvelles expériences.

En ce qui concerne l'action générale de la toxicité prostatique, elle n'apparaît pas encore très évidente. « On ne voit

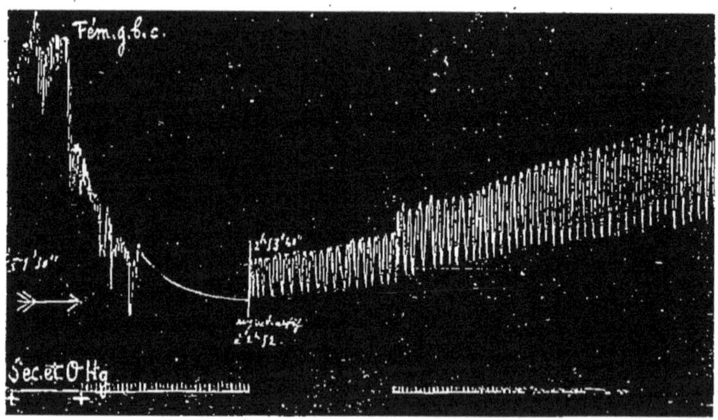

Fig. 51 (Exp. XI). — Chute de pression, arrêt de la circulation et de la respiration, ralentissement considérable du cœur, après injection de prostate hypertrophiée d'homme. — De + en + injection de 1 gr. 40 de prostate par kilogr. d'animal.

dans l'organisme, me disait-on, rien qui ressemble à l'hypotension que vous invoquez. » C'est vrai. Mais jamais on ne vit une donnée de physiologie pathologique comme celle que je pose, rester sans constatations ultérieures. Jusqu'ici, on n'a rien cherché et on n'a rien trouvé. Cherchons et nous trouverons.

Nous avons cherché et nous avons déjà trouvé quelque chose. L'éosinophilie est la première constatation qui vienne nous prouver que l'adénome prostatique exerce une influence sur l'organisme tout entier.

Cette éosinophilie est en effet le corollaire certain de la toxicité de l'adénome.

Cette notion est née dans ce service, elle est le fruit des

travaux qui s'y sont poursuivis, et ce premier résultat nous l'enregistrons avec plaisir, il nous encourage à multiplier nos investigations.

*
* *

Dans le courant de l'année, MM. Morel et Chabanier (1), étudiant, dans mon laboratoire, le sang des porteurs d'adénome prostatique, y découvrirent une éosinophilie dont l'existence leur apparut liée à la présence de la tumeur.

Le sang, je vous le rappelle, contient 6.000 globules blancs environ par millimètre cube, globules blancs qui appartiennent à des variétés différentes. Les plus nombreux d'entre eux (68 % à peu près) sont des polynucléaires, ainsi dénommés à cause de la multiplicité de leurs noyaux, généralement au nombre de trois, baignant dans un protoplasma qui, chez certains d'entre eux fort rares d'ailleurs, contient de très fines granulations se colorant en rouge par l'éosine. Ces polynucléaires éosinophiles atteignent le chiffre de 1,5 pour 100 leucocytes chez un sujet normal, alors que les autres polynucléaires, neutrophiles, sont au nombre de 66 à 75 environ.

Puis viennent les mononucléaires, divisés en grands et moyens, suivant les dimensions de leur unique noyau, et enfin les lymphocytes dont le contenu est représenté presque en entier par un noyau entouré de fort peu de protoplasma.

Voyez sur ce tableau la formule leucocytaire d'un homme d'un certain âge, de cinquante ans, mais qui est dépourvu de toute lésion prostatique :

Polynucléaires neutrophiles	70
Moyens mononucléaires	18
Grands mononucléaires	6
Lymphocytes	4
Eosinophiles	1,5

La formule leucocytaire peut varier dans plusieurs circonstances, physiologiques ou pathologiques. C'est ainsi que les

(1) L. Morel et H. Chabanier. L'éosinophilie des prostatiques. *Comptes rendus de la Soc. de Biol.*, 3 mai 1913, T. LXXIV, p. 948.

polynucléaires deviennent plus nombreux dans la vieillesse, où ils peuvent atteindre le chiffre de 80 à 85 sur 100 leucocytes. Ils croissent encore en nombre au cours des grandes infections aiguës; quant à l'éosinophilie, elle commence lorsque le taux des polynucléaires à granulations colorables par l'éosine dépasse 3 %.

Il y a donc éosinophilie lorsque sur 100 leucocytes, on peut compter plus de 2 ou 3 éosinophiles : l'éosinophilie peut aller jusqu'à 25 %.

L'éosinophilie est une réaction biologique souvent observée en pathologie.

Je vous citerai par exemple, comme déterminant une éosinophilie plus ou moins marquée certaines affections cutanées, la leucémie, des maladies parasitaires (kyste hydatique, vers intestinaux), la convalescence des maladies infectieuses (rhumatisme articulaire aigu, pneumonie, fièvres éruptives). L'éosinophilie témoigne, en somme, d'une réaction de défense de l'organisme et d'une immunisation acquise contre une intoxication chronique.

Ces polynucléaires éosinophiles d'ailleurs ne constituent pas des éléments cellulaires de nouvelle formation; ils représentent simplement des polynucléaires ordinaires dont le protoplasma se charge de granulations éosinophiles. En étudiant le sang des éosinophiliques, on trouve en effet tous les degrés de transition entre ce polynucléaire neutrophile et l'éosinophile ; on voit de ces cellules où les granulations sont encore peu accentuées. La propriété éosinophile est en train de se constituer dans le sein d'un polynucléaire neutrophile.

Voyons maintenant le sang des adénomateux de la prostate. Nos recherches ont porté sur 85 malades ; voici leurs résultats (1).

Outre une leucocytose qui porte à 12.000 environ le chiffre des globules blancs, vous notez une éosinophilie qui peut être des plus considérables.

(1) F. Legueu et L. Morel. Valeur de l'éosinophilie dans le diagnostic des affections chirurgicales de la prostate. *Archives Urologiques de la Clinique de Necker*, t. I, f. III, p. 295.

Dans 36 cas sur 40, ce qui ferait une proportion de 90 %, les éosinophiles se comptaient par 5 à 25 %, alors que les polynucléaires se maintenaient au taux normal 70. Consultez le tableau suivant et comparez ce second équilibre leucocytaire à celui de l'homme normal :

Polynucléaires.	70
Moyens mononucléaires. . . .	20
Grands mononucléaires.	6
Lymphocytes.	2
Eosinophiles.	5

Il va sans dire que nous nous sommes assurés que nos malades n'avaient aucune des affections habituellement éosinophilisantes, qu'ils étaient exempts de kyste hydatique, d'helminthiase, de rhumatisme, de pneumonie, etc. Nous avons relevé cette éosinophilie marquée chez des individus qui avaient un adénome prostatique et rien de plus.

Mais qui prouve après tout que cette éosinophilie dépende de l'adénome ?

D'abord ceci, c'est qu'elle *disparaît immédiatement* après l'ablation de l'adénome ; voici un homme qui a, un matin, une éosinophilie de 10 % ; je le débarrasse à 11 heures de sa tumeur ; le lendemain, le taux de ses éosinophiles est descendu à 0,50 %, au-dessous de la normale (1,5) qu'il n'atteindra d'ailleurs que dans une quinzaine de jours.

Le tableau I suivant peut d'ailleurs vous montrer qu'il ne s'agit pas là d'une coïncidence accidentelle.

Voici une autre constatation qui va vraisemblablement lever les doutes que peut-être vous gardez encore. L'examen histologique de tous les adénomes extirpés par nous nous a révélé l'existence d'une éosinophilie au voisinage de la tumeur, *éosinophilie locale*, rappelant celle qui caractérise les kystes hydatiques du foie ou d'autres organes.

Ainsi dans tous les adénomes, il existe un foyer d'éosinophilie, point de départ, très probablement, de l'éosinophilie observée dans le sang. Là se trouve le foyer d'intoxication dont cette éosinophilie et les expériences sur l'animal rapportées plus haut nous attestent l'intensité.

TABLEAU I

Disparition des Eosinophiles après prostatectomie.

	XIV	XXIII	XXVII	XXXI	XXX	XXXIII	XII	XX	XXXVI
	Eosinophiles %	Eosinophiles %	Eosinophiles %	Eosinophiles %	Eosinophiles %	Eosinophiles %	Eosinophiles %	Eosinophiles %	Eosinophiles %
Avant prostatectomie	4.3	5	5 à 6	7.5	6.9	7.6	4.0	4.9	1.4
Lendemain de prostat.	0.8	0.0	0.0	0.4	0.1	0.0	0.3	0.3	0.2
Huit jours après . . .	0.6	0.7	0.6	1.0	0.5	0.0	0.8	0.4	1.2
Un mois après.	0.6		0.8	1.0	0.7	0.4	0.8	0.7	0.8

Je dois ajouter que, chez les adénomateux, l'éosinophilie peut momentanément disparaître sous certaines influences : une infection concomitante, une hématurie par exemple.

Sachez encore que cette éosinophilie, si elle est évidemment conditionnée par la présence d'un adénome, n'est nullement proportionnelle à son volume. Tel adénome de 120 grammes ne s'accompagna que d'une éosinophilie de 3 %; par contre, elle fut de 14 % avec une tumeur de 30 grammes. Il en est de même avec la toxicité; celle-ci est simplement fonction de l'existence de l'adénome, mais nullement en rapport avec ses dimensions.

Je ne cesse de vous répéter que l'adénome est absolument indépendant de la prostate qui, au surplus, est atrophiée en la circonstance, et qu'il est constitué aux dépens des glandes urétrales. Or une excellente preuve, physiologique celle-ci, de cette dissociation ne nous est-elle pas encore fournie par ce fait que, contrairement à l'extrait d'adénome, l'extrait prostatique n'est nullement ou est très peu toxique?

*
* *

De cette notion désormais bien établie, pouvons-nous retirer quelques conclusions pratiques ? Il nous est permis, d'ores et déjà, d'en faire une application au *diagnostic différentiel de l'adénome* et du *cancer de la prostate.*

Il est parfois très difficile de distinguer le cancer prostatique de l'adénome. Le toucher rectal nous a, par exemple, fait découvrir dans la région de la prostate un noyau dur. Eh bien ! s'agit-il d'un cancer en miniature, d'un de ces cancers dont Albarran et Hallé nous ont appris que l'adénome pouvait subir la dégénérescence, ou bien d'un petit abcès, qui, lui aussi, s'accompagne de polynucléose ? Sans doute dans les deux cas, vous devez intervenir, mais dans le premier il vous faudra prendre la précaution d'avertir la famille du malade qu'une récidive est probable, sinon certaine.

Il y a ainsi au point de vue du pronostic une grande différence, et cependant bien des fois je me suis trouvé très embarrassé pour trancher avec les seules données de la clinique cette solution difficile.

L'examen du sang nous fournira ici d'utiles indications.

Voici la formule hématologique générale du cancer prostatique :

Polynucléaires.	85
Moyens mononucléaires	10
Grands mononucléaires.	2,5
Lymphocytes	2
Eosinophiles.	0,4

Comme vous le voyez, les polynucléaires sont augmentés et, par contre, les éosinophiles sont en nombre inférieur à la normale. Ce sont là deux éléments d'appréciation qui, lors de doute de votre part, pourront vous permettre de sortir d'embarras, de par la simple comparaison de deux formules leucocytaires nettement différentes l'une de l'autre.

Voici à ce point de vue nos résultats.

Sur quarante cas examinés, l'*examen clinique* (aidé ou non

de l'examen cystoscopique), ayant conclu trente-neuf fois à l'adénome et une fois au cancer, *l'examen du sang* confirme trente-cinq fois le diagnostic clinique d'adénome; quatre fois il ne put être affirmatif; enfin il affirma l'adénome dans un cas que la clinique étiquetait cancer.

Ce qui peut se résumer de la façon suivante :

Diagnostic clinique.	Diagnostic hématologique.	Diagnostic anatomique
39 fois adénome.	35 fois adénome. 4 fois ?	30 adénomes.
1 fois cancer.	1 fois adénome.	1 adénome.

En somme, dans 87 % des cas, l'examen de la formule leucocytaire confirme le diagnostic clinique d'adénome ; il peut permettre de rectifier un diagnostie clinique erroné (adénome pris pour du cancer).

Sur trente et un cas de cancer, l'*examen clinique* (aidé ou non de l'examen cystoscopique), avait conclu dix-huit fois à cancer et treize fois à adénome. L'*examen du sang* confirma le diagnostic du cancer dans les dix-huit cas déjà reconnus par la clinique ; dans dix cas, il rectifia le diagnostic (erroné) d'adénome; dans trois cas, l'examen du sang et l'examen clinique furent simultanément en défaut.

Ce qui peut se résumer de la façon suivante :

Diagnostic clinique.	Diagnostic hématologique.	Diagnostic anatomique
18 fois cancer.	18 fois cancer.	18 cancers.
13 fois adénome.	10 fois cancer. 3 fois adénome.	10 cancers. 3 cancers.

En somme, alors que le diagnostic *clinique* de cancer de la prostate s'est montré exact dans 60 % des cas examinés, le diagnostic hématologique s'est montré exact dans plus de 90 % des cas examinés.

La recherche de l'éosinophilie est donc plus concluante que celle des signes cliniques.

Dans un cas récent dont me parlait mon ami Noguès l'examen du sang put rectifier dans des conditions délicates un diagnostic erroné. Un médecin de province qui maigrissait depuis quelque temps d'une façon troublante, éprouvait en même temps quelques troubles urinaires qui frappaient son attention. Il craint d'avoir un cancer de la prostate : il vient à Paris, se fait examiner par un de mes collègues, et celui-ci trouvant quelques indurations dans la prostate pose sans le dire, le diagnostic de cancer et renvoie le malade en son pays sans opération.

Le malade continue à maigrir et à se cachectiser de plus en plus : il écrit à Noguès des lettres de plus en plus désespérées. Un jour, Noguès voyant en notre Clinique les résultats précis que nous donnait l'examen du sang dans des cas de ce genre écrivit au malheureux : « Envoyez-moi du sang ». Le sang est examiné par M. Morel : il trouve une éosinophilie formidable, 25 %, il ne pouvait donc être question de cancer. On pense alors à un kyste hydatique : on fait faire la réaction de Weinberg : elle est négative. Et en somme la cause de l'éosinophilie restait imprécise, mais il paraissait certain qu'il n'y avait pas de cancer.

Mais voici que peu à peu l'état de ce médecin s'améliore, les signes locaux s'atténuent : l'état général se relève, le malade reprend du poids, et actuellement il paraît tout à fait remis. Il s'agissait donc ici sans doute d'une de ces prostatites chroniques, latentes, avec faible suppuration profonde, de ces inflammations à allure néoplasique que j'appelle volontiers « des tumeurs inflammatoires de la prostate ».

A distance, l'examen du sang avait permis de rectifier un diagnostic erroné et un pronostic très sombre.

Cette notion de l'éosinophilie de l'adénome peut encore avoir d'autres applications.

Tous les jours nous voyons des rétentionnistes sans rétrécissement, sans ataxie, sans adénome appréciable au toucher. L'explorateur métallique ne rencontre aucun obstacle, la cystoscopie la plus attentive montre un col vésical intact, nullement déformé et l'urétroscope cherche en vain un adénome sur les flancs du vérumontanum. Autrefois on appelait ces malades « prostatiques sans prostate », et quoique très vague le cadre ainsi tracé mérite d'être conservé !

Or dans ce cadre figurent déjà quelques malades porteurs de tout petits adénomes, et pour lesquels la plupart des explorations habituellement employées chez ces malades, l'urétroscopie et la cystoscopie même, donnent un résultat négatif. La découverte de l'adénome est cependant de la plus haute importance; car s'il existe, il faut l'enlever, le malade ne guérira qu'à ce prix. Et s'il n'existe pas, l'opération qu'on sera peut être conduit à faire pour le trouver, ne donnera qu'un résultat mauvais.

Dans ces conditions l'éosinophilie peut avoir une grosse importance : nous l'avons pensé et sur tous les malades de la Clinique, rentrant dans la catégorie de ces rétentionnistes sans cause, nous avons appliqué l'éosinophilie au diagnostic de leur rétention.

Sur six malades, deux avaient une éosinophilie appréciable de 4 à 7 %. Fort de cette donnée, j'ai opéré; j'ai chez eux été par voie hypogastrique à la recherche de l'adénome dont l'éosinophilie m'annonçait la présence. Et dans les deux cas j'ai trouvé caché dans la prostate un adénome de tout petit volume, qu'aucune exploration n'avait révélé avant l'éosinophilie.

Par contre sur quatre autres malades, il n'y avait pas d'éosinophilie : j'ai cependant opéré pour chercher un adénome et supprimer une cause mécanique de rétention. Dans ces quatre cas, je n'ai rien trouvé d'énucléable et ai dû faire une autre opération, dont les malades n'ont d'ailleurs tiré aucun résultat.

Sur un autre malade qui, après l'ablation d'un adénome l'année dernière, conservait un résidu de 250 grammes, je pouvais penser avoir laissé un fragment d'adénome d'autant plus que la cystoscopie montrait une végétation saillante sur la paroi droite du col vésical. Actuellement l'éosinophilie se maintenait à 1 %, c'est-à-dire au taux où elle était descendue immédiatement après la première opération alors qu'elle était avant de 4 %. D'après l'éosinophilie, je ne devais donc pas trouver d'adénome. J'ai cependant opéré à nouveau, j'ai trouvé des saillies muqueuses autour du col, mais il n'y avait pas d'adénome dans la loge prostatique.

L'éosinophilie a donc toujours trouvé sa confirmation dans nos opérations, et son absence me portera de plus en plus à rejeter l'opération dans les cas auxquels je fais allusion.

Je viens de voir un des plus réputés médecins des hôpitaux d'une capitale d'Europe, complet rétentionniste depuis six ans et chez qui on suspectait un tabès. La réaction de Wassermann fut négative ; par ailleurs Babinski ne lui découvrit aucune altération du système nerveux. De mon côté, je n'ai rien trouvé au toucher rectal, ni à la cystoscopie ni à l'urétroscopie. Quant à sa formule leucocytaire, elle n'est nullement significative ; son éosinophilie est de 1 %. Dans ces conditions, je n'ai pu lui fournir aucune indicatiou thérapeutique et j'ai préféré ne pas opérer.

Voilà, Messieurs, ce que nous a donné la recherche de l'éosinophilie sur les adénomateux de la prostate ; voilà les déductions opératoires et diagnostiques qu'elle nous a permises. Elle est entre nos moyens un moyen complémentaire de contrôle et de rectification.

Au point de vue biologique, elle nous montre une fois de plus que les constatations faites par la physiologie pathologique ne sont jamais spéculatives, mais comportent toujours des applications pratiques. Nous continuerons donc à mener de front les observations cliniques, les travaux de laboratoire et d'expérimentation, et nous pourrons ainsi approfondir plus sérieusement nos diagnostics et travailler plus efficacement à la guérison de nos malades.

XVII

VALEUR ET APPLICATION DE LA CONSTANTE URÉO-SÉCRÉTOIRE CHEZ LES PROSTATIQUES

Messieurs,

Les débuts de la prostatectomie de Freyer furent assez difficiles : au lendemain de la prostatectomie périnéale, l'opération nouvelle se montrait moins bénigne.

D'aucuns furent même ébranlés au point de vouloir remettre en honneur la voie basse qui, médiocre en ses résultats éloignés, avait au moins l'avantage d'une grande bénignité immédiate.

Peu à peu les choses ont évolué, l'opération de Freyer a gagné du terrain et elle s'est imposée par la simplicité et la rapidité de sa technique.

Les complications ont longtemps attiré seules l'attention des chirurgiens.

Pensant avant tout au délabrement que crée l'énucléation de la prostate, nous redoutions au début l'hémorragie et l'infection surtout.

De cette première période datent les soins post-opératoires compliqués qui représentaient un véritable dogme — variable, il est vrai, avec le chirurgien — et que chacun pratiquait en toute conviction.

Mais il était déjà permis de prévoir que certains échecs

imprévus et déconcertants étaient indépendants de l'irrigation continue ou discontinue, du tamponnement ou de toute autre de ces manœuvres qui ont trop compliqué les soins post-opératoires.

De quoi meurent donc les prostatectomisés?

Des statistiques se dégagent — comme causes principales — le collapsus, l'embolie, l'urémie, l'hémorragie, la broncho-pneumonie et les complications infectieuses.

Mais si on analyse les faits de plus près, on est frappé du rôle joué par l'insuffisance rénale.

N'est-ce pas elle que nous retrouvons souvent sous le nom de collapsus, de schok, d'embolie : états souvent mal définis, à symptomatologie d'ailleurs très fruste et auxquels on donne quelquefois telle ou telle étiquette suivant l'impression du moment.

Il en est de même pour l'embolie; il est certainement des prostatiques qui meurent par le cœur mais souvent aussi ce mot cache une erreur d'interprétation.

Dans le cas de mort subite, le terme d'embolie se présente de lui-même : il a l'avantage de satisfaire l'esprit et d'expliquer la brusquerie des accidents. Mais l'autopsie ne confirme pas toujours ce diagnostic, et l'on ne trouve pour expliquer la mort qu'une insuffisance rénale méconnue.

En voici un exemple : c'est ce malade de 56 ans qui fut opéré par M. Chevassu, quelque temps avant que je prenne possession de cette Clinique.

Le 2 septembre 1912, il avait :

$$Az = 0{,}403 \qquad K = 0{,}094$$

Le 6 septembre, on fait la prostatectomie au chlorure d'éthyle.

Les suites sont d'abord très favorables; il y a cependant un peu de réaction pulmonaire. Le malade est levé au deuxième jour.

Vers le sixième jour, on le trouve un peu apathique. Cependant à la fin de la première semaine, il va mieux, on le considère comme hors d'affaire.

Le 24 septembre, on fait le matin le pansement et on change la sonde à demeure.

A 1 h. 1/2 brusquement le malade se congestionne, devient violacé, pousse un soupir et retombe mort sur le lit.

Voilà bien le tableau de l'embolie! Eh bien chez ce malade les examens avaient permis de voir l'origine rénale de son affection, et malgré l'aspect clinique le diagnostic d'urémie fut porté; car le 8e jour après son opération, son azotémie était de 1 gr. 02, le 11e jour, elle restait stationnaire à 0,998, et le 17e jour, vingt-quatre heures avant la mort elle s'élevait à 1 gr. 89. En outre, on avait constaté que les pansements étaient relativement peu mouillés.

L'autopsie montra qu'il n'y avait pas eu en effet d'embolie. Il existait dans les deux poumons des foyers de bronchopneumonie. Quant aux reins, le gauche était le siège d'une pyélonéphrite et le droit présentait des lésions de néphrite chronique.

Voilà donc un malade qui devait avoir avant l'opération une fonction aqueuse défectueuse et qui est mort d'*urémie* malgré les apparences cliniques sous l'influence des lésions infectieuses que l'opération avait causées ou aggravées.

Les morts par *broncho-pneumonie* sont assez fréquentes, mais encore faut-il s'entendre sur ces broncho-pneumonies : il y a ici encore des degrés.

Il est d'abord un certain nombre de ces complications pulmonaires qui sont secondaires à l'altération des reins. Il en est d'autres qui plus franches et en quelque sorte primitives sont cependant susceptibles de retentir d'une façon fâcheuse sur l'état des reins : la fièvre qu'elles occasionnent fait tomber le niveau de la sécrétion aqueuse, la quantité des urines devient beaucoup moins abondante et l'azotémie monte dans une proportion correspondante.

Ainsi, à l'occasion d'une complication pulmonaire, il y a donc des malades qui ont rompu l'équilibre instable dans lequel se trouvait le fonctionnement de leurs reins.

Quant à l'*hémorragie* proprement dite, elle cause rarement la mort des malades, et pour notre part elle nous a peu inquiété.

Aussi bien ce qui se détache de ces faits, ce qui domine pour nous la question de la prostatectomie, c'est que les urinaires sont tous des néphritiques. Et ils le sont de deux manières : ils le sont par toutes les tares rénales qu'ils avaient avant d'être prostatiques. Mais à ces tares initiales, ils ont ajouté celles que le prostatisme leur a données par la rétention et l'infection qu'il entraîne.

Aussi bien, quand on applique la prostatectomie indistinctement à toutes ces catégories de prostatiques, on est exposé à avoir de mauvais résultats.

Il faut donc chez tous ces malades se préoccuper de leur « valeur rénale », et dans l'appréciation à faire, tenir compte des troubles transitoires dus à la rétention et à l'infection, et de ceux qui indépendants de ces deux facteurs, sont fixes, durables et forcent à rejeter le malade hors des indications de la prostatectomie.

Ce n'est pas après l'intervention qu'il faut surveiller le plus attentivement le malade ; c'est avant.

Tout réside dans un choix judicieux des malades, et plus particulièrement dans l'appréciation des fonctions rénales.

***

Pour apprécier la valeur des fonctions rénales avec les méthodes classiques, on a deux procédés à sa disposition : l'analyse des urines et l'élimination provoquée des substances injectées.

L'*analyse des urines* se résume presque uniquement à l'étude de l'urée, et là deux notions se trouvent en présence : la notion de débit et la notion de concentration. Malheureusement l'une et l'autre ont leur point faible et si, jusqu'alors on a vécu sur ces données, ce n'est que dans l'attente d'éléments meilleurs.

Le *débit* est la quantité excrétée en un temps donné. Mais comme Ambard l'a montré, le débit uréique varie proportionnellement à la quantité d'urée du sang, tandis que celle-ci, d'après Widal et Javal, varie elle-même avec l'alimentation azotée.

Ainsi donc le même individu pourra avoir un écart de chiffre assez important dans son débit uréique suivant que l'examen aura été fait à jeun ou quelque temps après le repas et suivant la richesse de l'alimentation en matières azotées.

Quant à la *notion de concentration*, elle est beaucoup plus trompeuse encore. Elle répond à la teneur par litre et est intimement liée à la question aqueuse actuellement si mal connue. Elle a le grand inconvénient de solidariser deux actes physiologiques essentiellement indépendants : l'excrétion aqueuse et l'excrétion uréique.

En effet, si la concentration s'abaisse quand la quantité d'urée diminue, elle s'abaisse aussi quand la quantité d'eau augmente et inversement.

Une concentration forte, loin de révéler une intégrité de la fonction uréique, peut donc simplement masquer un trouble de la fonction aqueuse, et l'on voit comment cette notion de concentration est dangereuse, puisqu'elle englobe dans son chiffre aussi bien la néphrite urémigène que la néphrite hydropigène.

Albarran l'avait bien compris quand, pour essayer de rendre à cette épreuve sa valeur, il avait préconisé la polyurie expérimentale, car ces deux notions de concentration et de polyurie associées l'une à l'autre satisfont bien l'esprit.

Une bonne concentration, jointe à une bonne réaction polyurique fera nécessairement penser à un fonctionnement rénal satisfaisant.

Mais en pratique les choses se présentent d'une façon souvent différente ; l'épreuve de la polyurie qui doit contrôler la concentration n'offre malheureusement pas toujours les garanties nécessaires.

Dans de récentes recherches entreprises avec notre interne de Berne-Lagarde (1), nous avons démontré combien cette épreuve est capricieuse (voir plus haut p. 166).

Nous avons insisté sur les causes d'erreurs multiples qui viennent parfois troubler la réaction, en particulier sur le rôle du tube digestif et des glandes annexes. Et si la réaction à la polyurie expérimentale garde donc toute sa valeur quand elle est positive, il est bien acquis aujourd'hui que l'absence

(1) LEGUEU et DE BERNE-LAGARDE. Critique de la polyurie expérimentale. *Journal d'Urologie*, t. II, n° 4, 15 oct. 1912.

de réaction ne permet pas de conclure que la fonction aqueuse est troublée.

Toute incertitude sur la signification de la concentration urinaire disparaît, lorsque, au lieu de considérer la simple concentration telle qu'elle se présente fortuitement, on envisage la plus forte concentration de l'urine expérimentalement recherchée, c'est-à-dire la *concentration maxima*.

Cette épreuve a l'avantage d'être fidèle. Elle mesure rigoureusement la qualité du parenchyme rénal (1). Elle répond au taux au-dessus duquel le parenchyme ne peut plus éliminer les différentes substances extractives de l'urine. Elle entraîne comme corollaire un volume aqueux physiologique obligatoire.

Nous avons depuis quelque temps multiplié ses applications, et nous avons donné ailleurs un exposé de cette question très importante.

A côté de l'examen chimique des urines, il y a encore, dans les procédés classiques d'exploration des fonctions rénales, l'*élimination provoquée* des substances injectées.

Peut-on attendre de cette méthode un renseignement utile? Voilà qui semble bien paradoxal.

Pour notre part nous n'avons jamais rien demandé au carmin d'indigo, pas plus qu'à la phénolsulfonephtaléine. Nous ne comprenons pas très bien l'ardeur avec laquelle, en Amérique, on s'ingénie à trouver chaque jour un colorant nouveau!

Nous ne pratiquons pas non plus d'examen à la phlorydzine, car il nous paraît mauvais, pour élucider un problème déjà suffisamment complexe, d'avoir recours à une substance qui subit l'action du foie avant d'arriver au rein.

Quant au bleu de méthylène, on sait aujourd'hui ce qu'il en faut penser.

Son élimination est en tous points parallèle à celle des substances sans seuil comme l'urée : il ne nous apprend donc rien de nouveau. Il laisse de côté la néphrite hydropigène. La seule différence est qu'il colore l'urine. Encore ne le

(1) Legueu, L. Ambard et Chabanier. Etude de la concentration maxima dans ses rapports avec l'azotémie. *Archives Urologiques de la Clinique de Necker*, t. I, page 275.

fait-il que très imparfaitement puisqu'une partie de la substance s'élimine sous forme de chromogène : je n'y ai jamais recours (1).

*
* *

Avec les méthodes modernes nous avons réalisé un très sensible progrès dans l'évaluation de la valeur de la fonction rénale.

Ces travaux ont à leur base les intéressantes recherches de Widal et de ses élèves.

Quand le rein est lésé dans sa fonction d'élimination, les produits qu'il doit excréter s'accumulent dans le sang.

L'étude de l'urée du sang permet donc d'apprécier la valeur de la fonction uréique du rein : c'est ce qu'ont fait Widal et Javal, attirant ainsi l'attention sur l'urémie latente.

Mais l'azotémie varie dans de fortes proportions selon l'alimentation. Si donc les azotémies considérables conservent toute leur valeur, le dosage de l'urée du sang n'est plus une épreuve de sensibilité suffisante lorsqu'il s'agit d'apprécier une azotémie légère, car il faudrait tenir compte des substances albuminoïdes ingérées pendant la même période, ce qui est pratiquement difficile.

C est en présence de toutes ces difficultés et des causes d'erreurs multiples dues à toutes les méthodes, que nous nous sommes attaché à un procédé d'exploration découvert dans notre service par notre chef de laboratoire M. Ambard et dont Chevassu avait fait aux malades les premières applications en cette Clinique. Ce procédé basé sur des données plus précises, plus méthodiques nous a donné dans un nombre de cas s'élevant à plus de 1500 de remarquables renseignements.

Frappé par la valeur que représentait en eux-mêmes les termes de débit, concentration, azotémie, et se rendant compte que l'incertitude qu'ils laissent tient à ce qu'on les envisage séparément, Ambard a eu le mérite de grouper ces facteurs ensemble dans une sorte d'instantané.

De ce rapport qui existe entre eux résulte la constante

(1) Consultez Ambard. Physiologie normale et pathologique des reins. Paris, Gittler, 1914.

uréo-sécrétoire d'Ambard, dont l'édification repose sur les trois lois suivantes :

Première loi. — Lorsque le rein débite l'urée à une concentration constante, le débit varie proportionnellement au carré de la concentration de l'urée dans le sang.

Deuxième loi. — Lorsqu'avec une concentration d'urée constante dans le sang, le sujet urine l'urée a des concentrations variables, le débit de l'urée est inversement proportionnel à la racine carrée de la concentration de l'urée dans l'urine.

Troisième loi, conséquences des deux premières. — Lorsque la concentration de l'urée dans le sang est variable et que la concentration de l'urée dans l'urine est également variable, le débit uréique varie en proportion directe du carré de la concentration de l'urée dans le sang et en proportion inverse de la racine carrée de la concentration de l'urée dans l'urine.

Il y a donc chez tous les individus un rapport constant entre l'urée du sang et la racine carrée du débit uréique. Ce rapport constitue *la constante uréique* ou *uréo-sécrétoire*.

Dans l'édification de sa formule (1), Ambard pour rendre les résultats comparables entre eux, a fait intervenir le poids du sujet rapporté à 70 kilos et à une concentration urinaire type de 25 ‰

d'où

$$\frac{\mathrm{Ur}}{\sqrt{\mathrm{D} \times \frac{70}{\mathrm{P}} \times \sqrt{\frac{\mathrm{C}}{25}}}} = \mathrm{K} = 0{,}070$$

Les résultats fournis par la constante correspondent très sensiblement à ceux que donne la concentration maxima. Si le parallélisme n'est pas rigoureux, cela tient à ce fait que la concentration maxima n'envisage que la qualité du paren-

(1) Les abréviations s'expliquent ainsi :

Ur = Azotémie
D = Débit
P = Poids du sujet
C = Concentration dans l'urine.

chyme rénal tandis que la constante, plus complète, ajoute à cette notion celle de la quantité (1).

Dans la pratique pour prélever le sang et l'urine nécessaires à l'établissement de la constante, nous opérons de la façon suivante :

1° Le malade est d'abord sondé de façon à évacuer complètement la vessie, et l'on note l'heure. C'est à dater de ce moment que commence l'épreuve.

2° Au bout de dix minutes environ, on fait soit par ventouses scarifiées, soit même mieux par ponction veineuse, une prise de sang de 40 cmc.

3° Au bout de l'heure écoulée, on sonde à nouveau et très soigneusement le malade pour recueillir rigoureusement toute l'urine vésicale. Ce recueil doit être *simultané* avec la prise de sang ; il doit être *total*, et c'est en cela que le sondage est nécessaire, la miction spontanée pouvant laisser un résidu ; il doit encore être *suffisant* ce qui entraîne la durée d'une heure environ.

4° On pèse le malade.

Nous avons l'habitude de faire cette épreuve le matin à jeun.

Bien que la technique soit assez simple, certaines causes d'erreurs sont possibles, les unes tenant à l'opérateur, les autres au malade, les résultats sont alors viciés et un œil exercé peut facilement s'en douter ; il ne reste qu'à refaire l'épreuve.

Ainsi un prostatique donnait le 13 janvier 1913 :

$$Az = 0{,}51 \qquad K = 0{,}136.$$

(1) Ne voulant pas insister dans cet article sur les expériences qui ont permis l'édification et la justification de cette formule aujourd'hui rigoureusement démontrée, nous prions, à titre documentaire, de vouloir bien se rapporter aux articles suivants où l'on trouvera tout au long en même temps que dans le livre déjà cité de Ambard les explications nécessaires.

AMBARD. Rapports entre le taux de l'urée dans le sang et l'élimination de l'urée dans l'urine. *Soc. de Biologie*, 19 nov. 1910 (p. 411-413).

AMBARD. Rapports de la quantité et du taux de l'urée dans l'urine, la concentration du sang étant constante. *Soc. de Biologie*, 3 déc. 1910 (p. 506-508).

AMBARD. Rapport de l'urée dans le sang et de l'urée dans l'urine. *Congrès d'Urologie* 1911, p. 518.

LEGUEU. Valeur clinique et interprétation de la constante uréo-sécrétoire. *Journal d'Urologie*, t. III, n° 3, 15 mars 1913, p. 289.

Le 25 janvier, il donnait après régime et soins :

Az = 0,69 K = 0,079.

L'élévation de l'azotémie avec abaissement de la constante constituait une contradiction. Je cherche une erreur et j'apprends que le malade qui est rétentionniste n'a pas été sondé pour la récolte des urines. Je fais refaire une constante avec sondage et le résultat est :

Az = 0,68 K = 0,116.

La grande cause d'erreur est donc dans le recueil des urines. Il faut toujours les recueillir par sondage, et si par hasard on laisse une sonde à demeure, bien s'assurer qu'elle n'a pas fui.

D'autres causes d'erreur sont dues au sujet, comme dans le cas de fistule vésicale qui rend le recueil plus difficile : mais avec une certaine pratique, on arrive à faire très exactement la constante chez les cystostomisés.

En règle générale il faut toujours se méfier s'il existe une discordance marquée entre l'azotémie et la constante.

Enfin il est bon de savoir que certaines conditions troublent la constante en l'améliorant et par conséquent enlèvent au chiffre sa valeur absolue.

C'est :

1° La fièvre qui est susceptible de la faire varier légèrement ;

2° Le diabète qui en amenant l'hypertrophie des reins abaisse la constante ;

3° Le régime déchloruré qui est susceptible de l'élever momentanément ;

4° Enfin la néphrite hydropigène qui la modifie heureusement en l'abaissant, car elle favorise toutes les éliminations rénales sauf celle de l'eau et des chlorures.

L'albumine seule suffit à diminuer assez sensiblement le chiffre de la constante.

Ces réserves sont de la plus haute importance, elles montrent que cette constante qui ne peut pourtant indiquer que la mesure de la fonction uréique des reins, qui n'indique pas cet autre trouble important de la fonction aqueuse, peut être améliorée, faussée, précisément par le trouble de la fonction qu'elle n'est pas chargée d'indiquer. Aussi nous ne devrons pas tenir compte seulement des élévations de la constante, ses abaissements même auront autant et quelquefois beaucoup plus d'importance que de faibles élévations. Chaque fois qu'on trouvera une constante sensiblement inférieure à 0,070, oscillant par exemple de 0,069 à 0,056, on doit rechercher une cause d'erreur dans la technique ou soupçonner la néphrite hydropigène.

Chez un prostatique calculeux de 58 ans, je trouvais le 7 novembre 1913 :

Az = 0,320 K = 0,055.

L'opération est pratiquée le 15 novembre suivant.

Le 18 novembre, bronchite généralisée, fièvre élevée : les urines diminuent sensiblement ; le pansement n'est pas mouillé.

19 nov. Az = 3,87.
20 nov. Az = 4,387.
21 nov. Az = 5,13.
22 nov. Az = 5,87.

La mort survient à trois heures. A l'autopsie on trouve une broncho-pneumonie étendue. Les deux reins sont de volume normal, mais avec des dépressions et des saillies anormales. L'un d'eux présente un gros kyste.

Or, on n'avait pas recherché chez ce malade l'albumine et l'on n'avait pas fait la polyurie expérimentale. Il eut sans doute guéri sans sa broncho-pneumonie. Mais avec une complication de ce genre, les reins, privés de leur sécrétion aqueuse, n'ont pu élever le taux de leur concentration et la mort est survenue par urémie.

D'ailleurs aujourd'hui ce chiffre de 0,055 aurait en lui-même suffisamment attiré notre attention parce qu'il est trop inférieur à la normale.

Quelle qu'elle soit, la constante ne donne donc jamais que la mesure du trouble de la sécrétion uréique du rein. Elle ne dispense jamais de l'étude de la fonction aqueuse et faute de mieux, jusqu'à nouvel ordre nous la complétons par une polyurie expérimentale, répétée au besoin à plusieurs reprises dans le cas de réaction négative.

*
* *

Voyons maintenant quels sont les résultats que la constante nous donne dans l'appréciation de la valeur des fonctions rénales chez les prostatiques

Elle nous permet de diviser ces malades en trois catégories :

1° Une *première* catégorie est constituée par les malades dont la constante est franchement mauvaise c'est-à-dire voisine *de 0,200 ou plus.*

Dans ces conditions la constante coïncide toujours avec une azotémie élevée, égale ou supérieure à 1 gramme ; l'azotémie d'ailleurs est tellement élevée qu'elle prime tout et atténue la valeur de la constante qui la suit.

Souvent l'élévation de l'azotémie et de la constante coïncident avec un mauvais état général. Elles n'apportent pas alors d'élément nouveau. Elles contrôlent seulement l'impression première et invitent à rejeter l'opération.

Voici quelques chiffres pris au hasard sur des malades que nous avons renvoyés sans opération.

Un prostatique de 68 ans a :

$$Az = 1,23 \qquad K = 0,259.$$

Un autre de 70 ans, prostatique a avec un mauvais état général et des urines troubles :

$$Az = 2.09 \qquad K = 0.495.$$

Ailleurs on peut rencontrer aussi, et c'est là le point intéressant, une constante élevée chez un sujet qui a les apparences d'un bon état général ; elle permet alors en refusant l'opération d'éviter un désastre.

Voici un homme de 61 ans, prostatique : il a un résidu

trouble de 500 grammes : il est en apparence dans des conditions favorables : il a cependant :

Az = 1,10 K = 0,171.

Un autre de 72 ans, également prostatique, dont les urines sont claires a toutes les apparences d'un bon état général. Je lui trouve cependant :

Az = 0,94 K = 0,223
Albumine 0,20.

Chez un autre de 59 ans, qui n'a pas d'infection notable, mais un bon état général on trouve :

Le 22 juin, Az = 0,946 K = 0,194.

Aucune amélioration n'ayant pu être obtenue malgré le régime et les soins, toute opération fut écartée. Malgré le traitement, on a trouvé successivement chez lui :

29 juin	Az = 1,25	K = 0,208.
6 juillet	Az = 0,930	K = 0,269.
22 —	Az = 1,34	K = 0,286.
30 —	Az = 1,04	K = 0,231.
14 août	Az = 1,20	K = 0,254.

L'étude de la constante permet donc, et c'est là le fait capital, d'écarter de l'opération des malades que quelquefois on avait pu, à première vue, croire opérables.

2° La *deuxième* catégorie est celle des malades dont la constante est bonne, c'est-à-dire *inférieure à 0,120* (1). L'azotémie dans ces cas est très favorable et inférieure à 0,50. Le chiffre de la constante permet de dire que la fonction uréique est bonne et que le malade ne mourra probablement pas d'urémie après l'opération à condition que la fonction aqueuse soit également favorable.

(1) Il est à remarquer qu'une constante voisine de 0,120, mauvaise pour la néphrectomie, peut être bonne pour le prostatique. Cela se conçoit puisque la néphrectomie, en supprimant le rein, met le malade, au point de vue rénal, dans des conditions immédiatement plus défectueuses que toutes les autres opérations ne portant pas sur le rein.

Nous ne voulons pas faire ici une énumération longue et sans intérêt des cas dans lesquels la constante venant à l'appui de l'examen clinique, nous a permis d'opérer avec une relative sécurité sur la fonction rénale.

Voici quelques exemples :

Obs. I. — M..., 69 ans. *Rétention complète.*

9 mai.	Az = 0,27 K = 0,065.
14 —	Prostatectomie.
30 —	Plaie vésicale fermée. Excellent état. Guérison.

Obs. II. — F..., 67 ans. *Rétention complète.*

6 avril.	Az = 0,45 K = 0,095. Alb. 0,50.			
9 —	Polyurie globale donne	1re demi-heure.	20 cmc.	
		2e	—	30 —
		3e	—	220 —
		4e	—	230 —
12 avril.	Prostatectomie.			
5 mai.	Plaie complètement fermée. Miction spontanée. Guérison			

Obs. III. — B..., 77 ans. *Rétention incomplète.*

13 mars.	Az = 0,44 K = 0,153. Alb. 0,25.			
	Polyurie =	1re demi-heure.	40 cmc.	
		2e	—	60 —
		3e	—	50 —
		4e	—	128 —
19 mars.	Prostatectomie.			
8 mai.	Sort guéri.			

Obs. IV. — C..., 70 ans. *Rétention incomplète.*

9 janvier.	Az = 0,28 K = 0,093.
22 —	Prostatectomie.
11 février.	Sort guéri.

La constante nous montre en outre chez ces malades qu'une opération apporte par elle-même dans les jours qui suivent, un trouble considérable dans le fonctionnement rénal.

Obs. V. — X..., 76 ans. *Rétention complète.*

Az = 0,306 K = 0,073.

Des hémorragies considérables forcent à pratiquer une cystostomie le 18 octobre 1912.

A la suite, la constante s'aggrave sensiblement.

4 novembre. Az = 0,416 K = 0,119.
14 — Az = 0,670 K = 0,191.

La plaie s'est refermée. Le malade a de la fièvre. On remet un drain.

29 novembre. Az = 0,490 K = 0,129.
8 décembre. Az = 0,480 K = 0,118.
26 — Az = 0,426 K = 0,084.

La prostatectomie est alors pratiquée et donne un bon résultat.

3° Voici la *troisième* catégorie, celle des malades dont la constante est *intermédiaire, médiocre, de 0,120 à 0,200*. C'est chez eux que l'interprétation de la constante offre le plus grand intérêt.

Pendant la période des soins locaux et des régimes, elle nous fait suivre pas à pas les modifications, nous montre si tel sujet est améliorable ou non, elle nous permet de choisir le moment où le malade sera dans les meilleures conditions pour subir le choc d'une opération. C'est dans ces cas-là surtout que l'interprétation de la constante est nécessaire. La gravité ne se mesure pas au chiffre même.

La constante, nous ne saurions trop le répéter, n'a de valeur que si elle est associée à l'observation attentive du malade et notamment à la recherche des éléments qui caractérisent la néphrite hydropigène.

C'est en possession de ces éléments que je me sens capable de poser une indication opératoire. Aussi bien quand on me demande : « A quel chiffre opérez-vous? », je ne réponds pas. Je ne puis répondre que pour tel cas particulier. De plus en plus, quand les conditions ne me paraissent pas satisfaisantes, j'ai tendance à pratiquer la prostatectomie en deux temps. La cystostomie jointe à un régime approprié permet d'améliorer considérablement et d'opérer ensuite des malades qui d'emblée étaient inopérables (1).

Ainsi dans l'observation suivante, malgré la constante bonne, je me suis abstenu, pour des raisons tenant à l'état général, de faire la prostatectomie en un temps, et l'avenir me montra par les complications ultérieures que je n'avais pas eu tort de différer l'opération complète.

Obs. VI. — D..., âgé de 68 ans. Entré en *rétention complète* le 17 septembre 1912.

Le 18 septembre, on trouve Az = 0, 306 K = 0,073.

Malgré ce chiffre, à cause de l'état général qui n'est pas très satisfaisant, on lui fait simplement, le 25 octobre, une cystostomie.

Le 4 novembre, son état général est plutôt meilleur, et on lui trouve

Az = 0,416 K = 0,119.

Il présente alors quelques phénomènes pulmonaires, et malgré son drainage vésical sa constante s'élève rapidement.

Le 14 novembre. Az = 0.67 K = 0,191.
29 — Az = 0,49 K = 0,129.

Les phénomènes pulmonaires ont disparu, le malade se remet très bien et a toujours son drainage hypogastrique.

Le 8 décembre. Az = 0,48 K = 0,118.

26 décembre. Le malade qui a toujours été en outre au régime déchloruré donne :

Az = 0,426 K = 0,084.

Le 30 décembre. On pratique alors la prostatectomie.
10 janvier. L'azotémie est de 0,46.
Et le 3 février. Le malade sort guéri.

En opposition avec cette observation, voici celle d'un autre malade.

Obs. VII. — F..., âgé de 65 ans, qui entre le 5 décembre avec une *rétention incomplète* et des urines claires, 250 gr. de résidu.

(1) Prof. F. Legueu. Valeur clinique et interprétation de la constante uréo-sécrétoire. *Journal d'Urologie*, t. III, n° 3, 15 mars 1913, p. 289.

Le 7 décembre. Az = 0,397; K = 0,100.
L'état général n'étant pas assez bon, on traite le malade.
Le 15 janvier, on lui trouve Az = 0,59; K = 0,144.
Il est pourtant au régime déchloruré et à la sonde à demeure.
Le 10 février, Az = 0,48; K = 0,128.
Sa polyurie est en outre mauvaise. 1re demi-heure. 10 cmc.

2e	—	25 —
3e	—	40 —
4e	—	40 —

Il est donc, en outre, en état de néphrite hydropigène; il n'est pas amélioré par le traitement, il est renvoyé. Il n'y a pas d'opération à lui faire sous peine de le voir frappé d'urémie.

Il serait injuste de croire que toute la question de la prostatectomie se résume à l'étude de la constante. Les éléments si divers qui entrent en jeu dans une opération permettent de comprendre ce fait souvent observé qu'un malade meurt avec une constante plus faible, alors qu'un autre guérit avec une constante plus élevée.

Nous-mêmes avons opéré avec succès des malades avec des constantes élevées de 0,170, de 0,180; eeci n'enlève rien à la valeur de la constante. Elle indique par son élévation le danger « rénal » : et si on triomphe, si le danger est passé, cela ne veut pas dire qu'il n'ait pas existé. Une opération qui ne s'accompagnerait ni d'infection (fièvre) ni d'hémorragie, ni d'intoxication (anesthésique) serait supportée par n'importe quel malade et n'importe quel rein.

Mais qui peut dire à l'avance et à coup sûr de quel ébranlement sera faite l'opération que nous allons pratiquer sur le malade?

Personne; on ne peut à ce sujet que faire des suppositions, en tenant compte, tout naturellement, des tares que présente le malade et qui rendent plus probable certains accidents. La constante nous signale les dangers possibles tenant au rein, et pour que cette méthode garde toute sa valeur, il ne faut pas lui demander plus qu'elle ne peut donner.

La constante se rapporte d'abord exclusivement à l'étude des fonctions rénales et il est bien certain qu'elle ne supprime pas les contre-indications opératoires tenant aux autres organes : au cœur, aux vaisseaux, aux poumons.

Dans l'étude même de la sécrétion rénale, il faut bien se

rappeler qu'elle ne contrôle que la fonction uréique et a besoin par conséquent d'être complétée par l'étude de la fonction aqueuse.

Mais dans ces limites, la constante est devenue pour nous une nécessité. Complément nécessaire de l'azotémie, elle a sa place marquée au premier rang des méthodes d'exploration fonctionnelle des reins et aucune autre méthode ne peut lui être comparée ni même s'en approcher par la précision qu'elle comporte et la richesse des renseignements qu'elle fournit.

Elle nous a permis de faire parmi les malades une sélection et de réduire pour ceux que nous admettons à l'opération les suites et les soins opératoires à un maximum de bénignité et de simplicité. Elle nous apparaît comme un des perfectionnements les plus considérables apportés dans ces derniers temps à la prostatectomie.

XVIII

L'ANESTHÉSIE LOCALE DE LA PROSTATECTOMIE

Messieurs,

L'anesthésie fut toujours pour les chirurgiens un grave sujet de préoccupation, mais il ne semble pas qu'elle ait jamais plus qu'en ce moment attiré l'attention du monde médical. On ne parle plus que d'anesthésie régionale et locale dans les sociétés savantes. Et les congrès eux-mêmes mettent à l'ordre du jour cette question troublante du choix de l'anesthésique.

Dans quelques jours le congrès international d'Urologie ouvrira la discussion sur « les anesthésiques en chirurgie urinaire. » Je compte y prendre la parole et y exposer les résultats d'une expérience déjà longue. J'y développerai notamment le mode d'anesthésie locale que je suis arrivé à adopter pour la prostatectomie hypogastrique.

Et je voudrais en ce moment vous donner la primeur de la communication que je compte faire, et envisager successivement devant vous :

1° *Les raisons qui rendent l'anesthésie locale plus utile pour la prostatectomie que pour beaucoup d'autres opérations.*

2° *Les moyens qu'on a utilisés jusqu'ici pour éviter l'anesthésie générale chez les prostatiques.*

3° *Ma technique actuelle pour l'anesthésie locale de la prostatectomie.*

I

Certaines raisons rendent les prostatiques plus sensibles que les autres à l'anesthésie générale.

C'est que, en effet, tous les prostatiques sont des individus âgés et atteints plus ou moins de tares rénales ou hépatiques. Ils ont acquis ces altérations dans les intoxications que la vie leur a données, et ils arrivent à l'opération dans des conditions défectueuses à ce point de vue.

Le facteur rénal n'a pas l'importance la plus grande à mon avis : d'abord nous éliminons de l'opération grâce à la constante les individus qui ont de très fortes altérations rénales. Et pour les autres, pour ceux que nous admettons à l'opération jusqu'ici, comme pour ceux dont le fonctionnement rénal est à peu près normal, il ne semble pas que le chloroforme ou l'éther soient de nature à troubler très sensiblement leur rein. S'il en était ainsi, si l'anesthésique général avait sur le rein une action directe très grave, comment se ferait-il que la lithotritie n'ait donnée dans cette Clinique, sur plus de 1.000 cas que 2 % de mortalité, alors que tous les malades ont été endormis à la manière de Guyon, au chloroforme ? Comment Edebohls quand il opérait des brightiques aurait-il pu avoir une statistique présentable, puisque tous ses malades étaient endormis à l'éther?

On nous dit en effet, et quelques statistiques sont là pour le prouver, qu'après l'opération on voit parfois un peu d'albuminurie, une albuminurie transitoire et légère qui vient précisément traduire la réaction du parenchyme rénal à l'intoxication chloroformique.

Il semble donc que les reins sont quelquefois touchés *directement* : mais ils le sont peu, car les recherches que nous avons faites ici à Necker avec Ambard sur la *concentration maxima,* ce critérium précis de la valeur du rein, nous ont montré que cette concentration n'est nullement touchée par l'anesthésie générale : on en peut conclure que le rein n'est pas amoindri en général par le chloroforme.

Et en somme en ce qui me concerne, tout en tenant compte des faits d'albuminurie montrant l'atteinte du rein par l'anesthésique, je crois que cette atteinte est en général insignifiante sur le rein sain ; et si le rein est touché, il l'est légèrement et d'une façon transitoire. Mais sur le rein malade je reconnais que cette action peut avoir une plus grande importance : il faut donc se préoccuper tout de même des conséquences de l'anesthésie générale sur le rein.

Il faut s'en préoccuper d'autant plus que si le rein n'est pas touché *directement*, il peut l'être d'une façon *indirecte* et parfois très sérieuse, il peut subir le contre coup des altérations du foie.

Les prostatiques, en effet, ne sont pas seulement des rénaux, ils sont aussi des hépatiques, et leurs tares de ce côté les mettent dans un état de grande infériorité pour l'opération. Ils ont un foie dégénéré, scléreux : on fait l'opération et le malade meurt en quelques jours avec une azotémie étendue alors qu'il avait avant l'opération des reins à peu près intacts et une constante normale ; on fait l'autopsie et on constate une dégénérescence aiguë du foie hantée sur des lésions antérieures de sclérose.

L'anesthésique a donné le coup de grâce : en dissolvant une partie de la cellule hépatique, il trouble à un haut degré les fonctions d'un foie déjà très compromis. Les poisons ne sont plus retenus par le foie, l'organisme n'est plus protégé, et si les reins ne sont plus tout à fait normaux, ils ne peuvent éliminer tous les poisons qui envahissent l'organisme. L'azotémie s'élève et on croit que le malade meurt par les reins. C'est une erreur, il meurt par le foie. L'action sur le rein n'est qu'indirecte et secondaire. J'ai vu ainsi plusieurs malades dont la mort après la prostatectomie relèvait de ce mécanisme.

Sans doute, en explorant le foie avant l'opération, on pourrait prévoir et même prévenir dans une certaine mesure de semblables complications : mais actuellement nous avons dirigé toutes nos explorations sur le rein et nous n'avons pas encore institué pour tous nos malades la série des explorations qui seraient de nature à nous renseigner sur la valeur de leur foie.

Et dès lors, il y a donc avantage chez tous nos malades à rejeter l'anesthésie générale et à leur éviter les dangers qu'elle comporte nécessairement par elle-même.

Il est cependant un anesthésique général qui n'a qu'une action toxique très minime, c'est le protoxyde d'azote. Et chez quelques malades qui avaient des reins en très mauvais état, j'ai pu mener à bien l'opération en donnant le protoxyde d'azote suivant la méthode proposée par Ambard et Morel : le protoxyde d'azote est donné à l'air libre en combinaison à l'oxygène. De cette manière, il n'y a pas d'asphyxie : mais on doit à l'avance donner au malade une faible quantité de scopolamine. Cet inconvénient d'un côté, de l'autre la complication incontestable d'un appareil spécial nous ont empêché jusqu'ici de donner une grande extension à cette anesthésie.

II

Depuis longtemps, les chirurgiens ayant reconnu ces inconvénients et ces dangers de l'anesthésie générale ont fait appel à d'autres anesthésies, et parmi celles-ci une de celles dont on a le plus parlé et dont encore on se sert le plus dans l'état actuel, c'est la *rachi-anesthésie*.

Je ne veux pas refaire l'historique de cette méthode ni développer à nouveau les raisons qui la font très séduisante. Je veux plutôt insister sur les inconvénients que dans ma pratique personnelle j'ai eu l'occasion de vérifier.

J'ai débuté comme tous les rachi-anesthésistes avec la *cocaïne*; mais en 1901, j'avais eu deux cas de mort sur la table d'opération. Ils étaient imputables à la cocaïne seule, et à partir de ce moment, un peu partout, la cocaïne fut abandonnée par tous les chirurgiens comme trop dangereuse.

Peu de temps après est venue la *stovaïne* avec un grand cortège de succès : la stovaïne était en effet beaucoup moins toxique que la cocaïne. Et à la suite de Tuffier, de Chaput, de Jeanbrau, je me suis remis à utiliser la rachi-stovaïnisation. J'ai bientôt dû l'abandonner aussi; bien que moins dangereuse immédiatement, l'anesthésie lombaire à la stovaïne m'était apparue d'abord insuffisante dans la proportion de 1 pour 7 cas; il fallait alors perdre du temps, discuter avec le malade pour finir ultérieurement par administrer le chloroforme ou l'éther. Mais en outre, la stovaïne me donna de graves accidents ultérieurs, des paralysies durables de la vessie, du rectum, des membres inférieurs, des eschares sacrées. Je perdis ainsi deux malades quelques mois après une opération insignifiante de troubles trophiques dont la rachi-stovaïnisation était seule responsable.

Or, ces troubles à distance sont déplorables : une anesthésie n'est en nos mains qu'un moyen, elle n'est pas un but. Dès lors, elle ne doit pas comporter un risque à distance; le risque immédiat est inévitable, nous le savons, nous le prévoyons, et quand il y a une alerte, nous la combattons par les moyens qu'il convient. Mais des risques à distance, mais une morbidité éloignée appartenant à la seule anesthésie, cela n'est pas admissible, et nous devons nécessairement rejeter l'anesthésie qui se rend coupable de pareils méfaits : j'avais renoncé déjà à la cocaïne, je renonçai donc à la stovaïne.

Et pendant plusieurs années, je laissai de côté l'anesthésie lombaire. J'y suis revenu dans ces derniers temps avec la *novocaïne*; les plaidoyers ardents de plusieurs de nos collègues, de Jeanbrau, de Chaput, de Pauchet, en faveur de cette anesthésie nouvelle, la bénignité vérifiée sur tous les points de la novocaïne, m'amenèrent il y a dix-huit mois à en revenir de la sévérité avec laquelle j'avais condamné la méthode, et je fis de nouveau quarante opérations avec la rachi-novocaïne.

Or, le quarantième malade mourut sur la table d'opération et dans des conditions telles que la novocaïne ne pouvait pas ne pas être incriminée.

Il s'agissait d'un prostatique, dans d'excellentes conditions, avec une constante favorable et sans tares organiques appréciables. L'injection est faite classiquement, la dose employée est de 0,08 centigrammes de novocaïne. Le malade est couché sur le dos et amené à la salle d'opération.

Je prépare le champ opératoire et le malade me dit : « Je me trouve mal. » Je le rassure, mais il pâlit et entre en syncope. Pendant qu'on lui fait quelques injections d'éther, croyant à un simple malaise momentané, je pense avoir tout de même le temps de terminer l'opération. Celle-ci est faite en quelques secondes; la plaie est *exsangue*. J'abandonne alors l'opération et m'emploie avec mes assistants à ranimer le malade qui ne donne aucun signe de vie. Le pouls donne un battement de temps en temps. Et à force de lutter par les injections d'éther, de caféine, par la respiration artificielle, la ponction lombaire, nous ramenons au bout d'*une demi-heure* seulement la respiration de ce malade, et nous pouvons le reporter à son lit en vie. Au bout de quelques heures, il mourait dans la journée. L'autopsie nous montra des organes absolument intacts; la mort ne pouvait donc être attribuée qu'à la novocaïne, et alors qu'aucune faute de technique ne pouvait nous être reprochée.

Cette mort brutale survenue après 40 opérations similaires me découragea et j'abandonnai pour la troisième fois la rachi-anesthésie.

Je ne l'ai reprise que très brièvement ces temps derniers pour mettre en pratique la technique de mon ami le professeur Jonnesco et satisfaire l'enthousiasme de quelques confrères roumains qui, attachés comme moniteurs à ma Clinique, me vantaient les avantages de cette nouvelle méthode.

Vous savez en quoi elle consiste : elle a deux particularités à son actif. D'abord c'est l'extension de la piqûre à toutes les régions de la moelle, Jonnesco élevant la piqûre jusqu'à la région cervicale, lorsqu'il s'agit d'opération sur le cou, le tronc et les membres supérieurs. Ensuite c'est l'addition à la solution anesthésiante d'une certaine quantité de strychnine.

J'avais cependant des raisons d'être peu enthousiaste de cette méthode; car j'avais un jour prié Jonnesco, en 1908, de venir en mon service faire lui-même son anesthésie sur un malade qui avait une tuberculose du sternum.

Et le résultat avait été très mauvais; le malade n'avait pas été anesthésié ou du moins l'avait été d'une façon très imparfaite. En outre, il avait présenté, au cours de l'opération, de la dilatation de la pupille, de l'apnée, un état syncopal qui m'avait assez inquiété.

Quoiqu'il en soit, je refis cette année quelques anesthésies selon la technique et avec les doses exactes de Jonnesco : je fis ainsi cinq prostatectomies ou cystostomies. Mais à la cinquième, le malade eut encore une syncope sur la table d'opération, la respiration et le cœur s'arrêtèrent, la pupille se dilata et je crus encore que ce malade allait mourir. Je ne fis pas l'opération; à force de soins, je pus ramener ce malade à la vie, le restituer à son lit et l'opérer plus tard avec une autre mode d'anesthésie.

Et cette fois encore, je renonçai à l'anesthésie rachidienne Quels que soient les modes d'administration en effet, cette anesthésie est toujours et sera toujours une de ces *anesthésies fixes*, c'est-à-dire qui sont données en une fois et dont on ne peut rien reprendre, lorsqu'on s'aperçoit plus tard que la dose est excessive.

C'est leur grand grief, qu'il s'agisse de cocaïne, de stovaïne ou de novocaïne. Si les 7 à 8 centigrammes qui sont nécessaires pour obtenir l'anesthésie sont excessifs pour cet organisme, vous assisterez impuissants à l'agonie de votre malade.

Vous n'avez presque rien à faire, car vous ne pouvez rien reprendre de ces 8 centigrammes qui intoxiquent cet organisme; la ponction lombaire elle-même ne servira pas à grand chose, puisque le toxique a déjà diffusé et qu'une ponction même abondante n'en retirera qu une bien minime partie. Voilà le grand tort de cette anesthésie lombaire, même des anesthésies avec des injections de scopolamine, ou d'HMC (1) : elles sont *fixes*.

(1) L'HMC est la dénomination d'un anesthésique dont la composition ne fut pas donnée, et qui venu par l'Italie de l'Amérique, et injecté sous la peau doit donner l'anesthésie suffisante pour faire une opération même assez longue.

J'ai fait trois opérations de cette façon : l'une abdominale fut accom-

Bien autrement avantageuses sont les *anesthésies instables*, comme le chloroforme et l'éther. Quelles que soient les difficultés que cette instabilité même apporte au chloroformisateur, elles se complètent, elles s'accentuent, elles se relâchent à volonté, et cette instabilité est une des conditions de leur bénignité ; elle est la sécurité du malade et du chirurgien.

Et voilà pourquoi, ne voulant plus utiliser la rachi-anesthésie, n'ayant pas trouvé dans le protoxyde d'azote une méthode facile et courante, j'en suis venu à l'anesthésie locale de la prostatectomie.

III

Depuis quelque temps déjà les urologistes s'efforçaient de réaliser la prostatectomie sans le secours de l'anesthésie générale.

Ainsi plusieurs chirurgiens pratiquent la prostatectomie à l'aide de l'*anesthésie régionale*.

Lemoine (de Bruxelles) publiait récemment les résultats favorables qu'il avait obtenus avec la méthode favorable de Danis (1). La prostate est innervée par les troisième et quatrième nerfs sacrés et par le sympathique pelvien. On peut donc les atteindre soit en avant du sacrum soit en arrière.

La technique de Danis, exposée à la Société belge de chirurgie en 1913, consiste à aborder les trous sacrés par la partie postérieure du sacrum. Elle me paraît, comme à Lemoine, plus logique, plus simple et moins dangereuse que celle qui consiste à rechercher les nerfs sacrés par la concavité du sacrum en enfonçant de longues aiguilles au pourtour de l'anus.

pagnée d'une anesthésie suffisante. Le sommeil dura deux à trois heures.
Mais avec les deux autres, l'anesthésie fut absolument insuffisante.

Insuffisante parfois, la méthode me paraissait devoir être facilement excessive. J'y ai renoncé.

(1) Lemoine. — L'anesthésie régionale et locale en urologie. *Journal d'Urologie médicale et chirurgicale*, 1914, p. 569.

Voici d'après Lemoine lui-même la manière de procéder.

« Le repère principal est l'épine iliaque postérieure et inférieure. Le deuxième trou sacré est sur une même horizontale que lui, à 2 cent. 1/2 de la ligne médiane. Le premier est à 3 centimètres au-dessus du deuxième et un peu en dehors. Le troisième est à 2 cent. 1/2 en dessous du deuxième et un peu en dedans. Le quatrième se trouve habituellement sur une horizontale passant par le sommet du triangle qui sert à repérer l'extrémité du canal sacré dans les injections épidurales (apophyse épineuse de la quatrième sacrée). Le cinquième se trouve immédiatement en dehors des tubercules formant la base du triangle précité.

L'aiguille est donc poussée à l'endroit choisi; son extrémité bute d'abord contre la face postérieure du sacrum, puis après une ou deux inclinaisons, pénètre dans le trou sacré. L'injection doit se faire à peine à un demi-centimètre de profondeur, sauf pour le premier et le deuxième trous sacrés, dont l'épaisseur est un peu plus considérable. »

Dans chaque trou on injecte le contenu d'une seringue de 10 centimètres cubes de la solution à un demi pour cent de novocaïne-adrénaline.

Bien entendu, cette anesthésie postérieure pour la prostatectomie ne dispense pas, de faire en plus l'anesthésie locale de la paroi hypogastrique.

Ainsi réglée cette méthode me paraît très intéressante; j'y ai eu recours à plusieurs reprises, mais je n'ai pas trouvé qu'elle fut assez pratique. La découverte des trous sacrés est assez difficile à réaliser, et si l'on en passe un ou plusieurs, l'anesthésie est imparfaite. C'est ce que j'ai observé.

L'*anesthésie locale* de la prostatectomie avait été déjà commencée dans cette Clinique par mon agrégé, M. Chevassu. Elève de Reclus, il suivait la technique pour l'anesthésie locale de la paroi abdominale et l'ouverture de la vessie; mais quand il arrivait au temps spécial de l'ablation de la prostate, il donnait au malade quelques bouffées de chlorure d'éthyle. Il faisait ainsi l'anesthésie locale de la taille hypogastrique, mais ce n'était pas encore l'anesthésie locale de la prostatectomie.

En ce qui me concerne, je n'aime pas les anesthésies

mixtes : je les trouve détestables, en ce sens qu'elles combinent les inconvénients des deux méthodes sans en avoir toujours les avantages : j'ai donc toujours eu recours à l'anesthésie générale jusqu'au jour où je me suis senti capable de faire toute l'opération sous l'anesthésie locale.

Dès ma première opération, j'avais un résultat très favorable ; plus tard, j'ai fait de grands progrès et actuellement très maître de ma pratique, je puis sans aucune douleur extraire la prostate sans le secours d'aucun anesthésique général.

La solution dont je me sers est celle de Reclus, novocaïne en solution à un demi pour cent, additionné d'adrénaline au millième dans la proportion de 25 gouttes par 100 centimètres cubes de la solution. Depuis quelque temps, j'ai diminué un peu la dose d'adrénaline au 1/1.000, et je ne mets plus que cinq gouttes de cette adrénaline dans 100 centimètres de la solution de novocaïne. Je crains en effet dans nos plaies toujours septiques les effets vasoconstricteurs excessifs et le sphacèle : je crains aussi les effets de l'adrénaline sur l'hypertension dont tous nos malades sont atteints à un degré ou à un autre.

L'anesthésie comprend quatre parties : l'anesthésie de la paroi, l'anesthésie de la vessie, l'anesthésie de la prostate.

a. Le malade, avant de venir à la table d'opération a reçu une heure avant, une piqûre de morphine pour calmer son irritabilité ; en outre, une heure avant, on lui a injecté dans la vessie 40 à 50 centimètres cubes de la solution dont on va se servir pour faire l'anesthésie locale. Ce liquide est introduit par la sonde à demeure et laissé en place par l'obturation de celle-ci. Et c'est dans cette attitude, avec une vessie ainsi préparée et déjà anesthésiée, qu'il vient à l'opération.

b. En ce qui concerne les *plans superficiels*, je me conforme exclusivement à la technique de Reclus.

Comme lui, par piqûres successives et subintrantes, je fais l'anesthésie de la peau, du tissu cellulaire sous-cutané, de l'aponévrose et de la couche musculaire, sur une longueur de 8 à 10 centimètres au-dessus du pubis. L'anesthésie locale en effet me force à augmenter un peu les incisions très petites auxquelles j'étais arrivé avec l'anesthésie générale. On est un peu plus gêné, les muscles se défendent un peu plus, il faut plus de jour.

Pour le muscle d'ailleurs je ne me contente pas de l'anesthésie linéaire et médiane, je diffuse un peu la solution à

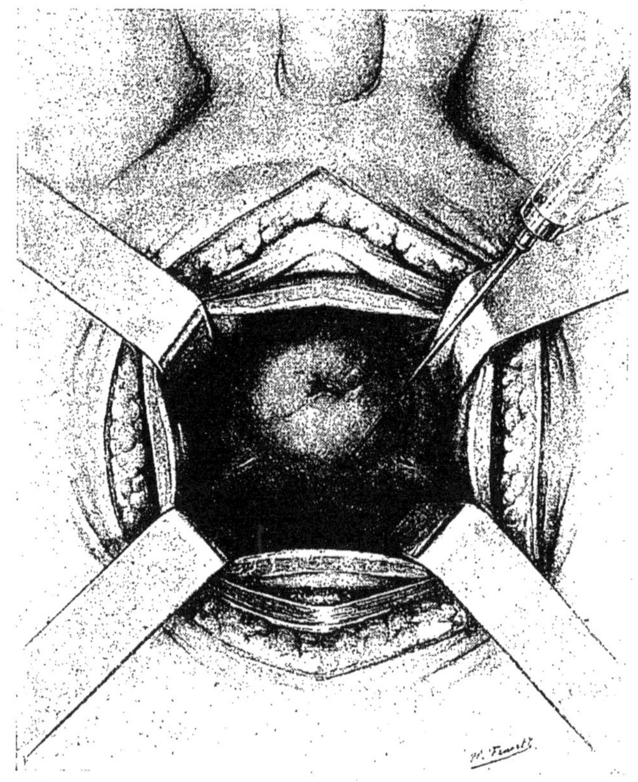

Fig. 52. — Technique de l'injection périprostatique dans le plan de clivage. Les points noirs autour de la prostate représentent les points où se font les piqûres.

droite et à gauche et à distance de la ligne médiane, de manière que le muscle soit anesthésié assez loin, qu'il ne se contracte pas et me laisse ainsi plus de liberté.

Au délà du muscle, je pousse encore une ou deux seringues verticalement dans la région prévésicale.

Toute cette anesthésie de la paroi nécessite environ 6 à 8 seringues de 10 centimètres cubes de la solution.

c. C'est à la vessie que commence le temps spécial de l'anesthésie de la prostatectomie. Cette vessie, il faut l'insensibiliser pour elle-même : son incision sera douloureuse, et comme c'est à travers cette incision que sera faite toute l'anesthésie profonde, le malade sentira si la zone de l'incision vésicale n'est pas parfaitement insensibilisée. Il faut donc, quand on est arrivé à la vessie, injecter dans la paroi 8 ou 10 grammes de la solution en les diffusant à droite et à gauche dans l'épaisseur ou immédiatement au contact de la paroi vésicale.

d. La vessie ouverte, deux doigts de la main gauche sont introduits dans sa cavité et explorent la prostate. Cette

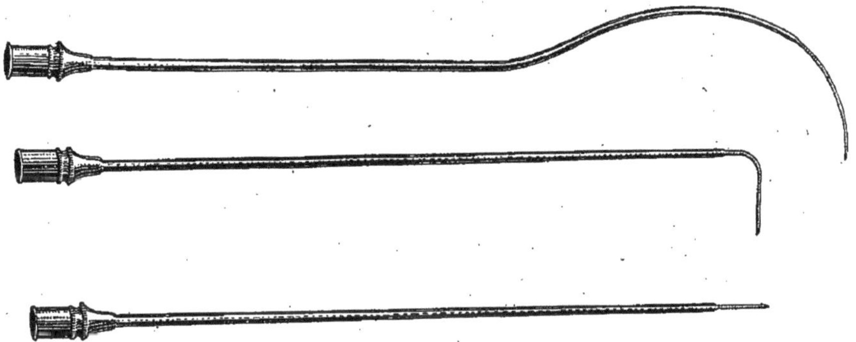

Fig. 53. — Les aiguilles longues de 20 centimètres et de courbures différentes.

exploration doit être délicate, car tout ceci peut être encore sensible ; dans cette région, l'anesthésie n'est pas encore complète, mais sous votre doigt vous allez sentir peu à peu s'atténuer la sensibilité au fur et à mesure que l'anesthésie de la prostate va être faite.

Pour anesthésier la prostate, j'injecte en couronne, à son pourtour, dans le plan de clivage, par 7 à 8 piqûres différentes, le contenu pour chaque piqûre d'une seringue ou d'une demi-seringue, soit 5,7 ou 10 centimètres cubes (fig. 52).

Pour cela, je me sers d'aiguilles spéciales, que j'ai fait

construire à cette fin, qui ont : 1° une longueur considérable, 20 à 30 centimètres ; 2° une grande résistance pour ne pas se briser ; 3° des courbures différentes et spéciales (fig. 53).

Pour contourner un gros lobe saillant, il faut une courbure de grand rayon : pour les côtés, pour les angles antérieurs, il faut une aiguille courte et à *angle droit.*

Je fais ces piqûres successives lentement, dirigeant la

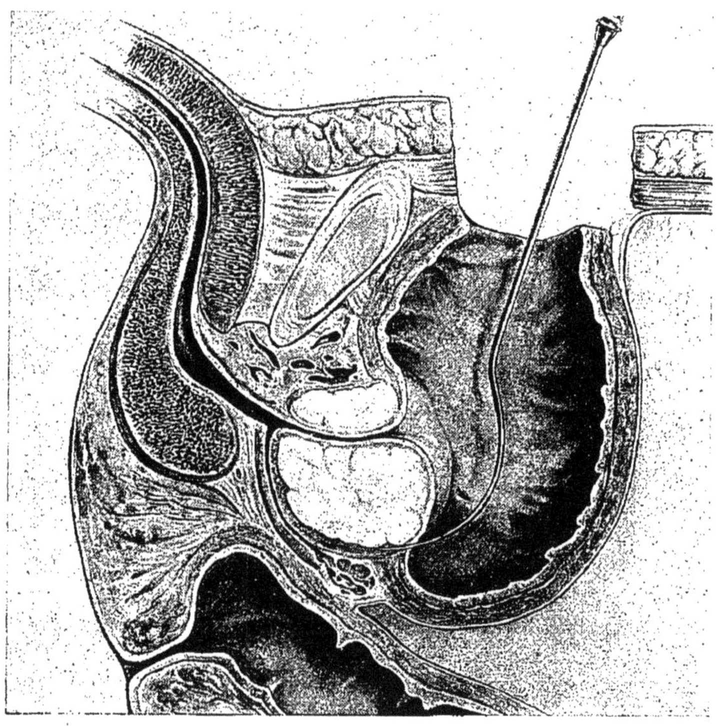

Fig. 54. — Coupe antéropostérieure de la région vésicale des prostatiques. L'aiguille courbe s'insinue dans le plan de clivage en arrière de l'adénome.

pointe de l'aiguille de mes deux doigts qui ne quitteront pas la vessie pendant toute la durée de l'anesthésie. Quand l'aiguille tombe dans l'adénome, l'aide qui pousse le piston rencontre une grande résistance : il faut changer de place. Lorsqu'elle est bien placée, le liquide pénètre très facilement (fig. 54).

Quand toute la périphérie de la prostate est anesthésiée, je fais encore deux pipûres dans l'urètre intraprostatique avec l'aiguille droite pour analgésier les régions où sera faite la déchirure de l'urètre.

Au fur et à mesure que les piqûres se multiplient, on peut plus facilement manœuvrer dans la vessie sans provoquer de sensations.

Peu de temps après la fin de l'injection, on peut procéder à l'énucléation, le malade ne sent rien si l'anesthésie a été bien faite.

Contrairement aux principes de Reclus, il n'est pas nécessaire d'attendre. Et quand l'anesthésie n'est pas parfaite, je ne l'ai jamais vu se compléter par l'attente de quelques minutes à un quart d'heure.

La quantité totale de solution que je dépense est de 200 à 250 centimètres cubes, auxquels il faut ajouter les 40 grammes injectés préalablement dans la vessie : je ne dépasse donc guère 300 grammes, soit 1 gr. 50 de novocaïne. La dose moyenne est de 1 gramme à 1 gr. 20.

La durée totale de l'opération est de quinze minutes, elle est ainsi plus courte que pour l'opération faite avec l'anesthésie générale si l'on compte pour celle-ci la durée de l'anesthésie.

En général l'anesthésie est vraiment parfaite : le malade ne sent rien ou ne sent que les premières piqûres qui sont faites à travers la vessie autour de la prostate.

L'expérience m'a montré que pour trois catégories de malades, l'anesthésie locale était impraticable, c'est-à-dire qu'elle ne pouvait donner une bonne anesthésie.

Il en est ainsi d'abord chez ceux qui ont une vessie sensible, qu'il s'agisse d'une cystite simple ou qu'il s'agisse d'un calcul. La sensibilité de la vessie ne peut être éteinte par l'anesthésie locale, il vaut mieux y renoncer.

De même lorsque la prostate est inénucléable, chez les prostatiques sans prostate par exemple ou encore chez ceux qui ne sont atteints que de prostatite, il n'y a pas de plan de clivage, l'anesthésie ne peut être bien faite, les malades souffrent, il vaut mieux procéder autrement.

Enfin il vaut mieux également endormir ceux qui pour une raison ou pour une autre sont pourvus d'une telle hyperesthésie physique et morale que l'atteinte imposée par l'anesthésie locale serait trop pénible.

Ce sont là de vraies exceptions, en dehors desquelles j'ai pu enlever des prostates énormes, chez des individus très gros dans des conditions excellentes d'anesthésie, malgré que la mécanique de l'opération ait trouvé réunies là toutes les difficultés qu'elle peut quelquefois rencontrer.

Je n'ai remarqué qu'un inconvénient à l'anesthésie locale, c'est de déterminer le sphacèle ou un peu de sphacèle des parties molles, peau, et tissu cellulaire sous-cutané et prévésical. Ceci n'existerait sans doute pas si l'opération était absolument aseptique ; mais pour une opération dont l'inconvénient est de laisser la plaie ouverte, et apte à l'infection pendant trois ou quatre semaines, l'inconvénient existe, mais m'a paru jusqu'ici sans danger.

Cet inconvénient que je n'ai vu d'ailleurs que cinq fois et qui fut sans conséquences, tient peut-être à ce que la dose d'adrénaline était trop élevée dans mes premières opérations pour une plaie qui sera nécessairement infectée. Aussi ai-je fait diminuer peu à peu la dose d'adrénaline : je la réduis maintenant à cinq gouttes d'adrénaline au millième pour cent centimètres cubes de la solution, et depuis lors je n'ai jamais revu l'incident signalé.

Je n'ai jamais vu pendant l'opération, je n'ai même jamais vu après, un seul incident — je ne dis même pas accident — que je puisse attribuer à l'anesthésie locale.

*
* *

Telle est, Messieurs, ma technique actuelle.

Sur les vingt premiers malades ainsi opérés, je n'ai eu qu'un décès chez un malade qui avait un foie défectueux et qui serait mort également s'il avait été endormi au chloroforme. Chez les autres, les suites ont été très simples.

Il y a les premiers jours un grand bien-être ; il n'y a pas ce choc qui n'est qu'une intoxication et que l'on remarque quelquefois chez les malades opérés avec l'anesthésie générale.

C'est là un des grands bénéfices de l'anesthésie locale. Sans doute, elle ne changera pas sensiblement nos statistiques de mortalité, car celles-ci étaient déjà faibles même avec l'anesthésie générale. Mais je pense cependant que sur les malades qui mouraient de la prostatectomie, il y en a bien 3 ou 4 au moins pour cent chez lesquels l'anesthésie était pour quelque chose dans les accidents observés. C'est pour les malades de cette catégorie que le bénéfice sera surtout sensible et appréciable (1).

Le bénéfice de cette anesthésie doit s'étendre aussi à ceux mêmes qui guérissent et qui avec l'anesthésie locale guériront plus vite et plus simplement qu'avec le choroforme ou l'éther.

Le bénéfice surtout s'étendra à ceux qui pourvus d'une constante élevée devaient être rejetés des limites de l'opération. Grâce à l'anesthésie locale, nous pouvons désormais étendre notre opération à des limites que nous n'osions pas atteindre jusqu'alors, et c'est là que réside le grand bienfait de l'application à cette opération d'une anesthésie purement locale.

(1) Depuis cette clinique datant de 1914, le nombre de mes opérations s'est augmenté et les résultats ont été conformes à mes espérances. Le 4 avril de cette année 1916, je pouvais communiquer à l'Académie de Médecine le résultat de mes 150 premières prostatectomies à l'anesthésie locale, chiffre aujourd'hui dépassé. La mortalité restait à 5 %, et l'anesthésie s'obtient d'une façon très complète, très rapide et très frappante.

XIX

TECHNIQUE DE L'ÉNUCLÉATION INTRA-PROSTATIQUE

Messieurs,

Bénignité de l'opération, simplicité des suites opératoires, voilà quel est aujourd'hui le bilan normal de la prostatectomie de Freyer. Ces notions ne sont pas encore partout acceptées dans le monde médical : certains en sont encore à redouter une mortalité élevée ou se figurent qu'on ne peut obtenir le succès qu'au prix d'une thérapeutique post-opératoire compliquée et par conséquent redoutable.

Tout cela est cependant aujourd'hui très modifié, et je voudrais montrer précisément ici quels grands changements se sont opérés avec les années pour cette opération, quel est son bilan actuel et quels sont les facteurs principaux de sa bénignité.

Et tout d'abord la prostatectomie a perdu son nom.

Dans un travail très important auquel l'Académie de médecine vient d'accorder le prix Tremblay, et qui va paraître dans le fascicule I du tome II des *Archives Urologiques de la Clinique de Necker* (1), deux de mes élèves Papin et Verliac ont apporté à l'étude histologique de la maladie dite « hypertrophie de la prostate », une contribution intéressante et nouvelle.

(1) La guerre a retardé la publication de ce travail et changera la composition de ce premier fascicule qui paraîtra dès que les circonstances le permettront, probablement dans le courant de 1917 et avec d'autres matières.

Accentuant encore la notion sortie de Necker avec Albarran, Motz et Perearnau, et depuis confirmée par beaucoup d'auteurs, que l'hypertrophie prostatique se développe aux dépens des glandes sous-cervicales de l'urètre, MM. Papin et Verliac se basant sur l'examen de 200 pièces embryologiques, opératoires et nécropiques provenant de ma Clinique, démontrent que « l'hypertrophie de la prostate » est une maladie non de la prostate, mais de *l'urètre postérieur* et se caractérisant par un *processus végétant, urétral et sous-urétral, qui donne naissance à des néoformations glandulaires.*

Cette conception cadre avec toutes les données embryologiques, histologiques et physiologiques connues.

Au point de vue biologique, elle montre ce phénomène extrêmement curieux d'un processus ébauché au cours du développement embryonnaire et réveillé à l'heure où la prostate s'atrophie.

Elle explique l'entrave mise au développement de l'hypertrophie par les affections qui altèrent la muqueuse urétrale.

Elle permet de comprendre toutes les formes de l'hypertrophie et particulièrement les formes d'hypertrophie préurétrale.

Elle rend compte de tous les aspects histologiques que peut revêtir l'adénome sous-urétral depuis les pseudokystes jusqu'aux nodules fibreux qui sont, pour les auteurs, des nodules glandulaires et non vasculaires.

Elle explique également l'absence de vaisseaux dans la tumeur et la néoformation de fibres musculaires lisses.

Dans ces conditions, puisque la néoformation glandulaire est absolument indépendante de la prostate, le terme de « prostatectomie » ne convient plus, quoique consacré par l'usage, à l'opération qui la supprime.

Et puisque l'hypertrophie prostatique n'est plus qu'un adénome de l'urètre postérieur, inclus dans la prostate, la prostatectomie n'est plus que l'*énucléation intraprostatique* d'un adénome.

Quoiqu'il en soit de cette opération qui reste toujours la même sous un nom différent, les statistiques se sont assez améliorées actuellement pour en faire une des plus bénignes de la chirurgie urinaire.

Sur plus de 500 prostatectomies, j'ai vu d'année en année la mortalité s'abaisser jusqu'à 7 % où je l'ai maintenue pour le dernier cent; et encore sur des séries longues de plus de 50 cas, ai-je pu la réduire encore à 3 %.

De cette heureuse évolution, les éléments sont multiples; et dans ma pratique ils se résument à trois points : 1° préparation des malades; 2° amélioration de la technique; 3° simplification des suites.

Je me suis occupé déjà dans une précédente clinique de la préparation et du choix des malades (voir p. 241). Je parlerai aujourd'hui de la technique et des soins post-opératoires.

*
* *

Dans cette opération rapide, expéditive, instantanée presque qu'est l'énucléation intraprostatique, il est encore en ces quelques minutes des détails qui peuvent modifier la gravité de l'intervention et méritent l'attention.

Voici tout d'abord la question de l'anesthésie : elle est de la plus haute importance. Car le sujet n'est plus jeune; malgré la préparation, ses organes ne sont plus en état de résister toujours aux attaques d'une intoxication, et il est un certain nombre de malades qui meurent tôt ou tard du trouble profond que l'anesthésique a apporté à leur foie plutôt qu'à leur rein. Y a-t-il donc une anesthésie qui soit supérieure à toutes les autres et expose à moins d'ennuis?

Sur ce point, je pense comme les chirurgiens qui ont une longue expérience, que toutes les anesthésies sont bonnes et que toutes sont mauvaises. Elles ont toutes leurs risques, mais comportent aussi chacune des avantages. Il faut donc les conserver toutes, en essayant de discuter et de préciser les indications de chacune d'elles, et c'est dans cet esprit de large éclectisme que je choisis l'anesthésique pour chaque malade.

Seul l'éther me paraît à rejeter dans cette chirurgie des vieillards. Mais j'ai employé le chloroforme, la rachi-novocaïnisation ou le chlorure d'éthyle, d'après les indications générales de ces anesthésiques.

Le chlorure d'éthyle est parmi les anesthésiques généraux

raux celui qui nous a paru avoir le plus danger, et provoque le plus facilement des acidoses dangereuses.

L'anesthésie lombaire à la novocaïne a déterminé sur un de mes malades, avant l'opération, des accidents qui ont amené la mort en quelques heures.

Je reste donc partisan de l'anesthésie locale pour la grande majorité des cas et du chloroforme pour les quelques exceptions plus haut signalées (p. 259).

Endormi au chloroforme le malade vient à l'opération la vessie lavée et remplie de trois seringues soit 350 grammes d'eau boriquée ou d'une solution d'oxycyanure.

Bien qu'ayant proposé, il y a quelques années, et pratiquant souvent pour les autres opérations sur la vessie, la distension vésicale avec de l'air stérilisé, je n'ai jamais utilisé cette pratique pour la prostatectomie, puisque cette opération est la seule de toutes les ouvertures vésicales qui demande quelquefois un lavage sur la table d'opération. Le seul inconvénient de l'eau de distension pour la vessie, celui de souiller les compresses, n'existe pas ici, puisque le champ opératoire sera tout à l'heure souillé par la dissémination du lavage, et l'injection de l'air n'a ici aucune raison d'être.

Le champ d'opération est imbibé de teinture d'iode. Ganté d'un seul gant pour la main qui fera le toucher rectal, je me tiens à droite ou à gauche du malade opérant tantôt de la main droite et tantôt de la main gauche.

L'opération se réduit pour moi à la seule ablation de l'adénome : je n'ai jamais pratiqué *la ligature préventive des canaux déférents* pour prévenir l'orchite : celle-ci est exceptionnelle lorsqu'on n'abuse pas de la sonde à demeure, et le temps opératoire qui a pour but de la prévenir m'a toujours paru absolument inutile. Il allonge d'un rien une opération par elle-même très courte, fait deux plaies supplémentaires, provoque souvent dès le début une réaction inflammatoire sur le testicule. Et par-dessus tout, cette complication opératoire est parfaitement inutile puisque pour un malade qui aura une orchite, vous imposerez à tous les autres un sacrifice inutile. Un des avantages de l'énucléation de l'adénome est de respecter l'intégrité de l'appareil génital et de conserver les fonctions sexuelles aussi complètes que l'âge le permet : il me paraît donc inutile de commencer par étouffer dans une double ligature « les derniers restes d'une ardeur qui s'éteint. »

Aussitôt donc que l'anesthésie est obtenue, je commence la taille en pratiquant une incision médiane *haute* et *courte.* Elle doit être *haute* c'est-à-dire à un bon travers de doigt au-dessus du pubis, car plus les incisions de la vessie sont hautes et plus elles se ferment vite.

Elle doit être très *courte* et ne pas dépasser deux centimètres et demi. Les muscles écartés, le péritoine récliné, la vessie est ouverte d'une fente également très petite et tout juste suffisante pour passer deux doigts et encore à frottement. Grâce à l'élasticité de la vessie, une petite incision est suffisante à cet effet.

Pendant que l'index de la main gantée entre dans le rectum, l index et le médius de l'autre main entrent dans la vessie, puis dans le col vésical, reconnaissent de suite de quel côté va porter l'attaque, c'est-à-dire sur quel point l'adénome va le plus facilement se laisser décoller (fig. 55). Et aussitôt reconnues les connexions et les saillies de l'adénome, la muqueuse est effondrée sur un des flancs du canal ; l'adénome se détache partiellement, puis le clivage se poursuit soit de droite à gauche, soit de gauche à droite suivant les cas. En un coup de doigt, tout l'adénome est libre et ne tient plus qu'à l'urètre en avant : pour l'en séparer, il faut tirer assez violemment. L'adénome vient en totalité, donnant la figure classique de deux lobes juxtaposés réunis par une cloison médiane postérieure.

Il est une autre attitude de l'adénome qui rend les manœuvres très difficiles : quoique très énucléable, l'adénome est inclus dans la prostate et sous le col au lieu de s'être épanoui dans la cavité vésicale. Le doigt qui va le décoller et le circonscrire ne peut l'aborder que par un orifice très étroit, correspondant aux dimensions d'un col à peine élargi ; ici l'énucléation est parfois très difficile, parce que le doigt est resserré par l'orifice du col ; l'extraction est parfois encore plus compliquée, et pour y arriver il faut systématiquement morceller la tumeur et l'amener par fragments.

Pour détacher l'adénome de sa cavité, je n'utilise plus

jamais ces inciseurs prostatiques dont j'avais autrefois proposé un modèle. Le doigt seul fait l'œuvre nécessaire et assure l'énucléation. On recommande à l'ongle des dimensions, une forme spéciales : pour ma part, je ne lui vois qu'une qualité, c'est de ne pas exister, c'est d'être coupé. Et lorsque par ha-

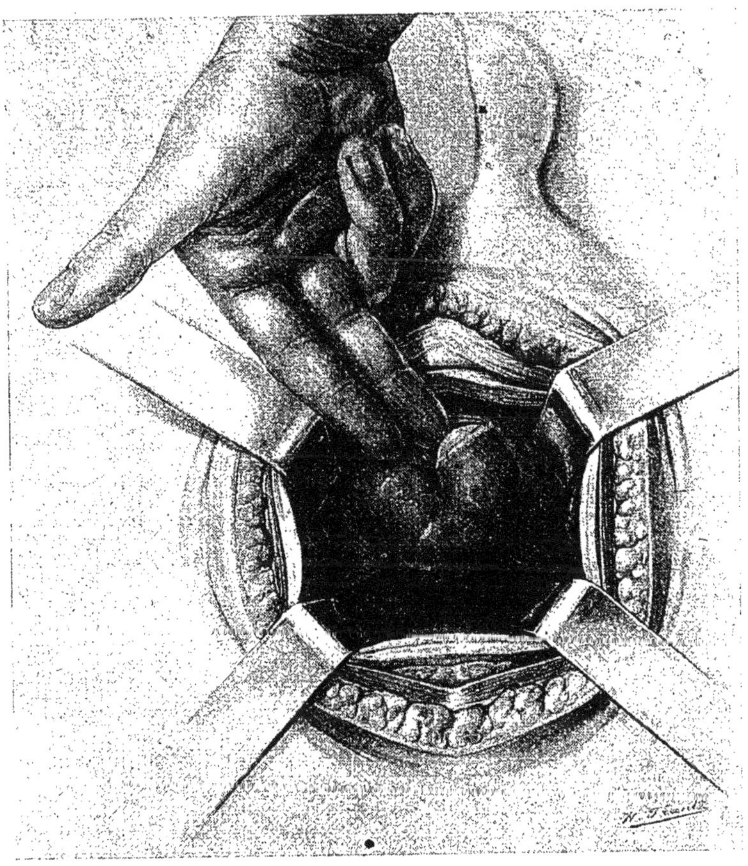

Fig. 55 — Technique de l'énucléation prostatique.
Les doigts dans la vessie commencent le décollement sans le secours d'aucun instrument, aux confins de l'urètre et de l'adénome.

sard, mon ongle dépasse un peu le niveau de la pulpe, je suis gêné dans l'énucléation et surtout dans l'extraction; car sous la violence de l'effort, il se retourne, et tous les temps qu'on le croit seul capable d'exécuter, l'effondrement et le décollement de la muqueuse, tout cela se fait avec la pulpe du doigt, ou du moins avec l'extrémité du doigt, à condition bien entendu que le doigt rectal exécute son rôle. A plusieurs reprises, j'ai essayé de me passer de ce doigt rectal, je n'ai que rarement pu y arriver : le soulèvement de la prostate par le rectum, la palpation des noyaux adénomateux avec les deux doigts allant à la rencontre l'un de l'autre constituent une mesure très précieuse, lorsque l'adénome n'est pas encore énucléé dans la vessie, mais est encore profondément encastré sur les flancs de l'urètre prostatique.

Lorsque l'adénome est bien développé, quelques secondes suffisent à son énucléation : la seule difficulté qu'on éprouve est souvent de sortir à travers l'incision très petite de la vessie un adénome assez volumineux et déjà libre dans la cavité vésicale. Une pince à traction peut servir : je tâche autant que possible de m'en passer et je ne me sers en général et pour l'énucléation et pour l'extraction de l'adénome que des doigts.

Une fois l'adénome enlevé, la conduite à tenir ultérieurement peut varier.

Dès 1907 j'ai proposé et pratiqué le tamponnement de la loge prostatique pour éviter l'hémorragie primitive.

Avec les gros adénomes le saignement est beaucoup plus important qu'avec les petits, et le saignement est en quelque sorte proportionnel au volume de la tumeur enlevée. Il en est de même en ce qui concerne l'énucléabilité ; elle va d'ailleurs de pair avec le volume. Plus l'opération est rapide, plus le danger d'hémorragie est à craindre : plus le plan de clivage est net et facile à définir, plus est à redouter le péril d'une hémorragie grave. Il faut donc se défier de ces opérations rapides, instantanées, de quelques secondes, comme j'en vois de temps en temps ; elles sont de beaucoup les plus graves, et dans ces cas-là il faut toujours tamponner.

Pour les autres cas, pour ceux où le volume est petit, et où l'exérèse est pénible, difficile, je laisse le malade sans tamponnement et il guérira plus vite et plus simplement que les autres.

Pour faire le tamponnement, j'introduis dans la cavité même de la prostate la gaze sèche. Je l'enfonce avec le tube de Gerota, excellent instrument que j'ai introduit en

France voilà plus de douze ans et qui permet de faire à travers de petits orifices des tamponnements serrés, fermes et faciles, même quand le malade n'est pas endormi (fig. 56). La gaze ressort par la plaie hypogastrique et le tube de Freyer sera placé au-dessus du tamponnement : la gaze ne

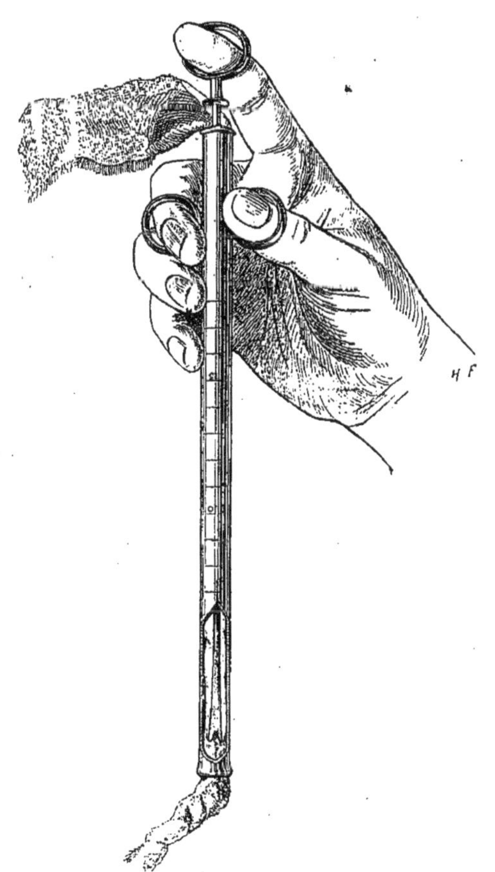

Fig. 56. — Tube à tamponnement de Gerota.

pénètre pas dans le tube. C'est le tube lui-même qui maintiendra le tamponnement dans la loge.

Lorsque le malade ne va pas être tamponné, je place de suite le tube de Freyer à frottement dans la cavité vésicale ; les dimensions de l'orifice que je fais à la vessie sont d'ordinaire si petites que j'ai beaucoup de peine à introduire le tube. Il n'y a alors aucune suture à faire à la vessie, seulement un crin de Florence sera placé sur la peau et les muscles de la paroi abdominale de suite au-dessus du tube de Freyer s'il est nécessaire.

Je ne fais sur la table d'opération aucune irrigation, aucun lavage, aucun massage de la loge prostatique.

Dès que le tube est placé, l'opération est terminée : la pipe en verre est adaptée au tube de Freyer et conduira les urines et le sang dans l'urinal ; le malade pansé est reporté dans son lit.

*
* *

La préparation des malades, en donnant des sujets en bon état, élimine de ce fait un certain nombre de complications. On peut donc simplifier de beaucoup les suites opératoires, et depuis longtemps je me suis attaché à supprimer progressivement tous les temps qui apparaissent inutiles ou d'importance secondaire. Je suis arrivé ainsi à restreindre les difficultés premières d'une thérapeutique compliquée et à guérir les malades en général vite, sans complications et le plus simplement possible.

Je ne veux envisager aujourd'hui que le traitement des *suites normales* d'une prostatectomie, laissant de côté les complications : leur importance fait qu'elles méritent d'être envisagées à part et en elles-mêmes

D'abord le premier jour et pendant les premières vingt-quatre heures, on ne fait aucun lavage, on ne touche pas à l'appareil si tout a été adapté comme je l'ai dit, si la plaie est bien fermée sur le tube de Freyer. Le malade reçoit quelques injections d'huile camphrée s'il est déprimé, du sérum s'il saigne, de la spartéine : mais on ne défait pas l'appareil local jusqu'au lendemain, et surtout on ne fait aucun de ces abondants lavages qui dérangent tous les caillots, entravent l'hémostase et favorisent le saignement plus qu'ils ne le gênent.

Le premier jour est donc le jour le plus simple, le plus facile.

Le deuxième jour au matin, je fais par le tube de Freyer un abondant lavage à l'eau faiblement oxygénée, et séance tenante je l'enlève. Son maintien au delà de cette époque laisse l'ouverture trop béante et surtout retient dans la loge prostatique des caillots accumulés qui s'infectent et donneraient le deuxième ou le troisième jour une élévation de température qu'on peut éviter en l'enlevant prématurément. Les mèches sont enlevées par fraction progressive à partir du deuxième jour.

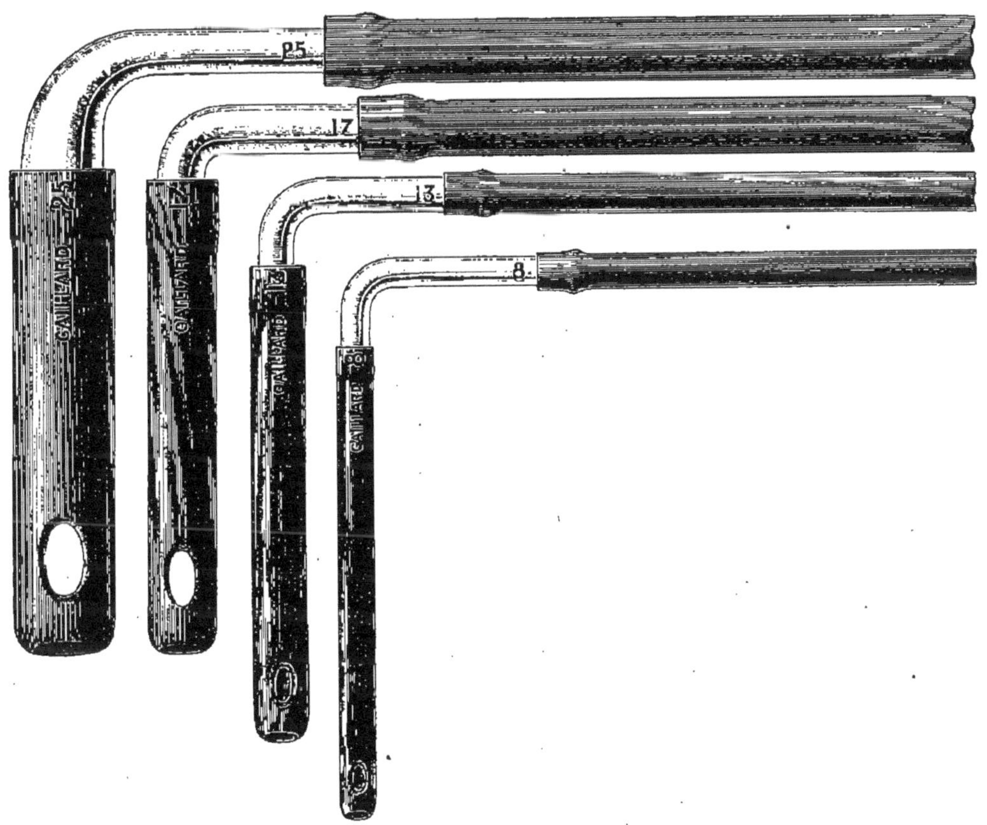

Fig. 57. — Drains de volume décroissants pour drainage hypogastrique.

A la place du tube de Freyer, je mets le plus gros élément d'une série décroissante de tubes coudés démontables (fig. 57) en caoutchouc et en verre. Je dispose pour chaque pansement d'un certain nombre de ces tubes tous montés et bouillis, ils sont de différentes longueurs, de différents calibres : je n'ai donc qu'à choisir celui qui va convenir au malade, à la profondeur de sa plaie, aux dimensions actuelles de sa brèche cutanée et vésicale.

Un des plus gros de ces tubes sera placé dans la vessie par sa plus courte extrémité ; l'autre va dans l'urinal. Grâce à cette disposition, le malade ne sera pas mouillé, toutes les urines passeront à peu près dans l'urinal.

Le pansement du matin sera le seul de la journée ; il ne sera renouvelé que le lendemain matin et dans les mêmes conditions. Le petit tube est d'abord retiré, et par l'orifice hypogastrique, j'enfonce dans la vessie une canule pour faire une abondante irrigation avec de l'eau oxygénée fortement diluée si le malade saigne encore, avec du protargol à 4 pour 1.000 s'il n'y a plus de saignement.

Le lendemain un nouveau tube coudé et plus petit que le premier prendra la place du premier.

En changeant chaque jour ce tube coudé, j'évite les altérations qu'il subit dans la vessie, l'irrigation se fait par un orifice large et entraîne tous les caillots et débris accumulés dans la vessie et dont la permanence serait une cause d'infection et de fièvre. Enfin j'ai encore l'avantage de hâter de jour en jour par le choix d'un tube de plus en plus petit, la fermeture de la plaie hypogastrique et d'éviter la fistulisation.

Le fonctionnement de ces tubes se fait si exactement, que le malade n'est presque jamais mouillé et que je puis recueillir la totalité des urines ; et ceci a une très grosse importance.

C'est vers le sixième jour que je combine les lavages du pansement unique du matin, les lavages par la plaie hypogastrique à des irrigations par l'urètre : celles-ci entraînent encore des débris accumulés dans la cavité vésicale et qu'il est nécessaire de faire disparaître avant que la plaie ne vienne à des dimensions trop restreintes.

Vers le dixième jour, l'orifice vésical est petit, il reçoit difficilement un tube. Celui-ci est alors supprimé et les lavages quotidiens sont faits et par la plaie et par l'urètre, mais je ne mets plus de tube collecteur dans la plaie. A ce moment la récolte de la totalité des urines n'a plus d'importance. Dès lors le malade se mouille dans son pansement. Cela dure deux ou trois jours au-delà desquels je mets une sonde à demeure.

La sonde à demeure indique la période finale, celle de la fermeture de la vessie. Celle-ci se produit vers le quinzième ou le vingtième jour. Déjà le malade a pu uriner spontanément dans la période où il n'a pas eu de sonde à demeure et bien que la vessie fut encore fistuleuse à l'hypogastre. Pendant quelques jours, la contractilité de la vessie sera masquée par la sonde à demeure ; elle se révèlera lorsque dans les dernières périodes le malade sera réduit au régime de la sonde à demeure pendant la nuit et de la liberté pendant le jour. Ce régime mixte me paraît utile dans les huit ou dix derniers jours qui précèdent la fermeture définitive de la plaie vésicale. Il est important de ne laisser la sonde à demeure que le moins longtemps possible, car sa présence favorise sensiblement l'orchite : par ailleurs la sonde est tout de même nécessaire, car elle seule permet souvent de fermer la petite fistulette hypogastrique qui se maintient ou s'ouvre à nouveau.

Au bout de trois semaines, de 20 à 25 jours, le malade peut quitter la maison de santé.

Je fais remarquer que je ne me sers jamais de l'irrigation continue, qui est dans les soins une complication considérable et est d'ailleurs sans aucune utilité : l'irrigation continue n'irrigue rien du tout. Nous nous en sommes assurés autrefois avec M. Guyon, le courant quand il est réglé au niveau voulu passe directement du tube à la sonde, et il n'y a au sens propre du mot aucun lavage, aucune irrigation, mais seulement une balnéation de la surface vésicale.

De même je n'utilise jamais l'appareil d'Irving, car j'ai avec mon drainage un adaptation parfaite, modifiée chaque jour et qui permet aux malades de ne pas être mouillés.

Enfin je ne fais jamais lever mes malades de bonne heure : ils restent tous au lit jusque vers le dix-huitième jour, à un moment où leur plaie est presque entièrement cicatrisée. Ils restent au lit et n'ont pas de congestion pulmonaire : car toutes ces congestions hypostatiques sont surtout des broncho-pneumonies infectieuses qu'on évite par la préparation antérieure des malades et la désinfection ultérieure de leur vessie.

Lorsque le malade rentre chez lui, il ne conserve plus — quand il était rétentionniste avant — qu'un résidu de 20 à 30 grammes qui s'améliore et disparaît complètement dans l'espace de trois à quatre semaines. Cette évacuation complète et parfaite de la vessie se produit dans tous les cas et l'énucléation intra-prostatique donne toujours un résultat thérapeutique parfait.

Après sa sortie de la maison de santé, le malade devra encore se faire des lavages pendant un mois environ.

La perméabilité du canal est toujours facile : je n'ai vu parmi mes opérés que trois malades chez lesquels un rétrécissement serré chez l'un, plus large chez les autres, rend le cathétérisme assez difficile. En général la sonde à béquille passe facilement sans rencontrer de ressaut parce qu'elle suit la paroi antérieure conservée de l'urètre ; je n'enlève celle-ci que dans les cas où l'adénome existe simultanément sur la paroi antérieure du canal.

L'*éventration* ultérieure devient beaucoup plus rare depuis que j'ai réduit mon incision à de très petites dimensions et que j'ai ramené à vingt-quatre heures la durée de séjour du tube de Freyer. La cicatrice se maintient parfaite.

Réduit à ces proportions, le traitement des suites opératoires après l'énucléation intra-prostatique reste aussi simple que possible et ne mérite plus d'inquiéter le malade ni son entourage par une perspective troublante.

La bénignité d'une opération ne se mesure pas qu'à sa mortalité : elle se mesure aussi à sa morbidité c'est-à-dire à la proportion suivant laquelle elle provoque des incidents, des complications post-opératoires, ou au contraire à la rapidité suivant laquelle elle remet le malade sur pied.

Eh bien ! dans cet ordre j'ai vu successivement l'élévation et la brièveté de l'incision raccourcir les délais de la fistulisation sus-pubienne.

J'ai vu l'orchite devenir plus rare depuis que j'évite la sonde à demeure ou ne l'utilise que pendant quelques jours, et encore à la fin.

L'énucléation intra-prostatique est donc devenue une opération comme les autres, pour laquelle le progrès a rapidement fait son œuvre.

Comme toute opération, elle dépend des trois facteurs qui règlent nos interventions, la préparation, la technique et les soins. Mais les soins ne sont plus cette série compliquée de manœuvres difficiles et pénibles pour le malade. Ils sont devenus les mêmes que pour une taille hypogastrique, dont l'énucléation intra-prostatique est devenue une manière et un complément.

XX

LA PROSTATECTOMIE EN DEUX TEMPS

Messieurs,

A l'époque de la prostatectomie périnéale, on se préoccupait peu de la résistance des opérés. L'opération avait une telle bénignité, elle réalisait si bien le drainage de la vessie que pour un peu on l'aurait appliquée systématiquement au traitement des prostatiques infectés; en tous cas on ne la redoutait même pas chez ceux qui avaient de l'infection aiguë. La plaie était déclive et le drainage facile.

Mais le jour où la prostatectomie a passé du périnée à l'hypogastre, les choses ont bien changé. Le drainage de la vessie se faisait à la partie supérieure, la loge cruentée de la prostate recevait la stagnation des urines infectées, l'infection de la plaie était plus facile, les accidents généraux plus à craindre; et après quelques années de pratique chacun s'est bien vite aperçu que l'on ne pouvait appliquer sans danger cette opération à des infectés aigus. En outre les difficultés de la guérison étant tout autres chez les malades opérés par la voie hypogastrique, on a vu qu'il leur fallait pour guérir des conditions de santé plus favorables, il leur fallait une certaine résistance organique.

Et dès lors toute une série de malades se trouvaient donc éliminés peu à peu du cadre de la prostatectomie : les *infectés* et les *tarés*. C'est pour eux que survint la prostatectomie en deux temps.

Elle consiste à faire d'abord une cystostomie, puis à ne faire qu'au bout de quelque temps la prostatectomie proprement dite.

D'abord appliquée timidement, cette opération s'est répandue peu à peu, et forte de la bénignité qu'elle comportait, s'est imposée à tous les urologistes comme une excellente opération.

Je viens aujourd'hui vous en dire les *avantages*, la *technique* et les *indications*.

***

Les *avantages* sont multiples : je les réduis à trois principaux.

D'abord la prostatectomie en deux temps a cet avantage de perfectionner le drainage de la vessie malade et infectée. Depuis longtemps la cystostomie haute est une ressource précieuse pour combattre l'infection urinaire chez les malades que la sonde à demeure n'a pas améliorés. Elle fait tomber la fièvre ; elle améliore le trouble et la purulence des urines et relève l'état général. Or le bénéfice de la cystostomie se retrouve tout entier dans la prostatectomie en deux temps ; et cette opération divisée devient ainsi une arme précieuse contre l'infection des prostatiques rétentionnistes.

Comme conséquence toute naturelle, la prostatectomie en deux temps complète la préparation du malade en améliorant la constante. La rétention et l'infection vésicale retentissent toujours plus ou moins sur les reins, soit par les rétentions rénales qu'elles occasionnent, soit par les néphrites qu'elles entretiennent ou provoquent. Aussi, dès que la rétention cesse dans la vessie, dès que l'infection est combattue, on voit la langue redevenir humide, la soif diminuer, la lucidité intellectuelle reparaître, la santé revenir. Cette œuvre bienfaisante, la cystostomie préalable la réalise chez tous les malades auxquels on applique la prostatectomie en deux temps, et l'amélioration de la constante permet de mesurer exactement chez nos malades le bénéfice obtenu.

Enfin la prostatectomie en deux temps divise en quelque sorte la gravité de l'opération, elle la répartit par moitié sur deux périodes différentes de la vie du malade et permet à celui-ci d'en faire les frais alors qu'il ne pourrait supporter le choc de l'opération tout entière. Et de fait la gravité de l'opération est très faible, alors cependant que les malades auxquels elle s'adresse sont dans des conditions les plus défavorables. Ainsi, j'ai fait dans cette année 1913 vingt prostatectomies en deux temps : deux malades sont morts, l'un de broncho-pneumonie, et l'autre, un vieillard de quatre-vingt-quatre ans d'une hémorragie stomacale foudroyante : cette statistique est encore assez favorable étant donnée la gravité des cas auxquels j'applique cette opération.

***

Bien qu'elle ne soit que la combinaison de deux autres interventions très règlées, quelques détails doivent être ici connus et mis en pratique pour obtenir de cette opération le meilleur résultat qu'elle puisse donner.

En réalité, la prostatectomie dite en deux temps en comprend *quatre* et les voici :

Le *premier* est l'*ouverture sus-pubienne de la vessie* à titre temporaire, autrement dit la cystostomie ; il consiste à aboucher la muqueuse vésicale à l'hypogastre, tout comme on y abouche l'intestin dans l'anus iliaque ou l'estomac dans la gastrostomie. En un mot, on pratique une stomie, analogue à toutes les autres.

Cet abouchement doit être *correct*, c'est-à-dire que la muqueuse doit s'adapter exactement à la peau ; la chose n'est pas toujours facile à réaliser, soit que la muqueuse vésicale tende à faire hernie au dehors, soit que l'épaisseur de la paroi abdominale suscite quelques difficultés dans la coaptation des téguments et de la boutonnière vésicale.

Cet abouchement doit, en outre, être *haut* situé.

La tendance générale est de pratiquer l'incision bas, très près de la symphyse pubienne. Or quand, par la suite, il vous faudra effectuer la prostatectomie proprement dite, force vous sera d'agrandir cette ouverture par en haut et vous déchirerez presque sûrement le péritoine. Déchirure qui à l'état courant n'a rien de bien inquiétant ; mais la prostatectomie constitue en somme (surtout celle à deux temps qui n'est pratiquée que dans des cas graves), une opération assez délicate, au cours de laquelle il est indiqué d'éviter tout traumatisme inutile.

Laissez donc toujours un intervalle d'un à deux travers de doigts entre la symphyse pubienne et l'extrémité inférieure de l'incision de votre cystostomie. Si par la suite vous devez procéder à l'ablation de la prostate, et que votre doigt ne puisse pas pénétrer dans la vessie, vous prolongerez l'incision en bas, vers le pubis, sans craindre de léser le péritoine.

Le *deuxième* temps de cette opération consiste à *préparer* le malade, à le mettre en état de subir cette prostatectomie qui, suivant ses tares, s'effectuera plus ou moins longtemps après la cystostomie.

Tout d'abord, il sera procédé à une désinfection quotidienne de la vessie par des irrigations antiseptiques.

Le traitement général comprendra le régime végétarien et déchloruré, poursuivi fidèlement pendant toute cette période d'expectation qui doit être continuée jusqu'au moment de l'ablation de la glande.

Cette phase préparatoire, dont vous comprenez l'importance considérable, nous ne pouvons prévoir combien elle devra se prolonger.

Elle ne sera jamais trop longue : sa durée ne doit pas être inférieure à un mois, elle s'étendra parfois jusqu'à 4 et 6 mois. On regrettera parfois d'avoir été trop vite, on n'aura jamais à se repentir d'avoir trop attendu. C'est là affaire toute personnelle, variant avec chaque individu; vous devez vous inspirer des raisons qui vous ont incités à la prostatectomie, de la résistance du sujet, de l'état local, de l'état général et du fonctionnement rénal.

Si les urines sont très purulentes, infectées, il va sans dire que vous vous abstiendrez de tout acte opératoire jusqu'à ce qu'elles redeviennent à peu près normales.

Pour juger de la valeur des reins de votre malade, vous étudierez l'azotémie et la constante et ne vous déciderez à intervenir que d'après leurs indications.

C'est la conduite que nous avons suivie chez ce malade couché au numéro 13 de la salle Velpeau, et dont la prostate a été enlevée ces jours-ci, près de trois mois après l'ouverture de sa vessie.

Cet homme était venu à l'hôpital en octobre dernier, en pleine rétention ; depuis longtemps déjà, il se faisait sonder. Le 15 octobre, son azotémie était de 0,306, sa constante à 0,073 ; les conditions rénales étaient, en somme, très favorables. Mais les urines étaient troubles ; d'abondantes hémorrhagies vésicales nécessitaient à tout instant l'aspiration des caillots. Aussi, malgré les renseignements rassurants fournis par l'étude de l'azotémie et de la constante, j'ai renoncé à la prostatectomie immédiate à cause des conditions locales défectueuses, j'ai procédé en deux temps et le 18 octobre, je pratiquais la cystostomie.

Quand allions-nous pratiquer l'opération ultérieure, l'ablation de l'adénome? L'étude de l'azotémie et de la constante allait nous guider.

Le 4 novembre, l'état rénal laissait à désirer : Az = 0,416 ; K = 0,119.

Le 11 novembre : Az = 0,678 ; K = 0,191.

Les reins s'altéraient donc sensiblement : il devenait impossible de penser à l'acte définitif. Je pouvais même me féliciter de n'avoir pas fait davantage dans la première séance.

Il est vrai qu'une complication locale venait expliquer l'aggravation constatée dans l'état du malade : la plaie hypogastrique de la cystostomie s'était refermée, une nouvelle poussée de température était survenue, et les reins avaient souffert. Cependant rien ne permettait de considérer cet état comme définitif.

Et, en effet, le 29 novembre, nous trouvons :

Az = 0,491 K = 0,129

Au 8 décembre, l'amélioration s'accentue :

Az = 0,480 K = 0,118

J'attendis encore quelque temps, et le 26 décembre je trouvais :

Az = 0,425 K = 0,084

A ce moment seulement, les reins étaient arrivés à un fonctionnement satisfaisant : l'opération était possible et elle fut faite avec succès par M. Chevassu qui me remplaçait à ce moment pendant les vacances.

Il faut donc suivre attentivement son malade, l'inspecter

à plusieurs reprises et très complètement, et ne se décider à pratiquer le second temps que lorsque vous aurez satisfaction sur les trois points d'où dépend le succès de la prostatectomie : l'*état local*, l'*état général* et l'*état rénal*; dussiez-vous pour avoir satisfaction sur tous ces points attendre quelques mois.

Lorsque le moment est venu de pratiquer l'opération dernière, les deux autres temps de la technique vont être mis en œuvre dans la même séance.

Le *troisième* consiste à défaire la cystostomie préliminaire, c'est-à-dire à détacher au bistouri la muqueuse de la vessie de la paroi abdominale, de manière à lui permettre de rentrer dans la profondeur en regagnant sa liberté; ainsi on évitera les fistules permanentes à la suite de cette opération; ainsi on s'évitera d'avoir à faire longtemps après la cystostomie une nouvelle opération pour la fistule consécutive.

Ce temps s'exécute sous la même anesthésie qui va permettre de faire la prostatectomie; au bistouri on circonscrit l'orifice de la stomie, on tâche autant que possible de ne pas ouvrir le péritoine. Et lorsque l'orifice est devenu libre, que la paroi abdominale se trouve avivée dans tout son pourtour, on élargit l'orifice abdominal et vésical en donnant un coup de bistouri vers le pubis, d'un côté où il n'y a rien à craindre, et dès que l'orifice a atteint des dimensions qui lui permettent de recevoir les deux doigts, on procède à la prostatectomie proprement dite.

Ce *quatrième* et dernier temps ne comporte aucune mesure particulière, et nous l'effectuons suivant la technique qui a été dite ailleurs (voir p. 275).

*
* *

J'en viens maintenant aux *indications* de la prostatectomie en deux temps. Dans quelles conditions peut-on ou doit-on pratiquer cette opération?

Les prostatiques qui viennent à nous se présentent dans trois conditions différentes suivant qu'ils sont atteints : 1° *de complications urgentes;* 2° *d'accidents généraux* ou 3° *d'accidents locaux*. Dans ces trois cas, les indications opératoires méritent d'être discutées.

Complications urgentes. — Je comprends ainsi la rétention aiguë d'urine avec fausse route ou avec impossibilité de cathétérisme ; il y a urgence ici, puisque la rétention est complète. Et l'impossibilité du cathétérisme conduit nécessairement à une mesure opératoire.

C'est dans ces conditions qu'est née et qu'est pratiquée la prostatectomie d'urgence. Le malade est en rétention, la sonde ne passe pas ; soit, inutile d'insister. On enlève la prostate et tout est arrangé.

Et de fait, quelques succès légitiment cette pratique. Mais en règle générale, la prostatectomie d'urgence ainsi pratiquée sur un malade non préparé et dont la résistance n'est pas éprouvée est une opération très grave et dont la mortalité est et restera très élevée.

Il faut la rejeter, sauf dans de très rares exceptions, et lui substituer la prostatectomie en deux temps. La cystostomie immédiate remédie à toutes les difficultés de la situation, elle sauve le malade sans compromettre son avenir, et me paraît la meilleure et la seule opération permise en pareille circonstance.

2° *Accidents généraux.* — Ce sont des accidents d'*infection* ou d'*intoxication* urinaire que vous présentent les malades de cette catégorie.

Bien des prostatiques infectent leur vessie en se sondant, et s'inoculent plus ou moins gravement ; leur température s'élève à 39 degré, 39°,5. Ici, tout le monde est unanime pour rejeter une prostatectomie à chaud et prôner la désinfection par l'application d'une *sonde à demeure*, des lavages vésicaux qui, généralement, améliorent assez rapidement l'état du malade.

Mais il est certains individus chez qui la sonde ne réussit pas. Il en est aussi qui se refusent de parti pris à accepter cette sonde à demeure que vous leur proposez et qui préfèreront même uriner par une ouverture hypogastrique.

A ceux-là encore, ne tardez pas à pratiquer la cystostomie.

Quant aux intoxiqués urinaires, ils sont légion. C'est le cas de ces rétentionnistes dont la vessie contient plus d'un litre de liquide, qui ont la langue sèche, qui meurent de soif et qui perdent sans cesse leur urine dans leur pantalon. Guyon a bien décrit cette intoxication urinaire, véritable urémie latente contemporaine d'une distension des uretères. Le cathétérisme, trop souvent, infecte ces vessies.

La prostatectomie est-elle possible? On a pu avoir quelques succès, mais en principe elle est très dangereuse.

La distension des uretères peut ne dater que de quelques jours et alors l'opération donnera un succès; mais aussi elle remonte parfois à six mois et dès lors il existe une véritable hydronéphrose double: l'intervention radicale est alors vouée à l'échec le plus lamentable.

Le cathétérisme lui-même est ici inefficace; en pareille circonstance, le rôle de la sonde à demeure n'est pas meilleur. On doit donc recourir chez ces malades à la cystostomie plutôt qu'aux sondages qui donnent de très mauvais résultats. Mais ne comptez pas guérir souvent ces malades; tout échoue chez eux parce que l'intoxication est trop profonde.

3° *Accidents locaux*. — J'entends ainsi l'accident le plus simple des prostatiques, c'est-à-dire la rétention; lorsqu'un rétentionniste vient à vous et que de ce fait qu'il est adénomateux de la prostate, il est justiciable d'une prostatectomie, dans quelles circonstances devra-t-on lui proposer la prostatectomie en deux temps?

Cette dernière opération devra bénéficier des contre-indications de la prostatectomie. Vous devrez la faire lorsque le malade se présentera à l'opération immédiate, dans des conditions trop mauvaises et je suis ainsi amené à discuter les contre-indications de la prostatectomie.

A ce point de vue les prostatiques se divisent pour nous en deux catégories suivant qu'ils ont une constante bonne ou mauvaise.

Chez ceux qui ont une *constante bonne*, au dessous de 0.100, la prostatectomie immédiate peut être pratiquée. Mais le bon état des reins ne doit pas seul vous servir de guide. Votre malade, tout en ayant une bonne constante, peut être porteur d'un foie, d'un cœur, de poumons défectueux, dont l'état est susceptible de contre indiquer toute intervention de cet ordre.

Ici la prostatectomie en deux temps trouvera son indication pour diviser la gravité devant un cœur ou devant un poumon compromis.

De même encore chez des malades à constante bonnne, quelques accidents locaux peuvent vous obliger à différer l'opération. Ainsi quand vous avez affaire à un malade détenteur d'une prostatite suppurée prouvée par l'écoulement de pus par l'urèthre, même s'il n'a pas une température élevée, je vous dissuade de faire une prostatectomie immédiate.

Je sais bien que certains chirurgiens sont comme Loumeau, d'avis de la pratiquer même en plein milieu suppuré; pour ma part, je préfère de beaucoup, en ces occasions, procéder à une cystostomie, améliorer l'état du malade, puis, trois semaines plus tard par exemple, enlever la prostate.

C'est encore la prostatectomie en deux temps que je mets en œuvre chez les vieillards ayant dépassé quatre-vingts ans, leur constante serait-elle des plus satisfaisantes. A cet âge, l'organisme supporte assez mal un ébranlement quelque peu sérieux, comme l'est la prostatectomie en un seul temps.

Lorsque la constante est mauvaise, au-dessus de 0.150 la prostatectomie immédiate peut être pratiquée et je l'ai faite souvent avec succès. Elle offre cependant des dangers : on peut les éviter au malade, et pour cela la cystostomie préliminaire est une œuvre excellente,

Parmi ces malades à constante élevée, il y a d'abord tous les calculeux en mauvais états auxquels il faut bien donner un soulagement. Faites d'abord chez eux la cystostomie : plus tard vous verrez, et qui sait peut-être, les reins et l'état général améliorés vous permettront une opération complète actuellement impossible.

Il y a quatre ans, je voyais un malade de soixante-treize ans, que le Dr Roux de l'Institut Pasteur m'adressait et à qui son médecin, un ancien interne de Paris cependant avait dit : « Vous allez à Paris, défiez-vous des chirurgiens ; surtout ne vous laissez pas opérer, car vous avez un cancer de la prostate. »

Je vois encore ce pauvre homme, maigre, déprimé, souffrant horriblement, urinant toutes les cinq minutes. Il se déclarait incapable de supporter la moindre exploration. Je lui proposai en vain une simple cystoscopie ; il s'y refusa encore.

Je me contentai de lui mettre une sonde, il ne put la supporter; et comme il souffrait horriblement, il fallut bien chercher à le soulager.

Le lendemain, sans nulle préparation du malade par conséquent, et ignorant tout de son fonctionnement rénal, je lui faisais une cystostomie. Je pus extraire de sa vessie cinq énormes calculs.

Le vieillard fut pris de fièvre peu après, il tomba dans un état de dépérissement auquel je craignais de le voir succomber sans tarder. Toutefois, au bout de quelques semaines, je le décidai à rentrer chez lui et à rejoindre sa famille. Pendant quelques mois, je reçus de ses nouvelles; elles n'étaient pas des plus brillantes, puis je n'en entendis plus parler.

Mais un an après cette cystostomie, je recevais dans mon cabinet un homme rajeuni, légèrement obèse, mais néanmoins d'une souplesse élégante. C'était mon opéré, qui venait me prier de vouloir bien le débarrasser de la boutonnière qu'il portait à l'hypogastre.

Cette fois je pus procéder à une exploration; l'amélioration de mon malade était telle que je le soumis à une protatectomie qui eut le meilleur effet; il guérit sans incidents.

Voilà ce que peut faire la cystostomie chez les calculeux en mauvais état, elle les soulage immédiatement et les prépare pour plus tard à une opération complémentaire.

Sur un autre malade, qui, calculeux également se présentait à moi dans des conditions rénales aussi défectueuses, la cystostomie me permit d'extraire les calculs mais ne fut jamais suivie du temps libérateur de la prostatectomie.

Avant l'opération, ce malade rétentionniste, calculeux et infecté de 68 ans avait :

$$Az = 0.550 \qquad K = 0.113$$

L'application d'une sonde à demeure me permit de le préparer à la cystostomie. Je procédai donc à l'ablation de ses calculs et je me proposais de voir si plus tard je pourrais faire la prostatectomie.

Or un mois après, je trouvais :

$$Az = 0.910 \qquad K = 0.197$$

Au 18 novembre, nouvel examen :

Az = 1,15 K = 0.399.

Le 12 décembre :

Az = 1.39 K = 0.575

Les lésions rénales ne faisaient donc que s'accroître et elles s'accentuaient au point d'ôter tout espoir de guérison.

Ici la cystostomie avait amélioré l'état local de ce calculeux, avait supprimé ses affreuses douleurs, et sauvé la prostatectomie d'un désastre inévitable.

Voici maintenant des cas plus embarrassants : la constante est mauvaise, et la prostatectomie est actuellement impossible. La sonde à demeure est bien supportée, mais n'améliore pas l'état des reins. Y a-t-il des raisons de penser que la cystostomie va faire mieux que la sonde à demeure ?

Je le croyais autrefois, mon opinion a changé par la suite.

Voici un malade qui tolère admirablement la sonde à demeure, dont l'azotémie est de 0,840 et la constante de 0,154 le jour de son hospitalisation. Quinze jours plus tard (il conserve toujours sa sonde), l'azotémie est de 0,907 et la constante de 0,176.

Devant ce fâcheux résultat, je procède à une cystostomie, espérant que l'action sera plus favorable. Or, deux mois après cette intervention, l'azotémie est de 1,121, la constante de 0,190.

Il semble donc établi qu'ici la cystostomie demeure impuissante comme l'a été antérieurement la sonde à demeure (j'ai en vue la sonde tolérée), qu'elle n'améliore pas le fonctionnement rénal mieux que la sonde bien supportée.

Il n'en va pas de même quand la sonde à demeure, ayant déjà quelque peu amélioré le fonctionnement des reins, en arrive à ne plus pouvoir être tolérée et fonctionne mal. La cystostomie peut, alors, apporter un utile secours au malade et continuer l'œuvre bienfaisante esquissée par la sonde.

Un malade arrive à la Clinique, on lui met une sonde à demeure. Son azotémie de 0,690 et sa constante de 0,197 à l'origine sont, après un mois, de 0,630 et de 0,177. L'amélioration par la sonde est incontestable, mais encore insuffisante pour me permettre d'opérer. Je procède à une cystostomie pour parfaire, si possible, ce premier résultat, à la date du 12 septembre.

Un mois plus tard environ, le 16 octobre, l'azotémie est de 0,460 et la constante de 0,107.

La cystostomie a été nettement utile. Le 4 novembre, nous notons :

Az = 0,409 K = 0,092

Nous sommes en d'excellentes conditions pour effectuer une prostatectomie ; celle-ci fut pratiquée et a, d'ailleurs, fort bien réussi.

Nous pouvons donc affirmer que la cystostomie est susceptible de remplacer avantageusement la sonde à demeure, quand cette dernière est mal supportée. La cystostomie, en drainant la vessie mieux que ne fait la sonde, améliore le fonctionnement des reins et conduit le malade jusqu'à la prostatectomie qu'il peut, dès lors, subir avec succès.

Telles sont les quelques considérations que je désirais formuler devant vous concernant la prostatectomie en deux temps.

Le stade préparatoire intermédiaire, entre la cystostomie et l'ablation de l'adénome, permet de se renseigner sur le fonctionnement rénal, d'améliorer bien souvent ce dernier, à telle enseigne qu'on n'aborde l'opération définitive qu'en toute sécurité, au milieu des meilleures conditions opératoires ; et ainsi la prostatectomie se gagne, en quelque sorte, avant la bataille.

La prostatectomie en deux temps, telle que je vous l'ai brièvement décrite, comporte donc des indications et des avantages indiscutables qui lui assurent une place honorable dans la pratique chirurgicale.

XXI

LES ÉNERGIES PHYSIQUES ET INTELLECTUELLES APRÈS LA PROSTATECTOMIE

Messieurs,

Le professeur Debove m'abordant un soir dans un salon m'interpellait en ces termes : « Avez-vous lu l'article d'un tel hier soir ? Il est bien faible ; je trouve décidément qu'il baisse beaucoup depuis que vous lui avez enlevé la prostate ? »

Je n'avais pas lu l'article : je n'avais pas remarqué la « faiblesse » qui inquiétait M. Debove, mais je lui répondis que l'opération ne pouvait aucunement être par elle-même la cause de cette déchéance intellectuelle.

Quoiqu'il en soit, il y a donc des médecins — et des plus autorisés — qui croient que l'ablation « de la prostate » est susceptible d'affaiblir quelque peu les facultés intellectuelles d'un homme supérieur : et, à tort ou à raison, la question est posée.

Je suis tout prêt non seulement à l'aborder mais même à la résoudre, et c'est ce que je veux faire aujourd'hui en vous parlant des énergies physiques et intellectuelles après la la prostatectomie.

*
* *

Et avant tout, demandons-nous en quoi consiste cette opération de la prostatectomie ? Précisons exactement sa portée anatomique : sachons ce que nous enlevons et voyons ce que nous laissons.

Longtemps on crut que l'opération portait sur la prostate elle-même transformée et devenue adénomateuse. C'était une erreur.

Albarran avait le premier soupçonné que la prostate n'était pas le siège de l'hypertrophie : il pensait que la tumeur que nous enlevons n'était pas née dans la prostate elle-même mais dans les glandes préspermatiques. Ce n'était pas tout à fait exact, mais c'était la première fissure jetée dans le dogme de l'hypertrophie prostatique.

De nouveaux travaux, tous sortis de la Clinique de Necker, sont venus apporter à cette question des précisions définitives. Parmi ceux-ci le plus important est celui de Motz et Perearnu (1). A l'aide de recherches histologiques consciencieuses, ces auteurs ont établi nettement cette notion, que la tumeur naît dans les glandes de l'urètre, et que la prostate elle-même n'est pour rien dans son développement. J'ai confirmé moi-même cette notion par des recherches anatomiques portant sur des pièces opératoires : elles sont consignées dans un travail publié en 1911 en collaboration avec A. Papin (2).

Nous démontrons que la tumeur enlevée laisse en place les canaux éjaculateurs et que la prostate reste en sa loge sans être atteinte par l'opération.

Ces recherches ont été reprises depuis par mes collaborateurs, MM. Papin et Verliac : dans un travail qui paraîtra après la guerre et que l'Académie de Médecine a couronné, ces auteurs font l'histoire complète embryologique et histologique de ces glandes sous-cervicales aux dépens desquelles se développe l'adénome et montrent dans la série des âges l'évolution inégale des glandes prostatiques et urétrales, les premières se développant à la puberté pour former la prostate et s'atrophiant dans la vieillesse, les autres restant atrophiées

(1) Motz et Perearnu. Contribution à l'étude de l'évolution de l'hypertrophie de la prostate. *Ann. des Maladies des organes génito-urinaires*, 1905, t. II, p. 1521.

(2) Legueu et Papin. Les canaux éjaculateurs dans l'hypertrophie prostatique et les fonctions sexuelles après la prostatectomie de Freyer. *Ann. des Maladies des organes génito-urinaires*, 1911, t, II, p. 1153.

pendant toute la vie pour reprendre seulement chez quelques individus un développement pathologique vers la cinquantaine.

Ainsi voilà de grandes précisions jetées en cette question : une notion fondamentale se dégage confirmée par tous ceux qui ont depuis étudié la question, notamment par Marion et par Cunéo, à savoir l'indépendance de la prostate et de la tumeur enlevée au cours de l'opération. Dès lors, il n'est plus possible de conserver les dénominations antérieures, et j'ai proposé d'appeler *adénome* intra-prostatique ou encore *adénome* sous-urétral la tumeur que nous supprimons, et *énucléation* intra-prostatique ou énucléation tout simplement l'opération autrefois appelée prostatectomie. Si ce dernier terme, si heureux de prostatectomie, revient encore de temps en temps sur nos lèvres, ce n'est que par erreur, c'est une concession à l'habitude ; il doit disparaître parce qu'il prête à la confusion et consacre une inexactitude.

*
* *

Après l'opération, alors que l'adénome est disparu, que se passe-t-il dans la place qu'il occupait ? Comment se répare la brèche opératoire ?

Après l'énucléation, la loge prostatique devient une cavité accessoire qui se met plus ou moins largement en communication avec la vessie. Quand l'adénome était volumineux, la brèche qui résulte de son ablation est naturellement très large, elle forme alors comme un diverticule inférieur de la vessie : un rétrécissement intermédiaire correspondant à ce qu'était le col vésical élargi maintient une délimitation entre les deux cavités. L'ensemble de la cavité vésicale prend ainsi la forme d'une gourde.

Cette disposition cependant n'est pas la plus fréquente. Quand l'adénome est peu volumineux, en effet, et qu'il reste ainsi comme enclavé dans la prostate, quand on peut faire l'énucléation en respectant une partie de la muqueuse vésicale qui le recouvre, la brèche qui résulte de la suppression de l'adénome disparaît complètement, elle se comble, le col se reconstitue avec une forme et des dimensions normales ; et quand plusieurs mois après, on est appelé à faire l'examen de cette région, comme je l'ai fait quelquefois au cours d'une opération destinée à fermer une fistule hypogastrique persistante, on ne voit rien dans la région cervicale qui permette de reconnaître une seule trace de l'ancienne opération.

C'est tout au plus, si le doigt trouve une portion prostatique de l'urètre un peu élargi.

J'ai fait avec Papin un certain nombre de radiographies de ces loges prostatiques après l'énucléation : et c'est cette disposition, sans cavité, sans élargissement, sans gourde, que nous avons le plus souvent rencontrée.

On comprend dès lors que le cathétérisme soit facile chez la plupart des malades, à la suite de l'opération : le rétrécissement est assez rare, le rétrécissement infranchissable l'est plus encore, je ne l'ai vu que deux fois et le plus souvent la sonde passe facilement.

Voilà donc comment se réparent les désordres anatomiques à la suite de l'énucléation. Voyons maintenant les résultats de l'opération au double point de vue des énergies fonctionnelles et intellectuelles.

*
* *

Et tout d'abord quelle est l'influence de l'opération sur la rétention.

D'ordinaire la rétention disparaît complètement à la suite de l'opération, et le fonctionnement normal s'établit d'emblée et sans aucun trouble transitoire.

Je n'ai vu que deux ou trois fois l'incontinence d'urine succéder à la prostatectomie hypogastrique.

Dans tous les cas que j'ai vus, l'incontinence était une incontinence vraie, c'est-à dire indépendante de toute rétention. Elle cessa complètement sous l'influence de l'électrisation dans l'espace de un à deux mois. Cet accident passager et d'ailleurs très rare est donc insignifiant et négligeable.

Chez la plupart des malades, c'est immédiatement qu'on voit disparaître le trouble fonctionnel qui a nécessité l'opération. La miction spontanée reparaît. La rétention cesse aussitôt, les urines deviennent claires, les reins privés de la tension que leur causait la rétention chronique améliorent aussi leur fonctionnement : le sondage devient inutile, et comme il n'y a plus d infection vésicale, les orchites ne sont plus à redouter.

Il n'y a plus à craindre la récidive des calculs, car même s'il était calculeux avant l'opération, l'opéré n'a plus de raison de le devenir. Et nous ne voyons plus actuellement, je ne verrai plus désormais ces calculeux récidivistes qui venaient autrefois tous les deux ou trois ans à Necker chercher dans une lithotritie la libération de leur vessie douloureuse. Ils récidivaient non parce que la lithotritie était insuffisante : ils récidivaient parce qu'ils emportaient de l'hôpital après la lithotritie les mêmes causes qui avaient amené la formation de leurs premières concrétions, la rétention, les cathétérismes journaliers, l'infection. Aujourd'hui la rétention a cessé, le sondage est devenu inutile, l'infection a disparu, et on ne voit plus que des calculs primitifs.

Mais n'y a-t-il pas à la suite de l'énucléation des résultats imparfaits ? N'y a-t-il pas des malades chez lesquels on voit la rétention persister ou se reproduire ?

C'est tout à fait exceptionnel : sur 450 opérations, je ne compte personnellement qu'une rétention persistante. Le malade, un rétentionniste complet avant l'opération conserve après, un résidu de 400 grammes, et il doit se sonder chaque jour deux fois.

Des cas similaires ont été publiés par d'autres, et comme chez certains malades, le premier résultat post-opératoire avait paru très favorable, comme la rétention n'est apparue que plus tard, on se demande si dans ces cas il n'y a pas récidive de l'adénome ; et l'hypothèse est d'autant plus vraisemblable que chez quelques malades une opération itérative permit parfois de constater et d'enlever une nouvelle formation adénomateuse.

Je n'affirmerai pas qu'un adénome ne puisse se former à nouveau, mais je crois bien plus que tous ces résultats imparfaits, que ces prétendues récidives ne sont que le résultal d'une opération incomplète : on a enlevé seulement une partie de l'adénome, on a laissé quelques noyaux, et cela est très facile, cela peut arriver à tout le monde et à plus forte raison à ceux qui n'ont pas une grande habitude de l'opération. Il est des adénomes qui sont faits de plusieurs noyaux juxtaposés. Pour ceux-là une énucléation massive est parfois absolument impossible : il faut les poursuivre et les rechercher les uns après les autres, les enlever en plusieurs fragments et ne se déclarer satisfait que lorsqu'une inspection minutieuse faite avec le doigt a montré que la loge de l'adénome était dépourvue de toute irrégularité, de toute nodosité.

Or il suffit pour entacher le résultat qu'un fragment persiste : il peut à lui seul gêner la miction, continuer à se développer et troubler progressivement la fonction ; au point de donner à celui qui viendrait à observer le malade ultérieurement, l'illusion trompeuse d'une récidive qui, en réalité, n'existe pas.

*
* *

Voyons maintenant ce que devient après l'énucléation, l'énergie génitale ?

Cela me paraît d'autant plus intéressant que la prostate elle-même exerce une influence très importante sur la fonction génitale. Cette action vient d'être confirmée très heureusement par des expériences entreprises dans mon laboratoire par MM. Hallion, Morel et Papin : il en résulte que la prostate est par ses sécrétions internes douée d'une action élective sur le volume du pénis ; elle a donc une part importante dans l'érection.

Eh bien, que fait à ce point de vue l'opération? Quel trouble apporte-t-elle à ces fonctions? La question est d'importance, car malgré l'âge, l'extinction de la fonction génitale serait un gros argument contre l'opération.

Avec la prostatectomie périnéale, qui était bien une « prostatectomie » et non seulement une adénomectomie, l'extinction était totale, complète, définitive. Tout, en effet était troublé dans l'organisation de l'appareil génital, les nerfs étaient sectionnés, le verumontanum détruit, la prostate enlevée, les canaux éjaculateurs sectionnés. Aussi bien était-il out naturel de voir chez presque tous les malades une complète frigidité génitale succéder à l'opération. Et ce fut à l'époque un argument sérieux contre une intervention qui, par ailleurs, laissait beaucoup à désirer.

Avec l'énucléation il en va tout autrement. L'adénome est énucléé sans que la prostate elle-même soit troublée, le verumontanum reste intact ainsi que les canaux éjaculateurs dans la majorité des cas ; et par conséquent tout peut encore parfaitement fonctionner.

Et c'est en effet ce qu'on observe chez la plupart des malades. Ils conservent après l'opération l'érection et l'éjaculation. Celle-ci s'effectue d'ordinaire dans la vessie, mais la sensation persiste et c'est là la chose importante. A ce point de vue donc, les malades sont après l'opération ce qu'ils étaient avant; tout dépend de leur âge, de leurs habitudes antérieures, mais cependant comme ils sont débarrassés des sondages, des difficultés de miction, de tous les ennuis physiques et moraux d'une infirmité, il s'ensuit parfois au point de vue génital, une relative amélioration, et il est arrivé que plusieurs de mes malades ont retrouvé après l'intervention une jeunesse qu'ils ne se connaissaient plus avant.

Vous avez remarqué, Messieurs, que je ne fais jamais la ligature des canaux déférents au cours de l'énucléation : cette mesure destinée à prévenir une orchite qui ne se produit que dans la proportion de 12 à 15 pour cent et se montre d'ailleurs souvent très légère, me paraît à la fois inutile et compromettante : elle est inutile pour un grand nombre de malades, elle est compromettante pour les autres puisqu'elle ne concourt certainement pas à améliorer la fonction génitale que l'énucléation a cependant bien soin de ménager dans ses divers temps successifs. Je ne saurais donc trop vous mettre en garde contre cette pratique.

*
* *

J'en viens enfin à l'influence que la prostatectomie peut exercer sur l'ensemble de l'individu, sur la santé générale.

Il n'y aurait rien d'extraordinaire à ce que à ce point de vue des constatations intéressantes ne soient faites un jour sur le terrain physiologique. L'adénome, en effet, est pourvu d'une toxicité générale qui a été mise en évidence par les expériences que j'ai instituées avec Gaillardot, du collège de France ; l'extrait de l'adénome s'est montré entre nos mains doué d'une propriété hypotensive manifeste. (Voir p. 228).

En outre l'adénome provoque par sa toxicité dans l'économie une éosinophilie très nette et que nous avons retrouvée avec Morel et Chabanier dans plus de 80 °/o des cas.

Il n'y aurait donc rien d'extraordinaire à ce que l'économie nous présente au lendemain de l'opération ou plus tard dans ses suites, des modifications dans l'organisme qui soient le corollaire de la suppression d'un organe susceptible de provoquer pas sa présence de telles réactions.

Je n'ai pu encore déceler ces réactions ; si elles existent, elles sont sans doute trop minimes, trop légères pour se caractériser par des signes cliniques. Et en attendant que l'expérimentation nous en révèle la nature, nous sommes autorisés à ne pas en tenir compte.

Mais si nous ne pouvons déceler ces influences directes relevant de la suppression de l'adénome, nous pouvons tous les jours observer les conséquences indirectes que l'opération exerce sur la santé de l'individu. Il y a à ce point de vue une régénération extraordinaire de la santé et qui se montre d'autant plus remarquable que celle-ci était avant l'opération plus ébranlée.

On ne supporte pas impunément la rétention chronique, la résorption, l'intoxication, les accès de fièvre, les sondages multiples et répétés, tous ces accidents ou incidents qui sont la conséquence fatale du prostatisme. La réunion de quelques-uns de ces facteurs affaiblit sensiblement le moral et l'intellect de nos malades. Et lorsque, comme il arrive souvent, l'opération met fin à toutes ces défectuosités, alors on assiste à une véritable résurrection des forces morales et intellectuelles de l'individu. J'ai vu des malades plongés pendant des semaines dans un état de torpeur et d'indifférence avant l'opération, étrangers à tout ce qui les intéressait autrefois. Après l'opération, ils revenaient à la vie, retrouvaient l'intelligence et la lucidité, et pouvaient reprendre le cours interrompu de leurs coutumières occupations.

On a parfois parlé de folie post-opératoire après la prostatectomie : je ne connais rien de pareil. On a pu opérer des malades qui étaient sur la pente de la folie : leur folie s'est complétée après ; c'est le chirurgien qui avait tort et l'opération n'est pas en défaut. On aimait autrefois à citer des faits de ce genre pour montrer que l'ablation de la prostate exerçait une certaine influence sur l'intelligence. Mais depuis le jour où il fut établi que la prostate restait intacte et que l'adénome seul était enlevé, tous ces fais ont disparu et personne n'ose plus les rééditer.

Qu'il en soit donc à jamais fini avec cette notion insoutenable du trouble de l'intelligence après la prostatectomie. Dites au contraire aux malades que vous voulez décider qu'ils n'ont rien à craindre sous ce rapport, dites-leur même qu'ils ont chance de retrouver une partie de ce qu'ils ont perdu. Et si vous rencontrez un jour un prostatectomisé, qui fier de son état tienne à vous persuader que la « prostate ne sert à rien », révélez-lui qu'il est toujours possesseur de sa prostate et que c'est peut-être grâce à elle qu'il conserve son activité, son intelligence et le reste.

XXII

LES FISTULES HYPOGASTRIQUES

Messieurs,

En abordant aujourd'hui l'étude des fistules hypogastriques, je n'ai pas la prétention d'aborder un sujet nouveau, mais je suis sûr de dire des choses utiles sur une question toute d'actualité. Si je vous disais qu'il n'est pas un malade opéré de taille hypogastrique ou de prostatectomie qui voyant au bout de huit ou dix jours ses urines passer encore par la plaie hypogastrique, ne se désole en craignant l'avoir acquis une infirmité définitive! Et que sera-ce lorsque cette région hypogastrique restera ouverte pendant trente et quarante jours! A chaque instant, vous aurez de nouvelles questions de votre malade et vous verrez son désespoir augmenter chaque jour.

Il vous faut savoir quoi répondre et surtout quoi faire? Et c'est ce que je me propose de vous expliquer en envisageant ces fistules hypogastriques au triple point de vue de l'*anatomie pathologique*, de la *clinique* et du *traitement*.

*
* *

Au point de vue *anatomique*, ces fistules se divisent en deux variétés correspondant aux deux conditions qui leur ont donné naissance. Bien qu'elles relèvent toutes d'une opération, elles sont cependant très inégales entre elles suivant les raisons et les conditions de l'intervention initiale.

Ainsi il est des fistules qui sont *voulues* par le chirurgien : ce sont celles qui succèdent à la cystostomie. Telles sont par exemple celles qui sont faites pour tuberculose et surtout pour le premier temps de la prostatectomie.

Il en est d'autres et c'est le plus grand nombre qui ne sont qu'*accidentelles* : elles n'étaient pas recherchées et se produisent comme complication d'une taille hypogastrique pour calcul ou pour adénome.

Or, d'après leur étiologie, ces fistules sont très différentes au point de vue anatomique : et il faut nettement distinguer les fistules de la *cystostomie* et les fistules de la *cystotomie*.

1° Les fistules de la *cystostomie* consistent dans un abouchement aussi exact que possible de la muqueuse à la peau : aussi sont-elles purement *urinaires* ; à peine dans les premiers temps donnent-elles lieu à un peu de suppuration au niveau des fils. Cette suppuration se tarit vite et quand la fistule date de quelque temps et qu'elle est bien faite, elle n'est qu'une fistule urinaire.

En outre ces fistules sont définitives, comme le sont les fistules de la gastrostomie ou de l'entérostomie. Elles sont définitives, mais conservent cependant la possibilité de se rétrécir au point de laisser péniblement entrer le drain qui les entretient, au point même de se réduire à un pertuis presque filiforme.

Même réduites à ces proportions, elles persistent tant que ne seront pas changées les conditions anatomiques d'abouchement de muqueuse à peau qui ont été leur caractéristique initiale.

Vous l'avez bien vu sur ce malade de la salle Velpeau que j'ai guéri en quelques jours d'une fistule qu'il gardait malgré moi depuis près de deux ans et dans les conditions que voici.

Prostatique et infecté, j'avais dû un jour lui faire une cystostomie. Quelques mois après, quand furent complètement disparus les phénomènes infectieux généraux qui m'avaient conduit à procéder en deux temps, je dus lui enlever la prostate. Dans cette seconde opération, je ne crus pas devoir procéder immédiatement à la désunion de la muqueuse et de la peau. Je voulais éviter à ce malade dont la santé avait été très atteinte tout ce qui aurait pu être de nature à compromettre le succès de l'opération; je pensais y parvenir plus heureusement en différant encore de quelque temps la fermeture de la vessie.

Mais ce malade remis au bout de quatre semaines, quitta ce service sans que j'aie eu le temps de procéder à ce dernier acte complémentaire. Il devait revenir, mais il ne revint pas. Sa fistule se rétrécit progressivement, se ferma même en apparence ; mais dès qu'on enlevait la sonde à demeure, l'écoulement recommençait par la région hypogastrique. Et comme il y avait toujours de l'écoulement par l'hypogastre quand il n'avait pas la sans sonde, le malade gardait celle-ci avec un courage et une patience inébranlables.

Cependant un jour son médecin revint m'en parler : je lui rappelai la nécessité de terminer cette longue odyssée par un acte opératoire définitif.

Et quand le malade revint en nos salles, après dix-huit mois d'inutile fistulisation, je vous montrais un tout petit orifice de la dimension d'une tête d'épingle tout au plus, au centre d'une cicatrice déprimée. On aurait pu facilement croire que ce petit orifice allait se fermer le lendemain : or il ne pouvait pas se fermer parce qu'il était la conséquence d'une ancienne cystostomie. Pour qu'il se fermât, il fallait défaire cette union si intime de la muqueuse et de la peau.

C'est ce que je fis quelques jours plus tard, suivant le plan opératoire à réaliser en pareil cas. Et le malade fut en quelques jours complètement guéri. Il se remit à uriner dès que sa fistule fut complètement oblitérée et quitta le service avec un résultat thérapeutique à tous les points de vue parfait.

2° Tout autres sont les fistules de la *cystotomie*; ici la vessie a été ouverte, mais elle n'a pas été solidarisée avec la paroi musculo-cutanée, elle est restée indépendante et un trajet reste toujours entre son ouverture et celle de la paroi musculaire.

Ces fistules se divisent elles-mêmes en deux catégories : elles sont *purulentes* ou *urinaires*.

Les fistules *purulentes* résultent d'une infection qui s'est étendue à la cavité de Retzius, au-delà des limites du trajet direct qui va de la peau à la vessie. Ces fistules sont complexes, lentes à guérir.

Nous en avons une en ce moment dans nos salles : c'est chez ce vieillard couché au lit nº 8 de notre salle Velpeau et qui opéré par un autre chirurgien en ville est venu ici pour une fistule purulente hypogastrique, L'opération de la prostatectomie a eu lieu en janvier dernier, mais bien que tout dans cette opération se soit passé simplement, le malade conserve depuis ce moment une fistule purulente.

Au bas de la cicatrice de la prostatectomie, juste au-dessus du pubis se voit une ulcération rouge, et dès qu'on presse sur les parties voisines, on fait sourdre du pus. Par l'orifice, le stylet introduit se perd dans des directions différentes, à droite et à gauche de la ligne médiane. La vessie est à peu près fermée, car le malade urine spontanément et vide sa vessie, mais cependant la distension de la vessie laisse sortir un peu d'urine par la plaie hypogastrique.

Le drainage de cette fistule paraissait insuffisant : j'ai fait inciser par mon interne l'orifice superficiel et élargir le trajet : en arrière de la paroi, on trouva un décollement assez étendu qui s'étendait au devant de la vessie et descendait derrière le pubis. Nous avons mis un drain plus long, et nous attendons que cette cavité se comble lentement.

Ces fistules hypogastriques purulentes sont en effet très longues à se fermer, très difficiles à guérir, et nous avons vu même un de nos malades mourir plusieurs mois après une prostatectomie des conséquences éloignées d'une suppuration prévésicale et d'une fistule hypogastrique.

Il n'avait pas été opéré d'ailleurs dans des conditions habituelles : venu à l'hôpital avec une prostatite et périprostatite, ce malade âgé de 57 ans, était resté longtemps en traitement par la sonde à demeure et les irrigations rectales chaudes. Le toucher rectal montrait autour d'une prostate qui paraissait augmentée de volume des indurations inflammatoires se prolongeant à droite et à gauche et surtout en haut, entre les vésicules seminales et autour d'elles. La rétention complète dont ce malade souffrait depuis quelque temps lors de son entrée à l'hôpital était dûe certainement à sa prostate, car l'urètre était libre et j'avais porté le diagnostic suivant chez ce malade : *adénome prostatique, rétention chronique; infection vésicale, périvésicale et péri-prostatique.*

Au bout de quelques semaines, nous venions à bout des phénomènes infectieux, l'inflammation avait sensiblement diminué, les urines étaient relativement claires; mais la rétention persistait.

C'est alors que je procédai à la prostatectomie sous chloroforme. L'adénome était du volume d'une noix, en deux lobes, du poids total de 35 grammes.

Les suites de l'opération furent favorables; cependant vers le sixième jour ce malade présenta une complication particulière et peu commune. En faisant un pansement, je fis sortir de la plaie hypogastrique soit de la vessie soit de la région prévésicale un paquet de produits sphacélés du volume du poing. Il sortit en masse, comme un gros placenta, et il ne s'agissait pas de sang coagulé, c'était bien du tissu cellulaire ou musculaire. Je me demandai même à ce moment si ce malade n'éliminait pas la totalité de la vessie.

Malgré cela la plaie se ferma peu à peu, la fièvre tomba, et ce malade sembla se comporter comme un prostatique ordinaire.

Mais la plaie hypogastrique ne se ferma pas: la fistule urinaire se tarit ou se réduisit à de très minimes proportions. Une suppuration abondante continuait toujours par l'orifice sus-pubien. Quelques incisions libératrices durent à plusieurs reprises élargir l'orifice pour donner au drain et au pus une plus large issue.

L'écoulement continua et au bout de quatre mois ce malade mourut de cachexie et de dégénérescence amyloïde.

A l'autopsie, nous trouvions au devant de la vessie une grande cavité qui s'étendait à droite et à gauche et correspondait à toute la région antérieure du petit bassin. La vessie en faisait le fond; en avant la paroi osseuse la maintenait béante. Le drainage était en haut et c'était là le point faible.

Certainement ce malade avait, au lendemain de l'opération, éliminé une grande partie du tissu cellulaire périvésical déjà atteint d'inflammation avant l'opération et privé de ses moyens de défense. Et la suppuration continua dans cette loge élargie jusqu'à la mort dont elle fut la cause.

Les fistules *urinaires* sont à la suite de la taille bien plus fréquentes. Sous quelles influences se développent-elles?

D'abord et avant tout, il faut citer au premier rang des causes occasionnelles l'*imperméabilité* du canal : quand l'urètre est rétréci, quand la prostate adénomateuse est et reste en place, quand de ce fait il y a rétention chronique, la fistule ne se ferme pas, et cela se conçoit aisément. Dans l'intervalle des sondages, l'urine a tendance à passer par la plaie hypogastrique, elle entretient et cause la fistule.

Actuellement cette imperméabilité du canal est plus rare. Autrefois, avant la prostatectomie, cette cause des fistules hypogastriques intervenait très souvent : c'était un des principaux, sinon le principal facteur de leur persistance.

La *tuberculose* peut encore dans les tailles sus-pubiennes pour cystite bacillaire entretenir la fistule en inoculant le trajet et en constituant une fistule tuberculeuse.

Enfin j'ai vu encore que l'*éventration* pouvait exercer une certaine influence sur la persistance d'une fistule urinaire hypogastrique. Dans l'observation suivante que j'ai communiquée il y a quelques années au Congrès d'urologie, j'en ai eu la preuve très nette.

Chez un homme jeune qui avait eu deux ou trois hématuries antérieures, se produisit un jour et sans cause une hématurie considérable et si grave que, en quelques heures les jours du malade furent en danger. Il fallut presque d'urgence ouvrir la vessie pleine de caillots, chercher et au besoin tarir dans la vessie la source d'une hématurie dont nous ignorions la cause, mais dont nous voyions seulement l'excessive gravité.

Ceci se passait en 1904 dans ce service : j'étais alors assistant de mon maître Guyon. Je fis moi-même l'opération, mais la vessie ouverte et débarrassée de tous les caillots qui l'encombraient, je ne trouvai absolument rien dans sa cavité qui put expliquer cette hématurie. Je terminai donc là l'opération exploratrice et drainai la vessie à l'hypogastre.

La fistule ne se ferma pas dans les délais voulus : malgré la sonde à demeure, elle dura des semaines et des mois, résista aux avivements, aux cautérisations, à toutes ces petites interventions que l'on tente pour guérir une fistule qui paraît toujours à la veille de se fermer.

Or ce malade eut avec le temps une éventration sus-pubienne très développée : les muscles étaient écartés largement, une cicatrice même se soulevait entre eux sous l'effort de la poussée intestinale. C'est au milieu de cette cicatrice que s'ouvrait une fistule urinaire de très petites dimensions mais d'une ténacité désespérante.

Je fis un jour la cure radicale de l'éventration, rapprochai les muscles droits par une bonne suture, excisai simplement le trajet de la fistule et drainai par un tout petit drain la région prévésicale.

La fistule à partir de ce moment disparut pour ne plus revenir : il avait suffi de rapprocher les droits pour la supprimer : elle avait duré plus de huit mois. Pendant ce temps le malade n'avait jamais uriné de sang et il partit de l'hôpital sans que le problème de son hématurie ait pu être tranché.

*
* *

Cliniquement, les fistules hypogastriques se comportent différemment suivant qu'elles sont urinaires ou purulentes.

Mais tout d'abord quand commence-t-elle cette fistule ? Autrement dit, à quel moment peut-on dire après une opération que la fistule est constituée ?

Le moment où un trajet anormal sus-pubien devient une fistule, est certes très difficile à préciser exactement : cependant lorsqu'après 25 à 30 jours à la suite d'une taille hypogastrique l'écoulement persiste encore, on peut admettre que la fistule est constituée.

Les plaies de la taille hypogastrique se ferment beaucoup plus tôt, même quand il y a eu drainage : à partir du quatorzième jour, une plaie hypogastrique, qui a été même drainée peut être fermée. Souvent elle dure encore quelque peu. mais en général elle doit être fermée avant le vingtième jour, et au-delà du vingt-cinquième jour, on peut dire que la fistule est constituée.

Qu'elle soit constituée après tout, la chose a peu d'importance : ce qui compte, c'est le temps qu'elle va durer. Une fistule peut encore se fermer spontanément, sans le secours d'aucune opération. Et en présence d'un écoulement hypogastrique auquel on accorde le caractère et les allures d'une fistule, il y a surtout à se demander ce qu'elle va devenir : cette notion commande naturellement la thérapeutique à suivre.

Or, elle dépend exclusivement de la constitution de la fistule : si on pouvait connaître les particularités, la variété anatomique de la fistule, nul doute que l'on puisse en prévoir la durée.

Mais une difficulté se présente ici souvent en clinique : il arrive parfois que l'opération qui a laissé à sa suite une fistule a été faite par un autre chirurgien. Vous ne savez pas alors comment s'est constituée la fistule, vous ne savez rien de l'opération déjà faite, vous ne pouvez dire s'il s'agit d'une cystostomie ou d'une cystotomie ; tout est incertain, tout est difficile.

Voyez par exemple combien je fus embarrassé par ce malade qui est couché au n° 10 de notre salle Velpeau. Il nous venait d'une grande ville de province avec une fistule hypogastrique survenue dans les conditions suivantes :

En octobre dernier, à la suite de plusieurs hématuries, ce malade présenta des phénomènes de cystite, des épreintes, du ténesme ; ses médecins lui pratiquèrent une taille hypogastriqne.

Quelques semaines après, l'écoulement de pus et d'urine continuaient à l'hypogastre. il fut question de fermer la fistule. Mais après un examen nouveau, ses médecins trouvèrent que la vessie était encore trop malade, trop infectée pour qu'il soit possible de la fermer. Et le malade fut laissé dans cet état.

Six mois après, il vient à nous découragé par sa fistule, il nous demande de l'en débarrasser et je me sentais très perplexe.

A l'hypogastre, au milieu d'une cicatrice courte mais déprimée se voit une ulcération purulente laissant passer du pus et de l'urine.

Toute l'urine ne passe pas par la fistule, car le malade urine de temps en temps par la verge quand il n'a pas de sonde à demeure : la vessie est même très sensible à la distension, on ne peut y injecter que 40 à 50 grammes, et aussitôt elle entre en tension et devient douloureuse. Les urines sont extrêmement purulentes, elles laissent déposer un fort dépôt dans le bocal. Cependant la palpation des reins ne démontre aucune augmentation de volume ni d'un côté ni de l'autre.

Et je pouvais me demander pourquoi cette fistule avait été créée ?

S'agissait-il d'une tuberculose vésicale, symptomatique d'une tuberculose rénale pour laquelle on avait cru devoir faire une cystostomie ? C'était possible : cependant le malade ne présentait aucune tuberculose génitale. Par ailleurs, s'il y avait eu cystostomie, celle-ci était certainement irrégulière atypique, car il n'y avait à l'hypogastre qu'un trajet irrégulier dans lequel le stylet ne penétrait que de quelques centimètres : la cystoscopie en tout cas était impossible ou du moins devait être très difficile autant par la sensibilité de la vessie que par le trouble très profond des urines.

S'agissait-il d'un corps étranger, d'un néoplasme ? tout était possible, mais l'opération antérieure avait dû remédier à cet état de choses, enlever le corps étranger s'il existait et traiter la tumeur au cas où un néoplasme aurait été la raison des accidents.

C'est à cette dernière hypothèse que je donnai la préférence, et je me décidai en tout cas pour trancher mes hésitations à ouvrir de nouveau, à explorer et à voir clair : je ferais après cela une cystostomie régulière si cela me paraissait nécessaire.

J'ai fait la taille lundi dernier et j'ai trouvé dans la vessie un énorme néoplasme gros comme le poing, mais souple, friable; c'était un papillome pur et dont le pédicule était si petit que je pus jeter sur lui une ligature en masse et exciser la tumeur énorme que je vous présente. Cette tumeur est beaucoup trop volumineuse pour être consécutive à l'opération première : elle lui est antérieure, mais elle fut méconnue au cours de l'opération. La vessie a donc conservé malgré son ouverture partielle les conditions qui la rendaient douloureuse, et ainsi les choses ont continué jusqu'au jour où le malade est venu dans nos salles.

En somme, il venait à nous pour une fistule, mais sa fistule n'était qu'un accessoire dans sa maladie. J'ai débarrassé la vessie de son contenu, j'ai libéré tout à fait la vessie de la paroi, et ce malade va guérir, si ses reins le lui permettent. J'ai vu en effet nettement une forte éjaculation purulente descendue de l'uretère droit au cours de l'opération et je reste perplexe chez ce malade au sujet de son rein droit et aussi au sujet de la récidive possible du néoplasme.

Voilà, messieurs, les difficultés que vous présente la fistule hypogastrique quand elle résulte d'une opération faite par un autre, et sans que vous sachiez exactement à quoi vous en tenir sur cette opération.

Les choses se présentent d'une façon bien plus simple, lorsque la fistule relève d'une opération faite par vous. Vous savez ce qui a été fait et vous pouvez serrer de beaucoup plus près ce problème anatomique de la fistule duquel résultera la ligne de conduite à suivre. Pour simplifier, nous pouvons envisager en même temps le *diagnostic* et le *traitement*.

Si la fistule est *purulente*, c'est qu'il y a eu un grand décollement de la région prévésicale : la fistule se draine mal, l'orifice est trop petit, il faut donc ouvrir de nouveau, drainer plus longtemps et obtenir que la cicatrisation se fasse du fond vers la surface. Ce peut être très long, mais à moins d'être très étendue, la collection prévésicale doit revenir peu à peu sur elle-même et la fistule guérit dans l'espace de quelques semaines à un ou deux mois.

Tout autre sera l'évolution de la *fistule urinaire*. Mais ici il faut envisager la fistule à deux points de vue suivant qu'elle succède à une prostatectomie en un temps ou à une prostatectomie en deux temps.

Si la fistule a succédé à une *prostatectomie en un temps*, c'est-à-dire à une cystotomie, si après vingt à vingt-cinq jours elle dure encore, sans doute elle peut se fermer spontanément mais vous ne pouvez dire à quel moment. Je suppose, bien entendu, que vous avez pris toutes les mesures pour empêcher sa formation : vous avez fait une ouverture *haute* à la vessie, vous n'avez pas solidarisé la vessie avec la paroi abdominale, la vessie est restée libre, car si ces précautions n'avaient pas été prises, alors la fistule s'expliquerait toute seule. Malgré cela, la persistance de la fistule au-delà des vingt à vingt-cinq jours m'amène à la fermer tout de suite et à ne pas attendre comme je le faisais autrefois, un temps trop long pour obtenir une fermeture spontanée mais très tardive.

Si la fistule succède à une *prostatectomie en deux temps,* si elle est la conséquence de la cystostomie préliminaire, alors vous pouvez être certain que la fistule va durer.

En effet, ou bien vous avez au cours de la seconde opération séparé nettement la vessie de la paroi, ou bien ce temps n'a pas été exécuté.

S'il ne l'a pas été, il faut le réaliser le plus rapidement possible puisque cela est absolument nécessaire à la fermeture de la fistule.

Mais si vous l'avez fait, demandez-vous si ce temps opératoire a été correctement exécuté. En effet, il n'est pas facile de toujours bien faire cette libération de la paroi ; on détache la muqueuse et cela ne suffit pas, ou bien on détache la paroi vésicale à peu près partout, sauf sur quelques points.

Pour que ce temps soit bien exécuté, il faut que toute la paroi vésicale soit complètement détachée de la paroi abdominale, il faut que le doigt se promène en arrière des muscles de tous côtés, en haut et en bas, à droite et à gauche sans rencontrer la moindre attache de la vessie à la paroi musculaire. C'est en haut surtout que ceci est difficile à obtenir, car on craint à ce niveau le péritoine et on a raison puisque son ouverture pourrait à la rigueur passer inaperçue, ce qui serait grave. Même si on s'en apercevait, il faudrait la fermer, et ce n'est pas facile surtout quand on a une incision petite, un malade non endormi et qui pousse un peu.

Il y a donc là une difficulté et souvent j'ai vu la fistule se prolonger dans des cas où l'on n'est pas très content de la libération vésicale, où l'on n'est pas sûr qu'elle soit parfaite dans toute son étendue. Et si alors on voit la fistule persister, c'est qu'elle a encore une amorce de muqueuse pour l'entretenir; il va falloir de toute nécessité compléter ce qui a été incomplet dans la seconde opération.

Enfin je suppose en dernier ressort que vous soyez absolument satisfait de la libération faite : si la fistule persiste au-delà de quarante jours, vous ne pouvez pas affirmer qu'elle ne se fermera pas; mais comme vous ne pouvez aucunement préciser l'époque de sa terminaison, le mieux est peut-être de terminer rapidement cette petite complication, et plutôt que d'attendre encore en faisant perdre au malade le bénéfice de sa cure, de faire immédiatement l'autoplastie de la fistule.

En somme, vous le voyez, Messieurs, c'est plutôt la persistance de la fistule au delà d'une certaine date qui vous conduira à l'opération que les conditions dans lesquelles elle a été établie. Plus fatale dans le cas où la vessie est restée ouverte en cystostomie, sa persistance est encore possible même après les cystotomies. Donnez-vous un certain délai surtout après le second temps de la prostatectomie : l'évolution est alors toujours plus lente, les tissus sont indurés, et reviennent peu sur eux-mêmes.

Mais en somme, pas plus dans un cas que dans l'autre, ne tergiversez longtemps au-delà du vingt au vingt-cinquième jour : et voici maintenant pour finir la conduite très simple que vous aurez à suivre pour fermer cette fistule.

Avec ou sans chloroforme, plutôt sous l'anesthésie générale, vous circonscrivez par une incision longitudinale l'orifice et *le trajet* de la fistule; à travers l'incision allongée de la couche musculo-aponévrotique, vous ouvrez la vessie elle-même en excisant le trajet. Si la vessie adhère encore à la paroi: vous la libérez aussi complètement que possible.

Vous vous trouvez ainsi dans les conditions d'une taille hypogastrique ordinaire : alors faites une suture complète et totale de la vessie à un ou deux plans si possible. Par dessus vous rapprochez les muscles droits exactement sur la ligne médiane, en laissant un tout petit drain dans la cavité de Retzius.

Vous terminez par la suture de la peau au crin de Florence et mettez une sonde à demeure.

Il n'y a pas toujours réunion par première intention, il peut y avoir un peu de désunion : mais l'écoulement se tarira presque toujours de lui-même dans l'espace de quelques jours.

Et c'est précisément parce qu'il est toujours très simple et très facile de tarir en une séance ces fistules, qu'il ne faut pas s'entêter à les guérir sans opération. On perd un temps précieux et l'on est toujours obligé d'en venir trop tard à la mesure ultime qu'on voulait éviter.

Voilà, Messieurs, les notions pratiques que je tenais à vous donner sur les fistules hypogastriques : elles avaient leur importance et je pense ne pas avoir abusé de votre temps ni de votre attention.

UROLOGIE DE GUERRE

XXIII

DE LA LOCALISATION DES CORPS ÉTRANGERS DE GUERRE DANS LA VESSIE

Messieurs,

Depuis que la Clinique de Necker a été pour une partie transformée en centre urologique du gouvernement militaire de Paris, nous avons eu l'occasion de voir et d'extraire de la vessie un grand nombre de corps étrangers métalliques de guerre, balles ou éclats d'obus.

Contrairement à ce qu'on pourrait croire à première vue, leur diagnostic n'est pas toujours très facile ; j'ai vu plusieurs erreurs commises à ce sujet, j'en ai moi-même commis au moins une, et je voudrais dans la clinique de ce jour résumer tous les faits jusqu'ici observés par moi, les rassembler, les commenter, et en tirer quelques enseignements pratiques d'une certaine importance.

*
* *

Ce diagnostic des corps étrangers de la vessie se pose dans plusieurs circonstances différentes.

a. Il se pose parfois dès les premières heures de la blessure, à l'ambulance du front, lors du premier examen quand un blessé se présente frappé au bas ventre ou dans la fesse, avec une plaie qui donne passage à l'urine.

C'est la preuve que la vessie est atteinte, et si par ailleurs il n'y a qu'un orifice d'entrée, il est très possible, très vraisemblable que le corps étranger métallique soit resté dans la cavité de la vessie dont il a perforé la paroi.

Ces blessés des premières heures, nous ne les voyons pas ici. Quand ils nous viennent, ils ont déjà passé par une ou plusieurs ambulances, le traitement a déjà commencé; une première opération a été déjà faite.

Il faut en effet presque toujours débrider tout de suite la plaie anfractueuse, faire au besoin une cystostomie de dérivation : et le chirurgien est parfois amené, au cours de cette opération, à trouver et à extraire le corps étranger rencontré dans la vessie au hasard de l'exploration sanglante, sans radiographie, sans radioscopie, sans cystoscopie.

b. Ici à l'arrière, je n'ai vu que les corps étrangers qui avaient été méconnus ou n'avaient même pas été cherchés lors des premières explorations.

C'est parfois longtemps, très longtemps après la blessure initiale qu'on les voit, alors que celle-ci est déjà guérie ou consolidée; le blessé conserve quelques troubles vésicaux et présente des signes nets de corps étrangers, qui attirent l'attention sur la vessie.

Tel est ce blessé de la Marne qui, huit mois après, en mai 1915, guéri complètement d'une plaie du thorax causée par une balle entrée dans l'épaule gauche ne ressentit de gêne dans la miction que quand il commença à se lever. Quand il était debout, la gêne de la miction devenait à certains moments très pénible, il avait comme la sensation d'un corps étranger, qui faisait obstruction. Ces signes étaient déjà assez nets par eux-mêmes pour faire penser à un corps étranger de la vessie. Par ailleurs, ce blessé avait eu une fois une hématurie le jour même de sa blessure, le blessé en avait conservé un souvenir exact, bien que ce petit incident n'ait pas fixé l'attention de ses médecins, beaucoup plus préoccupés des complications thoraciques qu'il présentait.

Quoiqu'il en soit, le Dr Blanc (de Saint-Etienne) pensa, d'après ces symptômes, que ce blessé avait peut-être un corps étranger de la vessie, il fit une exploration métallique, constata la présence de la balle dans la vessie et l'envoya à Paris dans ma Clinique pour subir l'extraction.

La cystoscopie me donna dans le bas fond vésical l'image nette de la balle (voir fig. 1, pl. I), et dès lors je pus très rapidement l'extraire à travers l'urètre sans aucune anesthésie, comme je l'ai fait pour toutes les balles vésicales que j'ai rencontrées (1), et le malade quitta l'hôpital le lendemain de l'extraction.

Je souligne la particularité de cette blessure vraiment singulière : le soldat était couché lorsqu'il fut touché à l'épaule gauche par la balle. Celle-ci traversa le poumon gauche, le péritoine, la cavité abdominale dans toute sa hauteur, ne produisant de lésions sérieuses que dans le poumon gauche, et elle arriva, sans force et en fin de course, à la vessie où elle resta et où elle fut tolérée pendant plusieurs mois.

Et lorsque les signes d'un calcul se produisirent chez ce blessé, il était tout naturel de penser à un corps étranger; la cystoscopie confirma ces suppositions.

c. Mais à côté de ces cas, où la clinique conduit très nettement par des signes certains de calculs à l'idée d'un corps étranger, il en est d'autres où l'on voit le blessé à une phase à la fois moins récente et moins ancienne. Les complications immédiates de la blessure vésicale sont depuis longtemps oubliées ou disparues, mais les complications tardives résultant de la présence du corps étranger dans la vessie ne sont pas encore réalisées. Il n'y a plus de fistules vésicales, mais il n'y a pas encore de cystite; le malade n'est plus un blessé, mais il n'est pas encore un calculeux ; il n'y a que peu de signes urinaires ; l'attention est à peine attirée du côté de la vessie, et l'on hésite à attribuer au réservoir vésical le corps étranger dont on constate à la radiographie la présence dans la cavité pelvienne.

(1) F. Legueu. L'extraction par les voies naturelles des balles de la vessie. *Journal d'Urologie*, t. VI, oct. 1915, p. 505.

L'exploration métallique pas plus que la localisation radiographique ne mettent à l'abri de l'erreur.

***

L'*exploration métallique*, en effet, peut parfaitement tromper, comme elle peut tromper pour un calcul, soit que la vessie soit contractée sur le corps étranger, ce qui est rare, soit qu'elle soit large et souple, ce qui arrive plus souvent.

Voici, par exemple, une observation dans laquelle vous verrez l'exploration métallique conduire à des conclusions erronées. Elle est un peu longue, mais est pourvue d'un réel intérêt.

Il s'agit d'un officier supérieur qui me fut envoyé en avril 1915, avec des phénomènes vésicaux de nature indéterminée.

Blessé le 25 août 1914, il avait reçu une balle de fusil dans la partie droite de la région sacrée.

Aussitôt après sa blessure, il éprouvait une très forte envie d'uriner.

Il put cependant marcher et faire à cheval six kilomètres pour aller dans une ambulance.

Mais pris en cours de route d'une violente envie d'aller à la selle, il rendit des matières sanguinolentes et ne put uriner.

Le soir même on dut le sonder et on lui retira de la vessie des urines claires sans aucune trace de sang, le fait est à noter. A la suite de ce premier sondage le blessé continua à uriner seul et sans aucune douleur avec des urines très claires.

Mais voici que au bout de quelques jours la température s'élève à 39 et 40°, et mon collègue Cunéo qui le soigne à ce moment constate la présence d'un abcès stercoral autour, en avant et à gauche du rectum.

Le 30 avril 1914 cette collection est ouverte par une longue incision profonde qui évacue du pus et des matières fécales. Quelques heures avant cette ouverture, le blessé avait d'ailleurs remarqué qu'il rendait des gaz par l'urètre.

Je passe sur les suites de ce phlegmon stercoral dont

la virulence tomba de suite après la large ouverture, et je veux surtout retenir les incidents qui ont trait à l'histoire du corps étranger de la vessie.

Deux semaines plus tard, le blessé pouvait être évacué sur l'hôpital de Neufchâteau, et de là dix jours après sur Lyon, où il avait la chance de tomber entre les mains du professeur Tixier.

A son entrée dans ce nouvel hôpital, le blessé était dans un état général assez mauvais; il était faible, pâle, sans appétit; la plaie de l'anus suppurait abondamment.

Pendant près de quatre mois, jusqu'en janvier 1915, la fistule attira presque seule l'attention. Il y eut bien un peu de réaction vésicale, des besoins fréquents, des urines troubles. Mais, grâce à des lavages au nitrate d'argent, on vint à bout de ces phénomènes, et les urines qui à l'arrivée étaient purulentes et contenaient même des matières fécales s'éclaircirent peu à peu et le blessé pouvait uriner couché librement et sans douleur.

Je dis couché, car pour la première fois paraît dans l'histoire de ce blessé un indice qui peut permettre de penser à un corps étranger de la vessie. Lorsque le blessé amélioré commença à se lever, il constata en effet que la miction était plus difficile, plus douloureuse et que le jet s'arrêtait parfois brusquement.

Devant ces phénomènes, le clinicien très avisé qu'est M. Tixier pensa que la balle était peut-être dans la vessie et il la rechercha par l'exploration métallique.

Mais celle-ci fut négative : par ailleurs deux radiographies successives ayant montré que la balle était dans la cavité pelvienne, on se perdit en suppositions sur le siège exact de cette balle.

Dans un rapport, le professeur Tixier écrivait : « La balle n'est pas dans la ceinture osseuse pelvienne. Elle n'est pas dans la vessie. Elle n'est pas dans la paroi du rectum. Une radiographie avec pointes métalliques fixes semble pouvoir la localiser dans la partie supérieure du Douglas, dans l'aponévrose prérecto-vésicale supérieure ».

On discuta sur l'opportunité de rechercher la balle par l'opération et on se décida à la laisser en place.

Sur ces entrefaites un mieux sembla se manifester, et le blessé pensait repartir au front. Mais vers le 23 février, il était pris de douleurs violentes dans la vessie et du côté de l'aine gauche, et une orchite se déclarait de ce côté, accompagnée de phénomènes de cystite intense.

Le retour périodique de ces accidents de cystite n'étaient pas sans frapper profondément le blessé comme son entourage : évidemment les choses n'étaient pas très claires, et c'est pour cela que cet officier demanda et obtint l'autorisation d'être transporté dans une de mes formations (hôpital auxiliaire 48).

Dès le premier contact avec cet officier, je fus frappé par ce fait qu'il ne pouvait ni se lever ni s'asseoir sans douleur. Il souffrait en marchant et surtout lorsqu'il avançait la jambe droite. Il souffrait pour monter et descendre l'escalier, ses urines étaient troubles et ses mictions fréquentes.

Tout cela me fit immédiatement penser que le corps étranger était bien réellement dans la vessie. L'exploration métallique négative n'était pas faite pour changer mon opinion ; je connais trop les incertitudes de cette exploration pour en tenir compte et je proposai tout de suite et avant tout de faire un examen cystoscopique.

Celui-ci me montra la balle dans le fond de la vessie ; le lendemain, j'en pratiquais l'extraction, toujours par les voies naturelles, et le malade immédiatement soulagé put après quelques semaines de repos reprendre son service au front.

Ici donc, vous le voyez, l'erreur a consisté à attribuer à l'exploration métallique une valeur qu'elle n'avait pas et ne pouvait pas avoir.

Sans doute, on peut se demander si chez ce blessé la pénétration de la balle ne s'est pas faite longtemps après la blessure, voire même après l'exploration métallique qui, dans ce cas, ne serait pas responsable de ne pas l'avoir rencontrée.

Je ne puis croire ici à cette migration secondaire ; dès le début il y eut assez de signes vésicaux pour permettre d'affirmer la perforation primitive de la vessie.

Aussi bien l'exploration métallique est donc vraiment responsable de l'erreur ; comme il arrive si souvent avec les calculs, elle a passé à côté de la balle; elle ne l'a pas reconnue; il ne faut pas lui demander plus qu'elle ne peut donner.

La *radiographie* peut, elle aussi, nous tromper dans la recherche d'un corps étranger, ou du moins l'interprétation que nous faisons d'une image radiographique peut être fausse et nous induire en erreur.

Ainsi quand on voit à la radiographie un corps étranger

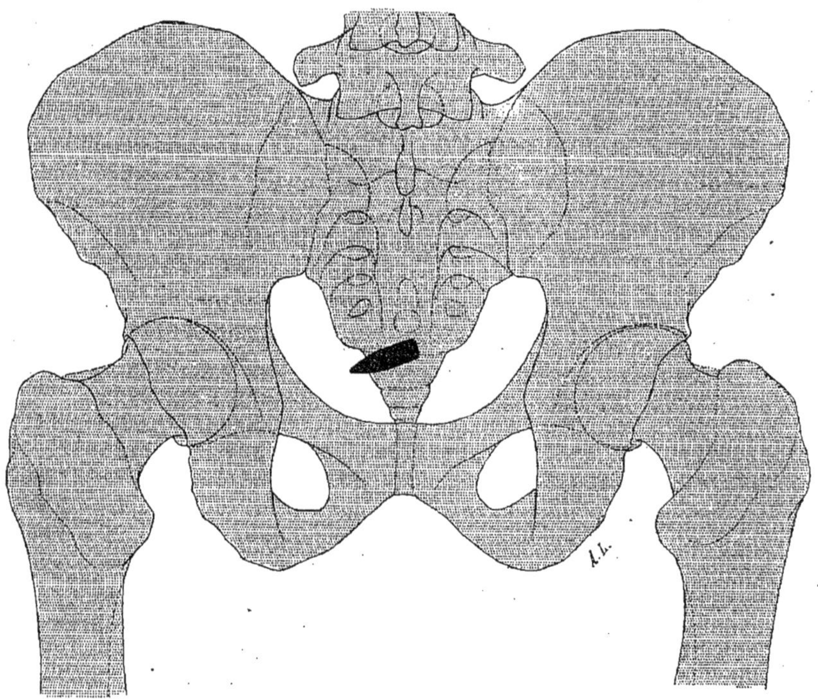

Fig. 58. — Schéma d'une radiographie du bassin montrant une balle pelvienne.

dans le bassin, on pense qu'il est dans la vessie, s'il paraît voisin du pubis; on pense qu'il est extra-vésical, s'il est éloigné de la symphyse.

Eh bien, dans cette interprétation il y a place pour beaucoup d'erreurs!

Voici par exemple une balle qui sur la plaque est peu éloignée du pubis. On peut croire qu'elle est dans la vessie (fig 58). Cette supposition est d'autant plus vraisemblable que la vessie a été très gravement blessée. La balle était entrée par le grand trochanter gauche, avait traversé l'articulation coxo-fémorale et pénétré dans le bassin. La blessure de la vessie était certaine puisque les urines avaient passé et passaient encore par le grand trochanter : une partie au moins s'écoulait en dehors des mictions par la fistule osseuse. Le blessé resta longtemps en danger, mais les désordres finirent par se réparer, et je pus enfin rechercher la place de la balle et pratiquer l'extraction du corps étranger.

Cette balle qui à la radiographie paraît si près du pubis, n'était cependant pas dans la vessie. La cystoscopie nous montra en effet que la vessie ne contenait aucun corps étranger, et la localisation avec l'appareil de Contremoulin me permit avec une parfaite exactitude d'extraire la balle un peu déformée que je vous présente. Elle était au contact de la vessie, mais non dans la cavité vésicale; elle était dans une cavité formée par la musculature vésicale et par des adhérences intestinales.

Son extraction par laparotomie intra-péritonéale ne donna lieu à aucun incident : il n'y eut même pas de fistule urinaire. La brèche que la balle avait autrefois faite à la paroi vésicale s'était réparée spontanément au moment où je la retirai.

Au contraire voici un autre corps étranger : sur la plaque, il est beaucoups plus près de la symphyse sacro-iliaque que de la symphyse pubienne. Il est cependant dans la vessie d'où je l'ai extrait par l'opération (fig. 59).

C'est que cette situation par rapport au pubis varie, suivant certaines conditions de cambrure plus ou moins accentuée du sujet, et aussi suivant un facteur dont les radiographes n'ont, à ma connaissance, pas toujours tenu compte pour les cas dont je m'occupe, à savoir *de l'état de réplétion ou de vacuité de la vessie.*

Il y a là une constatation très simple, mais dont l'importance pratique semble avoir jusqu'alors échappé à l'attention des observateurs. Dans la vessie pleine, le corps étranger s'éloigne du pubis lorsque le malade est couché sur le dos ; au contraire, dans la même situation du malade, le corps étranger se rapproche du pubis lorsque la vessie se vide ou est vidée.

Dès lors on ne peut et on ne doit interpréter une radiographie en ce qui concerne la localisation intra ou extra-vésicale d'un corps étranger qu'en connaissance de cette notion : la vessie était-elle pleine ou vide au moment de la radiographie ?

Faute de tenir compte de cette notion, la localisation du

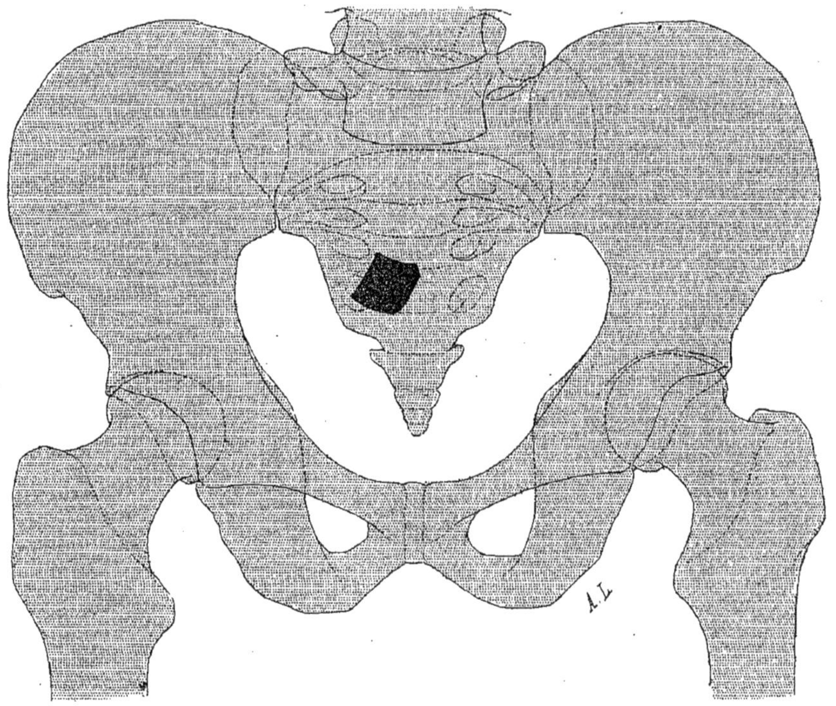

Fig. 59. — Schéma d'une radiographie du pelvis : l'éclat d'obus était dans la vessie.

corps étranger établie à l'aide de l'un ou de l'autre des appareils utilisés dans ce but peut parfaitement tromper, comme il m'arriva dans l'observation suivante.

Sur un soldat qui avait reçu plusieurs blessures dans le ventre et dans la fesse, la radiographie montrait une balle dans la cavité pelvienne. Cette balle donnait au blessé quelques douleurs dans le bas-ventre, mais pas de signes urinaires. Pour l'extraire je fis faire la localisation par M. Ménard, le distingué radiographe de l'hôpital Cochin. La localisation au compas de Hirtz, montrait la balle dans la cavité pelvienne à quinze centimètres environ de profondeur de la paroi abdominale.

Sur ces indications, je fais une laparotomie médiane. Le ventre ouvert, les intestins écartés, le compas est mis en place et s'en va au fond du cul-de-sac recto-vésical, et me montre la balle là, à quelques centimètres de profondeur. Je palpe avec attention, je cherche la résistance de la balle qui ne doit plus être qu'à quelques centimètres de mon doigt, et je ne trouve aucune sensation appréciable.

Pour sentir l'induration, il faudrait d'après la direction qui m'est donnée, inciser le cul-de-sac postérieur et cheminer dans le bassin entre la vessie et le rectum. Mais à la profondeur où je suis, je sens que je vais agir à l'aveugle, créer de gros désordres, et aggraver sensiblement une opération que je pensais devoir être très simple ; aussi bien je m'arrête et je referme le ventre.

Et c'est alors seulement que je pensai que le corps étranger pouvait être dans la vessie elle-même.

Quelques jours après, je faisais une cystoscopie et je voyais nettement reconnaissable dans la cavité vésicale le corps étranger en question.

Une taille hypogastrique pratiquée quelques quinze jours plus tard me permit d'extraire le corps étranger, un gros fragment d'obus, de la cavité vésicale, et de guérir cette fois le malade complètement.

Mais avant de l'opérer, je pris la précaution de faire faire plusieurs radiographies successives du même malade.

Les voici pour la simplification des choses schématisées sur le même dessin (fig. 60).

Le malade est radiographié à vessie vide, demi-pleine et pleine, et dans les trois attitudes le même corps étranger est plus ou moins éloigné du pubis, et se place en fin de compte à vessie pleine dans une telle situation que je pouvais parfaitement méconnaître d'après la radiograplie sa présence dans la vessie.

On peut donc poser et admettre le principe suivant : tous les corps étrangers que la radiographie montre dans la cavité pelvienne *peuvent* être dans la vessie.

Guidés par ce postulatum, c'est dans la vessie que nous devons les chercher tout d'abord, et c'est là que vous les trouverez le plus souvent.

*
* *

On doit l'y chercher, mais par quels moyens et de quelle manière?

A elle seule la radiographie peut trancher la question, à

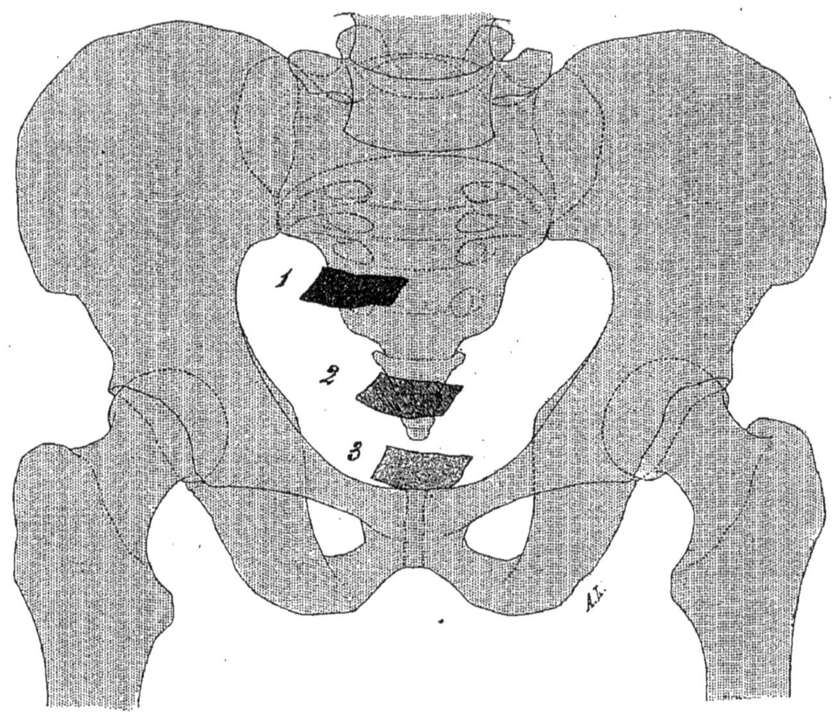

Fig, 60. — Schémas de la radiographie d'un pelvis contenant un corps étranger vésical.
1 indique la position de l'éclat à vessie pleine ; 2 à vessie demi-pleine ; 3 à vessie vide.

condition de multiplier les plaques dans plusieurs conditions différentes.

Quand on a affaire à une balle pelvienne, et quand on cherche à savoir par la radiographie si elle est ou non dans la vessie, qu'on fasse deux plaques du même malade dans deux positions légèrement différentes. La balle se retourne, change un peu de place et vous montre par sa mobilité qu'elle est bien dans la cavité vésicale.

Voyez les deux figures ci-jointes (fig. 61 et 62) : elles sont le schéma de deux radiographies du bassin d'un même malade. Il y avait une balle dans la cavité pelvienne ; était-elle dans la vessie ? C'est ce que permettaient de penser quelques signes vésicaux succédant à une hématurie présentée par le malade au moment de l'accident.

Or sur une radiographie la balle a sa pointe tournée à droite. Sur l'autre elle est à gauche. Sur cette seconde

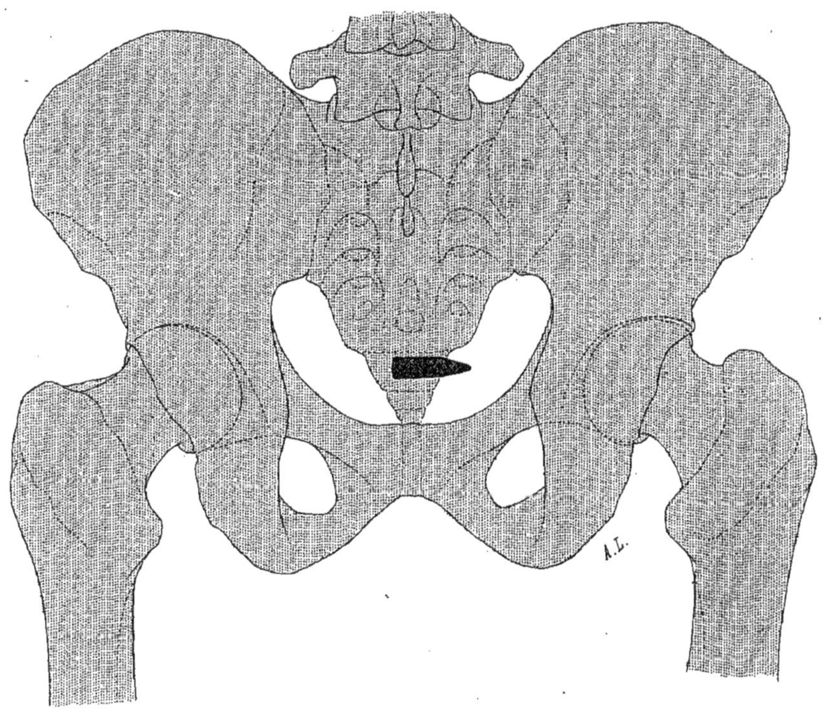

Fig. 61. — Radiographie d'une balle dans la vessie.

radiographie faite pour ainsi dire instantanément après l'autre, la balle a changé de place, et c'est bien la preuve qu'elle est localisée dans la cavité vésicale.

Il serait sans doute excessif de prétendre et d'affirmer que la mobilité d'une balle n'appartient qu'à la vessie : cette mobilité est le propre de toutes les balles localisées dans les cavités stomacales, intestinales et abdominales. A la Société de chirurgie, où j'ai rapporté quelques-unes des observations qui précèdent (1), des faits de balles mobiles dans l'abdomen ont été rapportés par Quénu; Michon en a vu une mobile dans un abcès ilio-pelvien; Barnsby une autre dans l'épiplon. Moi-même ai opéré récemment un malade dont la balle était mobile dans un abcès prévésical reconnu et ouvert par une incision sus-pubienne.

Ces faits n'enlèvent rien à la portée de l'indice que je propose pour le diagnostic des balles intra-vésicales : la mobilité

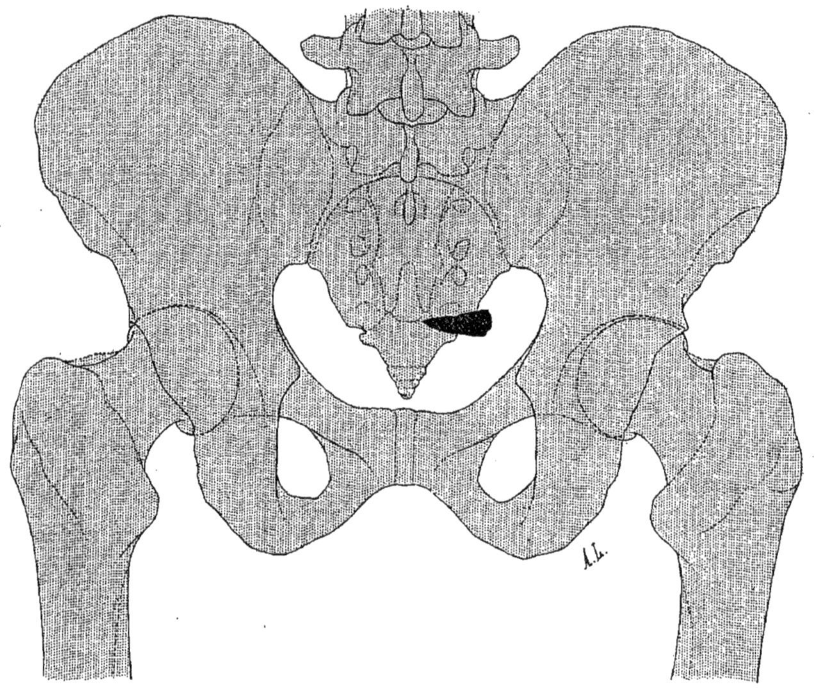

Fig. 62. — La même que sur la figure 61 : la balle a changé de position, sa pointe a changé de côté.

dont je parle est une mobilité locale et non régionale. Je demande seulement à la balle non de changer de place mais de changer sa position sur place; et quand il en sera ainsi, on pourra à de rares exceptions près affirmer qu'elle est dans la vessie.

Mais si pour une balle ce changement d'attitude est facile

(1) F. Legueu. Rapport sur deux observations de corps étrangers de la vessie du Dr Fabre.
Bull. et Mém. de la Société de chir. de Paris, t. XLII, 1916, p. 2176.

22

à reconnaître sous l'influence des mouvements du malade, la même constatation est plus difficile avec un éclat d'obus, de forme irrégulière, plus ou moins carré, angulaire en tous cas, et qui peut osciller dans le champ de la radiographie sans modifier très sensiblement son orientation à la vue.

Dans ce cas, il est une façon simple de tourner la difficulté ; que l'on fasse une radiographie à vessie pleine, et une autre immédiatement après que le malade aura évacué sa vessie. Le corps étranger se déplace de toute l'étendue du raccourcissement du diamètre antéro-postérieur de la vessie : il se rapproche de la symphyse pelvienne. Et là est encore le critérium qu'il est dans la vessie, car même s'il était dans la paroi, il n'aurait pas la même mobilité, il n'aurait pas au moins le même degré de mobilité.

Telle est la première conclusion que je veux tirer de mes observations.

Ma deuxième conclusion a trait à la localisation de ces corps étrangers à l'aide des répéreurs.

Quand pour un corps étranger de siège pelvien, on fait la localisation, qu'on fasse donc cette localisation dans deux positions successives et différentes, sur le ventre et sur le dos. La radiographie montrera alors que le corps étranger se déplace, s'éloigne de la paroi antérieure si le sujet était couché sur le dos, s'en rapproche au contraire si le sujet étant couché sur le ventre, on cherchait à faire la localisation par l'arrière. Or cette mobilité est encore spéciale, dans la cavité pelvienne, aux corps étrangers contenus dans la vessie ; il n'y a que les balles de la cavité vésicale qui sont susceptibles de se déplacer de cette façon. Cette mobilité permet donc de dire la place où est la balle, sans utiliser l'appareil de localisation qui ne donnerait ici que des indications erronées, précisément parce que la balle est très mobile.

C'est en procédant ainsi que M. Contremoulin a pu m'affirmer sans localisation, qu'un corps étranger, un assez gros éclat d'obus existait bien dans la vessie. Et cependant j'avais des raisons de penser qu'il n'y était pas, car le blessé avait eu déjà la vessie ouverte par un chirurgien, qui y avait cherché l'éclat d'obus et ne l'avait pas trouvé. Je savais ce détail, je pensais que l'éclat dont la radiographie montrait l'image avait son siège en dehors de la vessie.

Il suffit à M. Contremoulin de tenter la localisation dans deux situations différentes pour constater que le corps étranger était très mobile : il me donna cette notion et je la traduisis immédiatement par cette déduction, c'est que le corps étranger existait dans la vessie, où je le retrouvai par la cystoscopie.

Et ceci m'amène à une dernière conclusion : la meilleure exploration pour la détermination des corps étrangers vésicaux est encore la *cystoscopie*. Pour nous, cette conclusion n'a rien de nouveau. Mais il est bon de la redire aux chirurgiens qui un peu partout recherchent et extraient des balles, et qui parfois ont renoncé à chercher dans la vessie un corps étranger dont une exploration métallique ne leur avait pas révélé la présence.

Si l'exploration métallique peut, comme je vous l'ai dit, vous tromper, la cystoscopie, elle, ne trompe pas; que la vessie soit ample ou petite, qu'elle soit flasque ou contractée, elle permettra de voir ou la totalité ou une partie du corps étranger.

Elle doit donc être faite pour tout corps étranger pelvien et quelque éloigné du pubis qu'il paraisse sur la plaque radiographique.

Par ces deux moyens, on simplifie beaucoup la localisation de certains corps étrangers pelviens dans la vessie, et on permettra au chirurgien d'aller droit au but pour l'extraction et par le chemin le plus court.

XXIV

DES LÉSIONS DE LA CEINTURE OSSEUSE ENVISAGÉES COMME COMPLICATION DES PLAIES DE LA VESSIE

Messieurs,

A toute époque vous pouvez voir en nos salles un certain nombre de plaies de la vessie; elles sont très fréquentes, durent très longtemps, et il vient toujours un moment où devenant un encombrement pour un service non spécialisé elles doivent être évacuées sur notre Clinique.

Ces plaies sont produites, les unes par des balles, les autres par des éclats d'obus. Les plaies par balles sont relativement moins graves; la balle peut traverser la vessie de part en part, sans déterminer toujours des désordres mortels, et j'ai vu quelques-unes de ces perforations, qui ne causèrent aucun accident; les orifices se ferment par l'élasticité même des parois et il n'y a pas d'écoulement d'urine au dehors de la vessie.

Au contraire, les plaies par éclat, sont toujours beaucoup plus graves : l'éclat est irrégulier, fait des déchirures plus larges, et il entraîne en même temps des fragments d'étoffe, des débris extérieurs, etc.

Mais quelle que soit entre ces plaies par balle ou par éclat la différence de gravité, il y a pour les plaies de la vessie certaines complications communes, d'une grande importance et sur lesquelles je voudrais aujourd'hui attirer votre attention.

Entourée de toutes parts par des os, la vessie ne peut guère être blessée, sans qu'il y ait en même temps une fracture de la ceinture pelvienne. Que l'éclat, en effet, arrive par la région postérieure sacro-ischiatique, qu'il arrive par la région du trochanter, par la fosse iliaque, ou par la partie antérieure, il y a presque toujours une lésion osseuse, il y a une fracture.

En arrière, c'est l ischion qui est fracturé ; en dehors c'est le fémur, le trochanter, la cavité cotyloïde. En avant et en dehors, c'est la branche ilio-pubienne ; en avant, c'est la symphyse elle-même qui est brisée, et ces lésions sont très communes, puisque sur trente cas de plaies de la vessie qui viennent de passer en nos mains, je note douze fois la complication d'une fracture osseuse. Je dis « complication », car il résulte en effet de cette fracture des conséquences immédiates et éloignées d'une certaine gravité dont je dois vous dire l'importance et l'évolution.

I

Les *conséquences immédiates* d'une fracture du pubis par exemple, juxtaposée à une plaie de la vessie sont très faciles à déduire. D'une part la fracture du pubis est en communication avec l'extérieur et, de ce fait, elle devient une fracture compliquée.

D'autre part, elle est en communication avec la vessie et son contenu, c'est-à-dire avec l'urine qui se répand au dehors dans le tissu cellulaire pelvien ; elle est pour ainsi dire le trajet par lequel l'infiltration doit passer à l'extérieur ; il est donc tout naturel qu'il y ait infection, suppuration et réaction générale thermique.

La fracture étant en général une fracture esquilleuse, chacune des esquilles va subir la mortification, constituer un corps étranger, augmenter l'infection, entretenir la suppuration, et dès lors c'est une ostéo-myélite que l'on voit évoluer avec des désordres locaux très aggravés du fait de l'infiltration d'urine, et des élévations de température très expliquées par les rétentions septiques qui peuvent se produire et se produisent nécessairement à un moment ou à un autre.

La suppuration dure éternellement; des fistules indéfinies partent du foyer de la fracture, et il est tout naturel de se préoccuper au point de vue thérapeutique, des conséquences locales ou générales de cette ostéo-myélite, afin de sauvegarder d'abord l'individu contre l'infection qui pourrait entraîner la mort, et afin de raccourcir ensuite le plus possible les délais de la suppuration et des fistules.

A ce point de vue, il y a deux indications à remplir, la première c'est de désinfecter le foyer, et la deuxième c'est de faire quelquefois une cystostomie; et je vais m'expliquer sur ces deux points.

1° Il est *nécessaire de désinfecter le foyer de la fracture*, et cette tâche incombe en général, au chirurgien du front, à celui qui a le premier l'occasion de voir le blessé, et de donner à la blessure le premier traitement.

Ce traitement consiste, dès que le blessé se présente à l'ambulance, dès que l'écoulement de l'urine par une plaie de la région inférieure de l'abdomen, montre que la vessie est en cause, à opérer le malade sous chloroforme, par le débridement de la fistule, par l'élargissement du trajet, par l'ablation des esquilles, l'extraction de tous les corps étrangers que l'on peut rencontrer. Au besoin même on doit aller jusqu'à la vessie pour élargir s'il y a lieu et régulariser le trajet, pour chercher dans sa cavité, le ou les corps étrangers qui pourraient s'y trouver et éviter les ennuis que leur séjour, dans la cavité vésicale, pourrait ultérieurement déterminer chez le blessé.

Bien entendu le concours de la radiographie ou de la radioscopie est toujours absolument nécessaire. S'il n'a pas ces éléments à sa disposition, le chirurgien fait tout de même, mais à l'aveugle, ce qu'il peut, et il aura toujours à gagner à aller le plus loin possible.

Sans cela on peut voir séjourner dans la vessie, non seulement la balle ou l'éclat qui devront en être extraits plus tard, mais aussi des fragments d'os assez importants pour faire de véritables corps étrangers, et nécessiter plus tard une opération spéciale.

J'ai vu un blessé dans ces conditions; à la suite d'une blessure, il garda dans la vessie un gros fragment d'os, que j'ai dû enlever quelque temps après, par la taille hypogastrique. L'observation présente quelque intérêt : la voici.

Un blessé de trente-six ans fut atteint le 11 octobre 1915 d'une plaie pénétrante à la racine des bourses à gauche, avec section du cordon. Son bulletin portait : « Pénétration de l'éclat dans le petit bassin à travers la branche ischio-pubienne; perforation de la vessie, hématurie, débridement simple. »

Le patient nous raconte les détails suivants. Il aurait été blessé par éclat d'obus, et aussitôt après, les urines coulaient par la plaie abdominale. A l'ambulance où il fut transporté, on lui fit une opération dont il ne connaît pas la nature ni les détails, mais que le bulletin mentionne comme un simple débridement. On lui mit une sonde à demeure, qu'il garda douze jours, au-delà desquels il fut envoyé dans notre service.

Il entrait à notre Clinique le 29 octobre, soit dix-huit jours après sa blessure, et il se présentait dans l'état suivant.

Dans le pli de l'aine gauche, on voyait une plaie profonde qui communiquait avec la vessie, car la presque totalité des urines coulait par la plaie, le cordon gauche paraissait sectionné, on n'en voyait plus trace, le testicule gauche était enlevé.

Le blessé urinait à peu près toutes les vingt minutes, les urines étaient troubles.

Dès le premier jour de son arrivée on lui mit une sonde à demeure, on fit des lavages de la vessie au nitrate d'argent. La fièvre qu'il présentait à l'arrivée ne tarda pas à s'atténuer, et devant cette amélioration j'attendis encore pour me préoccuper du corps étranger, dont personne ne disait qu'il était sorti.

Ce n'est que vers le milieu de décembre que je pus faire l'examen cystoscopique. Sur la paroi postérieure et droite de la vessie, au-dessus de l'orifice urétéral droit, (pl. I, fig. 2) il y avait un corps étranger qui ne présentait nullement la teinte sombre des fragments métalliques, mais reflétait au contraire, la teinte blanche d'un calcul. Par ailleurs, la forme de ce corps étranger, ses angles, la surface qu'il présentait du côté de la vessie, semblaient indiquer plutôt qu'il s'agissait d'un fragment d'os. Ce corps étranger était fixe, ne pouvait être déplacé par la sonde urétérale, et semblait implanté dans l'épaisseur même de la paroi vésicale : un tout petit calcul secondaire existait à côté.

Le 28 décembre 1915, je faisais une cystostomie sus-pubienne pour enlever le corps étranger et je le trouvai en effet, à la place qu'avait indiqué la cystoscopie; c'était un fragment d'os de 2 centimètres de large, irrégulier, triangulaire et profondément implanté dans la paroi vésicale. Il fallut pour l'extraire, exercer une réelle pression, il était solidement attaché; et quant à ce que j'avais vu à côté de lui et au petit calcul, ce n'était qu'un autre petit fragment d'os légèrement incrusté de sels calcaires.

Le drainage de la plaie hypogastrique fut maintenu quelque temps, la guérison se produisit sans incident, et le 13 janvier 1916, je pouvais envoyer ce blessé à l'hôpital auxiliaire n° 2 avec une petite fistule sus-pubienne.

On pourrait se demander si ce corps étranger, ce fragment d'os inclus, n'a pas pénétré secondairement dans la vessie. Je ne le pense pas, il était trop volumineux et trop profondément implanté, et certainement c'est dès le début de la blessure qu'il a été détaché du pubis, projeté avec force dans la vessie et enfoncé dans la partie postérieure où il s'est attaché.

Peut-être que le débridement primitif s'il avait été fait sous le contrôle de la radiographie, aurait permis de le découvrir. Quoiqu'il en soit, comme le malade est venu de bonne heure dans notre service, nous avons pu le reconnaître par la cystoscopie, et éviter que ce fragment ne devienne après un trop long séjour en la vessie le noyau de concrétions secondaires et plus importantes.

2° La désinfection du foyer de la fracture n'est pas toujours suffisante pour remédier aux accidents d'infection. Malgré le soin qu'on y apporte, il y a toujours passage de l'urine par cette plaie, stagnation dans les anfractuosités qu'elle présente et par conséquent condition favorable à l'infection locale. Aussi bien y a-t-il des cas dans lesquels il est nécessaire de pratiquer à côté d'une plaie latérale de la vessie, une *dérivation médiane, une cystostomie sus-pubienne correcte,* et l'observation suivante est un bel exemple du grand bénéfice qu'il y a parfois à obtenir par une dérivation correcte dans ces circonstances.

Un jeune adjudant, blessé d'une balle dans l'aine gauche, avait une fracture du pubis et une perforation de la vessie; presque toutes les urines passaient par la plaie.

Des phénomènes infectieux très graves se développèrent à la suite de cette blessure, et malgré le nettoyage de la plaie, l'ablation d'esquilles, l'élargissement de l'orifice superficiel, la fièvre persista d'une façon inquiétante, pendant que l'organisme faiblissait sensiblement.

Au bout de quelques semaines, l'état du blessé commençait à décliner sensiblement, et mon collègue et ami Pierre Duval, qui le soignait à Fougères me pria de lui donner un conseil. Je me rendis près de lui et après l'avoir examiné, je pensai qu'il y aurait utilité à faire du côté de la plaie inguino-crurale largement ouverte et qui suppurait abondamment, une cystostomie médiane.

C'était d'ailleurs l'opinion de mon collègue, et il m'appelait surtout, pour que je puisse imposer à la famille cette décision quelque peu étonnante.

Il paraissait extraordinaire en effet aux parents, qu'il fut nécessaire de pratiquer un nouvel orifice, à une vessie déjà perforée largement, et une autre incision à côté d'une plaie large et qui semblait être déjà la raison de tous les accidents observés.

Cependant mes arguments l'emportèrent; l'opération fut pratiquée, et conformément à mes suppositions, à la suite de cette opération les urines passèrent beaucoup moins par la plaie inguinale; les conditions de la blessure se trouvèrent dès lors infiniment meilleures; la fièvre diminua et l'état s'améliora sensiblement. Au bout de quelques semaines, le blessé put quitter l'hôpital où je l'avais examiné, dans un état relativement favorable; les premiers phénomènes infectieux étaient nettement conjurés.

J'ai appris depuis, que ce blessé avait été l'objet dans une autre ville, et dans un autre hôpital, d'un curettage de sa fistule, et qu'il avait malheureusement succombé à un réveil d'accidents infectieux, sur lesquels nous n'avons pas de renseignements détaillés.

Mais ceci ne change rien à l'utilité qu'a eue dans ce cas-là une cystostomie correcte, pour remédier à des accidents très graves, et qui étaient de nature à compromettre très rapidement la santé de ce malade.

Retenez donc de cette observation cette donnée : dans certains cas de plaies latérales irrégulières de la vessie, avec fracture, il y a intérêt à faire une *dérivation correcte par la cystostomie médiane*, pour remédier à des accidents d'infection locale et générale.

II

J'en viens maintenant à l'étude des *accidents éloignés*, qui sont la conséquence de ces lésions osseuses périvésicales. Ils sont de divers ordres, et s'ils sont moins graves que les premiers, ils sont susceptibles de durer plus longtemps, de se répéter et d'entraîner à distance des incidents assez fâcheux.

1° En premier lieu, voici d'abord la *déformation considérable* de la région hypogastrique.

Lorsque le pubis a été complètement détruit, lorsqu'en arrière la vessie a été ouverte, et surtout quand elle a perdu une partie de sa paroi, il se produit là un hiatus immense, une sorte d'exstrophie traumatique, dont la réparation sera d'autant plus difficile que le pubis est disparu et qu'une vraie perte de substance s'étend entre les téguments et la vessie. Le tissu cicatriciel a beaucoup de peine à rapprocher les bords et à combler le fond de cette grande cavité prévésicale, la cicatrisation demande des mois; elle est interminable.

J'ai soigné pendant longtemps un blessé dans ces conditions, avec une immense cavité à la partie inférieure de l'abdomen ; il est resté plusieurs mois entre mes mains, et j'ai dû faire de nombreuses opérations d'autoplastie avant de pouvoir combler la perte de substance qu'il présentait.

Sa blessure avait eu lieu en mars 1915, il avait été soigné dans plusieurs hôpitaux, et présentait lorsqu'il vint à moi, une large plaie de la vessie ouverte à l'hypogastre, au-dessus du pubis. La peau à bords cicatriciels s'enfonçait en plan incliné vers un trou, au niveau duquel la paroi vésicale postérieure éversée faisait hernie en une série de gros bourrelets. La brèche de la vessie avait le diamètre d'une pièce de cinq francs au moins, elle était bordée de tous côtés par un bord tranchant cicatriciel, circulaire, au milieu duquel la muqueuse vésicale se continuait avec la peau.

Les urines s'écoulaient en totalité par cette plaie et il était possible de rétablir ainsi la filiation des accidents; l'éclat d'obus en pénétrant dans la région sus-pubienne, avait emporté une partie du pubis et fait éclater ainsi la partie antérieure de la vessie qui était distendue. La plaie resta extra-péritonéale; il n'y eût pas de péritonite, mais une partie des muscles droits étant détruite, on se trouvait en présence d'une exstrophie traumatique.

Cette perte de substance ne pouvait se réparer d'elle-même. J'ai dû faire plusieurs autoplasties successives, avec des lambeaux pris sur la paroi abdominale, pour arriver à fermer difficilement cette large fistule, et je parvins seulement après plusieurs tentatives à combler la dépression qui résultait de la disparition de la symphyse pubienne.

2° Les lésions du pubis peuvent avoir à distance d'autres conséquences, plus éloignées, moins apparentes, mais tout aussi gênantes. Parmi celles-ci se trouvent les *fistules ostéo-pathiques de la vessie*.

J'appelle ainsi des fistules qui établissent une communication anormale et pathologique entre le foyer d'ostéomyélite pubien et la cavité vésicale. Grâce à elles la suppuration qui vient du pubis, au lieu de s'échapper à l'extérieur, passe en partie au moins dans la vessie, chargée de petits séquestres, de parcelles osseuses qui entraînent la formation de calculs vésicaux. Ces fistules pourraient passer parfaitement inaperçues; la cystoscopie seule permet de les reconnaître.

C'est précisément cette lésion que nous avons découverte chez le soldat qui fait le sujet de l'observation suivante.

Il s'agit d'un ancien blessé, qui venait le 23 septembre 1915, dans mon service pour un calcul vésical.

Depuis quelques semaines, il éprouvait du côté de la vessie les mêmes symptômes qu'il avait eus autrefois, il souffrait en urinant surtout quand il était debout.

Et en effet, dans la vessie, on sentait à l'exploration un calcul de deux centimètres environ. Le calcul était libre dans la cavité vésicale.

Or en juillet 1915, il avait été déjà opéré à Chartres de la lithotritie par mon interne M. Thibierge, alors médecin auxiliaire blessé dans la formation où il se trouvait. Devant cette récidive surprenante par sa rapidité, la première question que je me posai, fut de savoir s'il n'y avait pas de corps étranger pour expliquer la présence de ce calcul.

Mais la radiographie ne montrait aucun corps étranger métallique au centre du calcul.

Il fallait donc chercher une autre interprétation. La cystoscopie montrait le calcul libre, dans le fond à gauche de la vessie, mais en avant et à droite, celle-ci présentait une cicatrice, ou plutôt un bourgeon charnu, au centre d'un enfoncement, comme le montre la figure ci-jointe (pl. I, fig. 3).

Cette dépression, cette perforation adhérente de la vessie, siégeait exactement à droite de la ligne médiane et se trouvait au contact du pubis, dans la région qui avait été le siège de la blessure.

Voici d'ailleurs quelle avait été la nature et l'histoire de cette blessure.

Le 6 septembre 1914, à la bataille de la Marne, ce soldat avait reçu une balle dans la région inguinale droite, au milieu de l'arcade crurale à peu près. Le projectile entra et se perdit dans l'abdomen ou le bassin.

Le blessé était resté quarante-huit heures sur le champ de

bataille; transporté enfin au poste de secours, il fut peu après évacué sur Chartres.

Quelques heures après sa blessure, il avait eu une urétrorragie; en outre l'urine sortait par la plaie inguinale.

A l'hôpital on l'avait sondé, mais la sonde ne ramena pas d'urine, et pendant trente jours ses urines sortirent par la plaie inguinale exclusivement.

Le trentième jour, la vessie était à peu près fermée, le malade commençait à uriner tout seul par la verge, et la fistule vésicale se fermait quelque temps après. Ce blessé resta cependant encore à l'hôpital pendant deux mois, avec une fistule purulente inguinale qui finit par se fermer.

Cependant des troubles urinaires étaient apparus, le blessé éprouvait des brûlures dans l'urètre, des douleurs à la miction. Quand il urinait debout, il éprouvait des arrêts brusques et douloureux du jet de l'urine; celle-ci était trouble.

C'est alors qu'on constata pour la première fois la présence d'un calcul; on fit une première lithotritie.

Aujourd'hui, nous étions donc en présence d'un calcul récidivé à la suite d'une plaie de la vessie, et la fistule borgne interne que je constatais à la cystoscopie, à la partie haute et droite de la vessie, devait être sans nul doute la cause de la récidive de ce calcul.

Cette fistule ne pouvait correspondre qu'à une lésion osseuse. En effet, la radiographie montrait une fracture de la branche ischio-pubienne, avec une grande esquille qui s'enfonçait dans la cavité pelvienne vers la vessie.

Dans ces conditions, je ne voulus pas faire la lithotritie; je voulais au contraire faire une taille pour voir ce qui se passait exactement dans cette vessie et essayer de remédier par une opération à la lésion osseuse qui était la cause de la récidive.

L'opération de la taille fut faite le 10 octobre, et voici ce que je trouvai : dans la vessie il y a un calcul libre, de petit volume, sans corps étranger d'aucune sorte. En haut et à droite, la paroi vésicale adhère à la branche ischio-pubienne. Au centre de ce grand enfoncement d'adhérence, il y a une petite fistule, celle que nous voyions à la cystoscopie, elle est toute petite; un petit stylet peut y entrer et rencontre des surfaces osseuses dénudées.

J'essaie alors de séparer la vessie du pubis, mais la paroi vésicale adhère à l'os dans une étendue correspondante au moins au creux de la main. Dans toute cette surface, la paroi vésicale est si amincie qu'elle semble réduite à la muqueuse, une mince pellicule tapisse les saillies et les anfractuosités de l'os.

Si j'insiste, si je persiste à séparer l'os de la paroi vésicale, je vais faire à la vessie une brèche énorme et qui va demander de longs mois pour se combler. Le mieux est de m'arrêter, dût le blessé conserver sa fistule momentanée, et avoir plus tard un autre calcul.

Je terminai l'opération par la suture presque complète de la vessie à elle-même ; je drainai cependant sa cavité et aussi la cavité de Retzius ; et la guérison survint, malgré une congestion pulmonaire intense, qui faillit un moment compromettre la vie du blessé.

Après quelques semaines le blessé pouvait quitter notre service, il conservait sa fistule borgne interne, et il refera certainement encore d'autres calculs.

Ainsi donc, une fistule ostéopathique de la vessie constatée à la fois à la cystoscopie et à l'opération, était certainement ici la cause de la reproduction à si court intervalle de calculs vésicaux.

Et c'est ainsi qu'on doit presque toujours expliquer la formation de ces *calculs à répétition* que l'on voit assez souvent à la suite des plaies de la vessie, et qui tiennent beaucoup moins à l'infection dont le malade est porteur, qu'aux altérations osseuses qu'il a présentées, et qui mettent pendant un temps parfois très long la vessie en communication avec le foyer de la suppuration osseuse (1).

Il y a même des cas dans lesquels j'ai trouvé ainsi dans la vessie, au centre de calculs des *séquestres* assez importants pour être reconnus à l'œil nu, ainsi que vous pouvez le voir dans l'observation suivante ; elle montre bien la part prépondérante que prennent les lésions osseuses dans la pathologie de ces calculs post-traumatiques.

(1) F. Legueu. Des calculs de la vessie chez les blessés de la vessie. *Bull. de l'Académie de Médecine*, 6 décembre 1916.

Le 4 juin 1916 venait à Necker, un blessé avec plusieurs calculs vésicaux ; c'était un soldat de 29 ans, qui avait été blessé le 3 novembre 1914, par une balle de fusil à la fesse droite. L'orifice de sortie se trouvait au milieu de l'arcade crurale droite; la balle dans son trajet avait perforé la vessie et fracturé complètement la branche horizontale du pubis à droite. Et il y avait eu à la suite de cette plaie écoulement d'urine des deux côtés, par la plaie fessière et par la plaie inguinale.

Transporté à l'hôpital anglais de Furnes, on lui faisait quelques heures plus tard, une laparotomie exploratrice, qui montrait l'intégrité des viscères abdominaux. On referma le péritoine et on se contenta d'ouvrir la vessie à l'hypogastre et de faire le drainage de la fracture.

La plaie de la vessie et de l'aine se fermait quarante jours après; le blessé conserva encore sa cystostomie pendant quelques mois, et ce n'est que quatre mois après qu'on lui mit une sonde à demeure et que la plaie de la cystostomie se ferma définitivement.

Le 23 novembre, il quittait Furnes pour Calais et après plusieurs séjours dans divers hôpitaux, il obtenait la réforme N° 1.

Cependant les troubles de la miction continuaient, il urinait toutes les heures le jour et la nuit; les urines restaient très troubles, et à la fin de chaque miction il voyait quelques gouttes d'urine sanglante s'échapper. En outre il rendait par l'urètre quelques petites esquilles. C'est pour ces troubles mictionnels qu'il fut envoyé en notre service.

A l'examen je constatais trois cicatrices, l'une à la fesse droite, c'est celle de l'entrée du projectile; la seconde au milieu de l'arcade crurale droite, c'est celle de la sortie ; et la troisième au milieu de la région hypogastrique, c'est celle de la cystostomie et de la laparotomie exploratrice.

Il fallait examiner la vessie pour trouver la raison de cette pyurie et de ces troubles persistants de la miction. La cystoscopie fut faite le 5 juillet 1916, et montra les particularités suivantes, que je copie sur le livre : « Capacité vésicale 140 centimètres cubes, urines très sales, coloration vésicale très rouge, avec par endroits de l'œdème bulleux assez prononcé. Dans le bas fond on voit un calcul énorme, dont la surface supérieure a une coloration blanche; un autre petit calcul se trouve à la droite du premier, ovoïde comme celui-ci. On ne voit pas les orifices urétéraux qui sont perdus dans l'œdème du trigone. »

Pour extraire ces calculs vésicaux, il ne pouvait être question de rouvrir la vessie, qui venait à peine de se fermer. C'eût été imposer au blessé un traumatisme inutile, c'eût été prolonger sans utilité son séjour dans l'hôpital.

Il était beaucoup plus simple à tous points de vue de pratiquer une lithotritie; je la pratiquai le 10 juillet 1916.

Le plus gros calcul fut saisi le premier, il était phosphatique et se laissa d'abord broyer très facilement. Je rencontrai cependant au centre du calcul une résistance anormale qui n'indiquait pas la fermeté d'un éclat métallique, mais qui ne répondait pas non plus à une sensation de calcul.

Je continuai la lithotritie; en me débarrassant de tout ce que je croyais être un corps étranger, je continuai à broyer tout ce qui pouvait être un calcul, et ce n'est qu'à la fin de l'opération, que je chargeai sur mon instrument, avant de le retirer, le corps étranger que je trouvais au centre du calcul.

Le lithotriteur put sortir facilement et ramena en effet un fragment d'os qui avait résisté à toutes les tentatives de broiement que je lui avais imposées.

Le malade guérit dans de bonnes conditions : il quittait l'hôpital six jours après, le 6 juillet.

La cystoscopie faite de nouveau avant son départ avait montré qu'il était complètement débarrassé de ses calculs; on ne voyait par ailleurs aucune déformation spéciale de la vessie dans les régions antérieures.

Il s'agissait donc d'un fragment qui avait pénétré dans la vessie, à un moment où celle-ci était en communication avec le foyer pubien et qui avait été le noyau de cristallisation autour duquel s'était aggloméré le calcul.

Chez un autre blessé, qui avait eu aussi une fracture du pubis, j'ai vu se former ultérieurement des calculs à plusieurs reprises, je n'ai pu sentir de séquestres visibles au centre de ces formations calculeuses, mais j'ai de bonnes raisons de penser que ces calculs provenaient également d'une lésion des os.

Il s'agit d'un soldat de 32 ans, qui avait été blessé le 18 janvier 1915, à Boisselles, dans la Somme, par une balle de fusil, entrée dans la fesse gauche près du sacrum. Le projectile avait perforé l'os iliaque, touché légèrement le nerf sciatique, perforé l'intestin et la vessie, et était sorti par la région sus-pubienne.

Aussitôt après, les urines passaient par la plaie hypogastrique; les urines et les matières fécales passaient par la fesse. On l'opérait le même jour à Senlis et on lui faisait deux débridements au niveau des orifices d'entrée et de sortie du projectile.

Trois jours après, il fut évacué sur une ambulance d'Amiens, et là il présenta une réaction péritonéale très intense pendant trois ou quatre jours. Alors le cinquième jour on l'opère de nouveau, on agrandit la plaie sus-pubienne, on extrait quelques esquilles restées dans la vessie, et on fait le drainage de la vessie à l'hypogastre.

Un mois et demi après sa blessure, on lui met une sonde à demeure, qu'on lui enlève au bout de quarante-huit heures, parce qu'il fait une orchite à droite; à partir de ce moment il commence à uriner par l'urètre, mais la communication avec l'intestin existe toujours, car il rend des gaz par le canal. Ses plaies étant au bout de quatre mois et demi, à peu près complètement cicatrisées, il fut évacué sur l'hôpital Rothschild à Paris, on lui fit des lavages au nitrate d'argent et des dilatations urétrales.

A la suite de ces lavages la plaie sus-pubienne s'est rouverte, et il reste une petite fistule pendant cinq mois.

Le 3 octobre 1915, il est évacué sur un hôpital du Finistère, où il reste deux mois, et la fistule sus-pubienne se ferme. Le 17 novembre il est évacué de nouveau, cette fois c'est sur un hôpital de Dinard; on lui fait encore des lavages de la vessie au nitrate d'argent, mais on constate alors, et pour la première fois, avec la sonde, *la présence d'un calcul* dans la vessie.

Alors le 27 juin 1916, on lui fait une nouvelle cystostomie hypogastrique, et on extrait deux gros calculs phosphatiques.

Entre temps le péritoine adhérent avait été ouvert, il fut refermé et la vessie fut laissée ouverte à l'hypogastre.

A la suite de l'opération, le malade fit un peu de réaction péritonéale, avec une violente congestion pulmonaire.

Le 15 février, on pouvait enlever le tube de la cystostomie ; la sonde à demeure resta dix jours en place pendant lesquels le blessé fit une orchite à gauche.

Le 10 mars on note encore la formation d'un petit abcès péri-urétral.

Cependant le blessé ne se trouvait pas guéri, il éprouvait d'assez vives douleurs en urinant, les mictions étaient fréquentes et les urines troubles ; aussi il fut évacué le 18 mars, sur le centre urologique de la Clinique de Necker.

Il présentait alors au périnée, une fistule purulente, conséquence de l'incision de son abcès péri-urétral, mais en explorant son urètre on trouvait dans la vessie un corps étranger calculeux, dont d'ailleurs la radiographie démontrait aussi l'existence.

Le 3 juin, je faisais la cystoscopie ; la capacité vésicale de 100 centimètres cubes, permettait une exploration suffisante, et dans le bas-fond vésical on voyait **six** calculs ; il était impossible de voir les orifices urétéraux, qui étaient masqués complètement par ces calculs.

Le 5 juin, après une préparation suffisante, je pratiquai la lithotritie de ces six calculs phosphatiques, sans rencontrer de fragments d'os ; les suites furent normales et simples.

Le 15 juin, le malade était débarrassé de la sonde à demeure, et pouvait être évacué sur une autre formation.

Je souligne ici cette répétition de calculs, cette formation nouvelle de six concrétions, moins de six mois après l'ouverture hypogastrique de la vessie.

Cette formation ne peut s'expliquer par l'infection des urines ; elle ne peut se comprendre qu'avec la coexistence d'une fracture du pubis constatée à la radiographie, et dont un trajet a dû jusqu'à ces derniers temps rester en communication avec la vessie. Par là des poussières osseuses se détachent de la fracture, tombent dans la cavité vésicale et deviennent le centre des calculs.

Je viens encore de faire ces jours-ci une lithotritie, chez un officier blessé à la fesse il y a plusieurs mois, et qui longtemps après sa blessure fit un calcul vésical ; or lui aussi a eu pendant longtemps sous mes yeux, sa vessie en communication avec le foyer osseux.

Blessé le 4 février 1915, il avait reçu une balle à la partie supérieure de la face externe de la cuisse : la balle avait traversé l'articulation coxo-fémorale et perforé la vessie ; les urines pendant longtemps s'écoulèrent par la plaie de la fesse.

Mais je ne vis le blessé que deux mois plus tard, et dans des conditions encore très sérieuses, avec un suintement de pus et d'urine par la plaie, une violente arthrite de la hanche et des urines très sales.

La radiographie montrait que le corps étranger déformé, siégeait dans la région des vaisseaux fémoraux, du côté droit. Je ne pensais pas qu'il y avait utilité à aller le chercher, et je soignai seulement la vessie par une sonde à demeure et des lavages.

Le malade put, au bout de quelques mois, quitter l'hôpital, et je ne le revis qu'un an après, pour de nouveaux troubles de la miction. Il souffrait en même temps pendant la marche, surtout dans les changements de position ; il souffrait également pendant les mictions, urinant très souvent la nuit et le jour ; les urines étaient sanguinolentes.

La cystoscopie montrait un calcul phosphatique de dimensions moyennes. Je me demandai si ce calcul ne s'était pas développé autour d'un corps étranger, mais celui que la radiographie montrait, siégeait à droite, à la hauteur du bord du pubis et loin du calcul ; le calcul et le corps étranger étaient donc complètement indépendants.

Je pensai qu'il valait mieux faire dans ce cas une cystostomie qu'une lithotritie. Je voulais en effet essayer de corriger, si possible, la difformité acquise qui mettait en communication la cavité vésicale avec le foyer de la fracture ; et le 4 mars 1916, je pratiquais l'extraction par la taille, d'un calcul assez volumineux et qui ne contenait pas de corps étranger.

J'explorai attentivement l'intérieur de la vessie. A gauche, celle-ci était déformée, elle présentait un grand diverticule dont le sommet se rapprochait de la face interne de l'articulation. Là, dans le point où venait autrefois s'ouvrir la fistule urinaire, l'adhérence était complète ; là, persistait encore sans doute un tout petit pertuis dont je n'ai pu vérifier l'existence, parce qu'il siégeait au fond d'un entonnoir, et qui conduisait jusqu'à l'os.

Ici encore ce sont donc probablement de petites esquilles détachées du pubis, et venues à la vessie par cette fistule borgne interne, qui ont assuré la formation de ce calcul secondaire.

Le malade a guéri très rapidement et put quitter l'hôpital le 13 juin, en très bon état.

Je pourrais multiplier ces exemples ; ils me paraissent suffisants pour vous montrer comment à distance, la fracture du pubis, ou d'une façon plus générale, la *lésion osseuse compliquant une plaie de la vessie, amène la formation de calculs vésicaux, par l'élimination plus ou moins prolongée de séquestres ou de débris invisibles par la vessie.*

J'ai ainsi le droit de conclure, que ces calculs vésicaux que l'on voit se produire chez ces blessés de la vessie, bien plus fréquemment qu'on ne les voit se produire chez les infectés de la vessie, sont dus à une particularité de la blessure elle-même. Et cette particularité, c'est la *lésion du pubis*, ou du moins c'est cette *lésion osseuse* que nous avons constatée plusieurs fois au moins à la cystoscopie et à l'opération. Nous avons vu les adhérences de la vessie déformée, à la ceinture osseuse dont elle épousait les anfractuosités, et nous avons eu en quelque sorte la preuve anatomique de l'affirmation que je pose en ce moment.

Au point de vue *thérapeutique,* je me suis demandé s'il n'y avait pas lieu, dans les cas auxquels je fais allusion, de provoquer la séparation de la vessie et du pubis, afin d'éviter cette communication anormale, entre le foyer osseux et le réservoir vésical.

Mais lorsque j'ai cherché à réaliser ce programme, je me suis aperçu très vite, que les désordres que j'allais faire, étaient plus grands que ceux que je constatais ; j'ai vu que j'allais rompre sur une large étendue, la vessie amincie, et je n'avais nullement la certitude de pouvoir réparer les nouveaux désordres que j'allais causer.

Après décollement de la vessie, j'allais avoir d'abord une perte de substance irrégulière de la vessie, puis une plaie superficielle avec un trajet intermédiaire entre la vessie et les os. Au contact de l'urine, la suppuration allait recommencer pour longtemps. C'était reporter le blessé plusieurs mois en arrière, pour le ramener plus tard et très lentement à un état qui serait pour le mieux, celui que nous voulions aujourd'hui modifier.

Dans ces conditions, le mieux était de s'abstenir, et c'est ce que j'ai fait.

A part de rares exceptions, je crois que le mieux est chez ces malades, de négliger la fistule osseuse, qui est en général réduite à de très minimes proportions, et de ne traiter, que sa conséquence, le calcul. Au lieu de pratiquer à nouveau la taille hypogastrique pour ce calcul à répétition, contentez-vous donc de la lithotritie, qui dans l'espace de quelques jours a pu remettre nos blessés sur pied, sans morbidité, et reste une opération non mutilante à leur offrir à nouveau, pour le cas où dans un avenir prochain, ils viendraient à former de nouveaux calculs.

Voilà, Messieurs, les différents exemples par lesquels, je voulais vous montrer, comment immédiatement et à distance, les lésions de la ceinture osseuse, sont pour les plaies de la vessie une complication immédiate souvent grave, et une complication à distance toujours ennuyeuse.

XXV

L'AUTOPLASTIE DE L'URÈTRE

Messieurs,

Lorsque l'urètre a été détruit par un traumatisme, comment peut-on le réparer ?

Voilà la question que je voudrais aujourd'hui traiter devant vous.

Dans la pratique civile déjà, nous avions l'occasion de voir de temps en temps, des destructions urétrales assez étendues pour mériter une autoplastie. Mais la chirurgie de guerre nous fournit une ample moisson de nouveaux documents.

Récemment, vous m'avez vu faire une autoplastie muqueuse de l'urètre; je vous présenterai le malade bientôt guéri et en excellent état, et, il y a lieu peut-être, de coordonner tous ces faits dans une vue d'ensemble, et c'est ce que je veux faire aujourd'hui.

Il y a quatre façons de réparer l'urètre, suivant qu'on utilise pour le reconstituer l'*urètre* lui-même, *la peau,* une *veine* ou une *muqueuse*; de là quatre méthodes différentes et dont il s'agit de voir la *technique,* les *avantages relatifs* et les *inconvénients.*

I

On peut refaire *de l'urètre avec de l'urètre*, et c'est même la façon la plus heureuse, quelquefois la plus simple, et celle qui est de nature à donner le plus facilement les meilleurs résultats.

Il y a quelques jours à peine, vous m'avez vu pratiquer cette sorte d'autoplastie dans les conditions les plus favorables.

Il s'agit d'un blessé, couché au n° 16 de la salle Laugier, et qui fut atteint, le 20 juillet 1916, par un éclat d'obus, à Fleury.

L'éclat d'obus était entré par la face externe de la cuisse droite, près du pli fessier, traversait la cuisse, blessait l'urètre scrotal, sur une longueur de 1 centimètre environ, et sortait par la face externe de la cuisse gauche.

Le blessé fut pris à la fois de rétention d'urine et d'urétrorragie et transporté le jour même à l'ambulance 4/54. Là, on essaya de le sonder, mais en vain, et on dut le même jour pratiquer la cystostomie suspubienne.

Le blessé restait à l'ambulance jusqu'au 31 juillet; à cette date il fut envoyé sur le centre urologique de Necker.

Il arrivait chez nous, avec une large plaie de la face interne et postérieure de la racine de la cuisse droite. Il y avait en même temps, une grosse plaie du scrotum qui semblait atteindre l'urètre, et, en effet, les sondes introduites d'avant en arrière, s'arrêtaient au niveau de la plaie périnéale.

L'urètre était donc en grande partie oblitéré ou sectionné.

Comme le blessé avait une fistule hypogastrique, il n'y avait aucune raison actuelle de se préoccuper de son urètre; il n'y avait qu'à faire la réparation de ses plaies, pour tenter à ce moment, mais à ce moment seulement, la restauration de l'urètre. Nous avons ainsi attendu jusqu'au 29 septembre, et à ce moment là, ayant localisé au milieu du périnée l'obstacle absolument infranchissable qui rendait le cathétérisme impossible, nous avons fait devant vous sous chloroforme l'opération suivante.

Une incision sur le raphé médian nous conduit à l'urètre périnéal, qui est ouvert, en avant de l'obstacle ; je m'aperçois alors que le canal a été complètement sectionné par le traumatisme et entraîné sur la droite. A ce niveau il est presque oblitéré par une cicatrice qui affecte à peu près la hauteur de 5 millimètres.

Cette cicatrice est excisée, et les deux bouts, antérieur et postérieur de l'urètre assez rapprochés pour que leur suture soit possible sans traction, sont réunis par deux points postérieurs et profonds de catgut, par deux points latéraux, et deux points antérieurs. Ainsi est fermée la circonférence de l'urètre.

Les parties molles sont rapprochées un peu autour de l'urètre, mais la peau n'est pas fermée complètement.

Actuellement le malade va bien ; les fils sont enlevés, l'urètre est réuni, et nous passons maintenant dans son urètre une bougie n° 18 sans aucune difficulté. Le résultat est excellent.

Cette méthode de la réparation des plaies de l'urètre par lui-même, trouve assez rarement son application en chirurgie de guerre, parce que les destructions urétrales sont généralement trop étendues pour que soit possible le rapprochement sans traction des deux bouts du canal.

Dans les ruptures, il est facile de faire cette réunion primitive, complète de l'urètre à lui-même, et je vous montre de temps en temps des résultats parfaits obtenus de cette façon. En général, il faut pour réussir, le concours de cette dérivation sur laquelle Rochet (1) a le premier attiré l'attention en montrant les immenses services qu'on pouvait en attendre dans la chirurgie urinaire, et dont d'autres depuis comme Marion et Heitz-Boyer (2) ont signalé les avantages.

Si je vous présente ce malade, c'est qu'il est à la fois un bel exemple d'une suture de l'urètre à lui-même, et aussi un exemple rare d'une méthode qui n'a que peu d'applications dans la chirurgie de guerre.

(1) Rochet (de Lyon). La dérivation urinaire temporaire dans les opérations sur l'urètre. *Journal d'Urologie*, 1912, t. I, p. 593.

(2) Marion et Heitz-Boyer. Réparation de l'urètre bout à bout, avec dérivation immédiate et temporaire des urines par urétrostomie. *Assoc. franç. d'Ur.*, Paris, oct. 1910.

II

Lorsque la suture de l'urètre à lui-même n'est pas possible, on peut refaire l'urètre *avec la peau*. Plusieurs moyens sont proposés pour réaliser cette autoplastie.

Le meilleur, celui qui m'a toujours donné les meilleurs résultats, c'est l'autoplastie à la manière de Guyon ; et vous en trouverez la description dans mon *Traité chirurgical d'Urologie.*

Guyon a réglé tous les détails de cette opération d'une façon très précise. On commence par enlever tous les poils, sur toute l'étendue du lambeau cutané que l'on doit retourner. Il est indispensable, en effet, de détruire les follicules de la peau, car la peau retournée vers l'urètre, va prendre la place de la muqueuse, et les poils au contact de l'urine feraient un jour des concrétions ou des calculs.

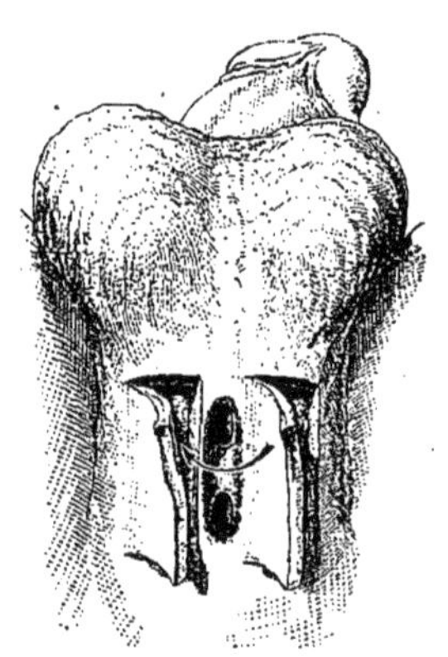

Fig. 63. — Autoplastie initiale à deux plans superposés. (Procédé de Guyon.)
Tracé des lambeaux.
(Cette figure ainsi que les deux suivantes est empruntée à mon *Traité d'Urologie*, Paris, Alcan, 1910, p. 1217.)

Pour cela, on applique pendant une demi-minute, une mince couche de pâte de Vienne, à la surface de la peau, en ayant bien soin de protéger par un carré de diachylon, la surface des parties voisines ; ou bien on fait l'opération avec l'électrolyse.

Lorsqu'on est bien sûr, que par l'un ou l'autre de ces moyens, les poils et surtout les follicules pileux, sont détruits, on taille un lambeau de peau à charnière interne, qui est ramassé sur une sonde de telle façon que sa face épidermique, constitue la surface interne de l'urètre; la surface cruentée de ce lambeau regarde en dehors (fig. 63, 64 et 65).

De l'autre côté vous taillez un lambeau similaire, mais à charnière externe, et qui va être ramené sur le premier de telle manière que sa surface cruentée soit tournée vers l'urètre et appliquée sur la surface cruentée du précédent. Le lambeau est fixé dans cette situation ; en haut et en bas, on ferme par des sutures les orifices correspondant à la réunion du lambeau à l'urètre.

Il est rare d'ailleurs que la réunion se fasse du premier coup sur toute l'étendue ; il y a toujours quelques retouches à faire pour combler les petites fistules qui résultent de la première opération.

Avec cette méthode dont M. Guyon a réglé tous les détails, et dont vous trouverez encore la description détaillée, dans l'excellent mémoire de Pasteau et Iselin (1), on obtient de très bons résultats.

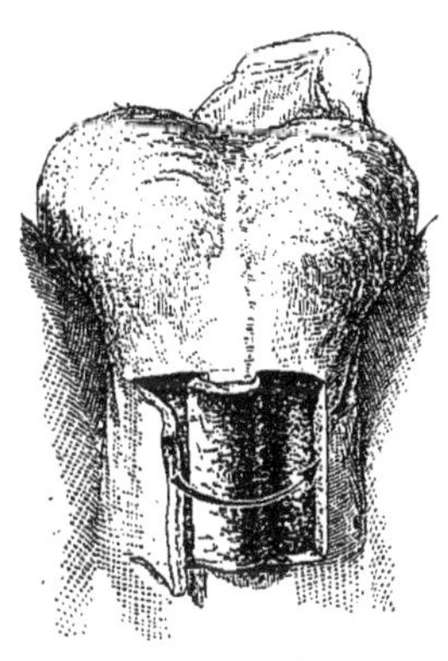

Fig. 64. — Retournement et adaptation des lambeaux sur la sonde.

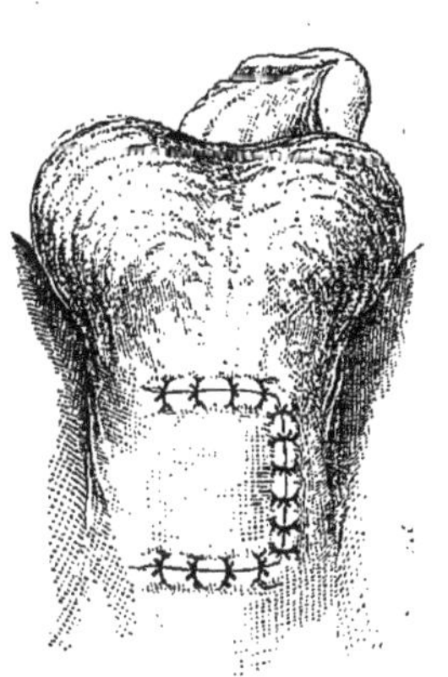

Fig. 65. — Les sutures sont terminées.

Voici par exemple un premier cas, opéré l'année dernière, et pour lequel nous pouvons déjà parler de résultat éloigné.

Ce blessé avait été, le 18 mars 1915, atteint par une balle de fusil. Le projectile était entré par la face latérale de la verge, à sa partie moyenne, s'était porté en arrière et était sorti au niveau de la fesse droite.

Après trois jours de rétention, le blessé se mit à uriner spontanément par la plaie de la verge et par la fesse. On lui mit alors une sonde à demeure ; les plaies se réparèrent, mais il se constitua un rétrécissement traumatique, pour lequel le blessé fût envoyé à Necker, le 17 septembre 1915, c'est-à-dire très longtemps après sa blessure.

Il urinait alors goutte à goutte, sa vessie était en rétention avec distension, les urines étaient extrêmement troubles ; à

(1) Pasteau et Iselin. — La réfection de l'urètre périnéal. *Annales des maladies des organes génito-urinaires*, 1910, tome II, page 1697.

l'exploration, on constatait au niveau du périnée, un obstacle infranchissable.

En présence de ces trois symptômes : infection, rétention, et imperméabilité de l'urètre, je crus devoir tenter immédiatement l'urétrotomie externe.

Le 22 septembre 1915, sous chloroforme, le blessé est endormi, mis en position périnéale, et je trouve à l'incision du périnée l'urètre transformé en un tissu scléreux, dans lequel on ne reconnaît aucun vestige de calibre.

J'ouvre le canal en avant, je l'ouvre en arrière, et j'excise complètement la partie intermédiaire, rétrécie et calleuse, qui n'était faite que de tissu fibreux.

Malgré l'étendue de la résection qui atteignait deux centimètres, je crus cependant pouvoir faire la suture, bout à bout, des deux extrémités de l'urètre. Mais la suture ne tint pas, et je dus ultérieurement me préoccuper de réparer d'une autre façon, les désordres constitués.

C'est à ce moment seulement que je me décidai à utiliser l'autoplastie cutanée.

Le 29 octobre 1915, j'endors de nouveau le blessé au chloroforme, et je pratique une urétrostomie périnéale correcte.

Je recherche les deux bouts antérieur et postérieur de l'urètre, je les abouche l'un et l'autre soigneusement à la peau et j'établis entre eux un pont cutané.

J'attendis encore longtemps, avant de procéder au deuxième temps de l'autoplastie; il y eût à plusieurs reprises quelques petits points de retouche à faire sur les orifices urétraux, abouchés au périnée. Il faut, en effet, que les orifices soient larges, que la muqueuse et la peau se continuent sans intermédiaire, il faut que les sondes et les bougies entrent facilement dans ces orifices, de toutes façons, sous tous les angles, en toutes les inclinaisons, pour que l'on puisse considérer la préparation comme suffisante, et l'autoplastie comme possible.

Ce n'est qu'au mois de mars 1916, près de six mois après ce premier temps, que je pus procéder à l'autoplastie, et je souligne ce long intervalle, qui ne paraîtra excessif qu'à ceux qui n'ont pas l'habitude de ces autoplasties, et qui croient que l'on peut terminer l'opération dans les quelques jours qui suivent la dérivation. C'est une erreur, et le résultat éloigné ne s'acquiert favorablement, qu'à la condition qu'on ait assuré sans hâte, et par un très long temps, la préparation parfaite des orifices qui se trouveront à l'entrée et à la sortie du nouvel urètre.

Donc le 3 mars 1916, je faisais l'avivement du lambeau cutané, comme je l'ai décrit tout à l'heure, et je faisais une fermeture complète de la fistule.

Les suites opératoires furent très bonnes, la réunion du périnée se fit complète, et dix jours après, je pouvais fermer la brèche de la cystostomie, et mettre une sonde à demeure.

Le 28 mars, la vessie était fermée, j'enlevais la sonde à demeure. Quelques jours plus tard la miction se faisait très bien par le méat, le canal recevait un Béniqué 50 et le blessé était évacué sur l'hôpital 48 en très bon état.

Lorsque les orifices ont été ainsi très heureusement préparés, le résultat ne peut être autrement que très favorable, car l'autoplastie cutanée ne vous expose à aucun autre rétrécissement que celui que vous aurez laissé se constituer sur les orifices extérieurs de ce néo-canal; et c'est pour cela, que je recommande avec beaucoup d'insistance, de ne refaire un nouveau canal avec la peau, que quand vous êtes sûr qu'il n'y a pas sur les orifices de l'urètre, un rétrécissement qui soit de nature à gêner ultérieurement la dilatation. Et, lorsqu'il en est ainsi, lorsque les orifices sont largement perméables et se sont montrés tels pendant quelques semaines, ou même quelques mois, la juxtaposition du lambeau cutané rejoignant les deux orifices n'apporte aucun obstacle nouveau à la continuité du canal, la dilatation reste ce qu'elle était avant, possible, facile, et dans certains cas même, elle peut devenir inutile.

Je vous ai présenté il y a quelques jours, un autre blessé, dont l'autoplastie cutanée a donné également un très bon résultat.

Il avait été atteint, le 10 octobre 1915, par un éclat d'obus, à la cuisse gauche, au-dessous du pli de l'aine; le projectile s'était arrêté dans la fesse droite d'où il avait été retiré.

Dans son parcours l'éclat d'obus avait déchiré l'urètre périnéal.

Le 11 octobre 1915, le lendemain de son accident il était opéré à Suippe, par M. Papin, qui lui incisa le périnée, rechercha les deux bouts de l'urètre, les trouva séparés, et les sutura l'un à l'autre sur une sonde à demeure.

Quand le blessé arriva dans notre service le 31 octobre, il avait bien une sonde à demeure, mais la paroi était largement ouverte sur la ligne médiane, et au fond de la plaie on voyait une sonde dénudée sur une grande étendue.

Que fallait-il faire? Fallait-il chercher à suturer les deux bouts déjà réunis par Papin, et actuellement séparés?

Puisque nous étions en pleine infection, il n'y avait qu'à laisser le périnée ouvert afin de permettre à la suppuration de s'échapper à l'extérieur.

Ce n'est que le 5 janvier 1916, que je crus pouvoir rechercher au fond de la fistule périnéale, les deux bouts de l'urètre pour les amener à la peau, les suturer complètement aux téguments, et préparer ainsi la voie à l'autoplastie.

Dans les jours suivants je fis faire par M. Courtade, l'épilation de la région voisine, et comme les deux bouts étaient parfaitement adaptés, sans trace de rétrécissement, je pus faire le 31 janvier 1916, l'autoplastie de la fistule par deux lambeaux cutanés adossés l'un à l'autre suivant la technique indiquée plus haut.

Le 4 mars, la plaie était complètement cicatrisée, et je pouvais vous présenter le malade, avec un canal qui recevait facilement le Béniqué 60.

Je souligne ici, que ce malade n'a pas eu de cystostomie, qu'il a été traité sans dérivation, et que malgré cela nous avons obtenu un résultat très favorable.

Or le bon résultat de ces autoplasties peut se maintenir très longtemps, indéfiniment même. J'ai des malades opérés depuis sept et huit ans, dont le calibre se maintient favorable, sans qu'il soit nécessaire de faire une dilatation.

Nous avons donc dans cette autoplastie cutanée, une méthode excellente, vérifiée par des observations longuement suivies, et qui reste en nos mains une ressource très précieuse.

Je ne peux cependant m'empêcher de faire moi-même à

cette méthode quelques objections, qui tiennent à ce que la peau n'est pas de la muqueuse, et qu'il suffit qu'un follicule pileux n'ait pas été complètement détruit dans la région, pour que des incidents sérieux ne viennent un jour compromettre le résultat thérapeutique.

Il est donc tout naturel de chercher à faire mieux, et c'est pour cela que dans ces dernières années, d'autres méthodes ont été proposées, pour la réparation de ces urètres détruits. Ce sont les autoplasties *veineuse* et *muqueuse*, dont il me reste maintenant à vous parler.

III

L'*autoplastie veineuse* a été proposée en 1909, par Tanton (1), et depuis lors, sa fortune n'a pas été toujours heureuse. Des échecs, en effet, ont été publiés par Bazy, par Marion à la Société de Chirurgie de Paris; par Gayet, à la Société de Chirurgie de Lyon; et Leriche pouvait en 1911, insérer dans le « Lyon Médical » un article qu'il intitulait : L'*autoplastie par greffe veineuse doit-elle être conservée?* Et il arrivait en définitive à cette conclusion : c'est que dans l'état actuel, il n'y a aucune indication réelle à l'autoplastie veineuse de l'urètre.

Je ne partage pas tout à fait cet avis, et j'ai publié moi-même, dans la *Presse Médicale*, du 30 mars 1916, un résultat excellent d'autoplastie veineuse. Le voici :

Il s'agit d'un malade, qui était venu à Necker en 1912, pour une rupture de l'urètre.

Transporté à l'hôpital, avec un volumineux hématome au périnée, il avait été opéré par M. Chevassu, qui lui fit une urétrorraphie sur sonde à demeure.

Mais la suture échoua; je dus faire faire, quelques mois plus tard, par mon chef de Clinique, M. Papin, une urétrostomie périnéale. avec résection de toutes les parties rétrécies intermédiaires; et ce n'est que quelques mois plus tard, que la stomie périnéale fut assez parfaite, pour que je puisse pratiquer l'autoplastie définitive.

(1) TANTON. De la transplantation veineuse pour l'autoplastie de l'urètre. *Presse Médicale*, 25 janvier 1909.

L'opération eut lieu le 2 juin 1913, et de la façon suivante :

Le malade est endormi au chloroforme. Découverte de la saphène externe au triangle de Scarpa sur une longueur de 15 centimètres. Ligature aux extrémités du tronçon ainsi libéré et section en deçà des ligatures.

Une sonde béquille nº 20 est introduite dans la lumière de la veine que l'on vient d'isoler; deux ligatures à la soie fine maintiennent le tronçon veineux très étalé autour de la sonde.

Ensuite, à l'aide d'un trocart d'assez gros calibre, je creuse un canal sous la peau du périnée, d'avant en arrière, en pénétrant dans l'orifice antérieur de l'urètre ; je ressors en arrière, au contact et immédiatement au-devant de l'orifice postérieur.

Dans ce canal ainsi constitué, je glisse la sonde et son transplant veineux ; je retire la sonde et régularise la partie de la veine qui dépasse le néo-canal ainsi formé.

Les orifices antérieurs et postérieurs du segment veineux sont adaptés soigneusement aux deux orifices cutanés, au contact, je le répète, des orifices muqueux dans lesquels ils sont presque inclus.

Comme il n'y avait pas eu de dérivation urétrale hypogastrique, je glisse dans la vessie par l'urètre postérieur, une sonde à demeure.

Pendant six jours je laisse le malade au repos, puis le 18 je passe le numéro 10.

La bougie passe bien, aucune élimination n'a été constatée, il est donc certain que le transplant a pris et que c'est à son travers que la bougie pénètre. Les urines passent à la fois par la verge et par la fistule.

Je continue très régulièrement les jours suivants la dilatation, en montant très prudemment d'un numéro chaque fois.

Dès lors comme il est certain que le résultat est acquis, je puis compléter le résultat thérapeutique par l'avivement des deux fistules que présente le malade ; cette opération complémentaire est faite à la fin de juillet.

Quelques jours après, le malade quitte l'hôpital : on passe dans son canal le Béniqué 45 très facilement, sans ressaut, le périnée est souple, sans induration, il ne persiste qu'une toute petite fistulette, qui laisse passer quelques gouttes d'urine au cours de la miction dans le segment antérieur du transplant.

Un an après, le 13 juin 1914, voici quel était le résultat chez ce malade.

D'emblée, je passe le Béniqué 44 avec un seul ressaut au périnée ; mais les autres instruments passent sans ressaut, le 46 et le 48.

Il persiste encore une fistulette de la dimension d'une aiguille presque invisible à gauche, elle laisse passer au cours de la miction trois ou quatre gouttes d'urine.

Je fais au galvano-cautère la cautérisation de cette petite fistule.

La guerre survient et je perds le malade de vue.

Je le retrouve en mars 1915, il a été pris par le service militaire et c'est légitime, car il est de taille à faire au moins un bon auxiliaire.

Mais pour sa fistulette qui persiste encore il a été envoyé dans un service où on veut lui faire une opération. Il refuse de la subir sans mon autorisation, et il vient me demander mon avis.

Le résultat s'est maintenu vingt mois après l'opération, aussi favorable : l urètre est parfait comme calibre, et reçoit du premier coup les Béniqués 44, 46 et 48, il n'a aucune tendance à la rétraction, et c'est là un point qui mérite d'être souligné.

En somme on peut dire que le résultat ici obtenu est excellent, et c'est un des meilleurs que j'ai vus dans les autoplasties cutanées, dermo-épidermiques, ou même muqueuses, dont j'ai fait l'expérience.

Ce succès d'ailleurs n'est pas absolument isolé, bien que les faits de ce genre soient après tout assez rares ; car Cealic (1) (de Bucarest), a publié il y a peu de temps un fait aussi heureux que celui qui précède et qui concerne un malade chez lequel on constatait dans la portion bulbaire un rétrécissement avec une grosse callosité, qui ne laissait même pas passer une bougie filiforme.

L'opération de Cealic fut conduite de la façon suivante :

« Le 21 octobre, nous dit-il, je procède à l'intervention, dont

(1) Cealic (de Bucarest). Un cas d'urétroplastie, par transplantation d'un fragment de la saphène interne. *Rev. Clin. d'Ur.* mars 1914, p. 161.

le premier temps consista dans la résection d'une portion de 4 à 5 centimètres de la saphène, et qui fut placée immédiatement dans une solution de sérum physiologique.

« J'introduis ensuite une sonde dans la vessie, le périnée fut incisé sur la ligne médiane et j'isolai l'urètre des tissus environnants, sur une étendue de 4 à 5 centimètres ; je réséquai ensuite une portion de 4 centimètres d'urètre scléreux, qui comprenait plus de la moitié du cylindre urétral, et l'urètre ne gardait ainsi la continuité qu'avec une portion très mince de la paroi supérieure.

« J'ai pris alors la veine ; et après l'avoir détachée du tissu cellulaire périveineux, je l'ai incisée longitudinalement, obtenant de la sorte un morceau auquel j'ai donné la forme de la portion absente de l'urètre, en le suturant par des points de catgut fin, tant à l'extrémité antérieure et postérieure de l'urètre qu'aux bords latéraux de la portion supérieure de l'urètre resté intact. J'ai fermé ensuite les tissus mous du périnée et j'ai fait une dérivation des urines par une urétrostomie périnéale.

« Les suites post-opératoires ont été des meilleures : en douze jours la plaie périnéale fut fermée complètement.

« L'état du malade s'est maintenu très bon et à sa sortie de l'hôpital, un mois après l'intervention, j'ai pu lui introduire facilement un Béniqué n° 42. »

En somme le résultat est extrêmement favorable, bien qu'il n'ait pas été suivi très longtemps. L'opération faite ici, est quelque peu différente de celle que j'ai tentée, puisque la réparation de l'urètre n'est ici que partielle, néanmoins ces deux résultats prouvent que l'on peut obtenir un bon canal avec une autoplastie veineuse sous certaines conditions.

Il s'agit d'abord de ne faire l'autoplastie qu'*après une tunnellisation* établie sous la peau conservée entre les deux bouts de l'urètre. Il faut creuser sous la peau par transfixion un lit au segment veineux et ne pas inciser la peau pour découvrir une surface dans laquelle on couchera la veine ; cette dernière façon ne peut pas donner de bons résultats et c'est certainement à son emploi que j'attribue une partie des mauvais résultats observés.

La deuxième condition, c'est la *dérivation des urines* ; que celle-ci soit faite par voie hypogastrique ou par stomie périnéale, peu importe ; ce qu'il faut éviter, c'est d'avoir à mettre une sonde à demeure dans le canal veineux.

Enfin, en troisième lieu, il ne faut tenter l'autoplastie, que lorsque l'urétrostomie à été réalisée de longue date, suivie pendant un certain temps, et vérifiée bonne et apte à la réparation.

Comme pour l'autoplastie cutanée, il faut que les orifices soient facilement perméables, et cette condition nécessaire à toutes les autoplasties ne l'est pas moins pour l'autoplastie veineuse dont je m'occupe.

Mais l'autoplastie veineuse présente cependant quelques difficultés, et malgré les très bons résultats que j'ai obtenus, je dois les signaler.

J'ai eu moi-même quelques échecs ; et ces échecs tiennent d'abord à ce que les veines sont trop petites. Les veines que l'on peut prendre sont la saphène interne, ou la jugulaire externe ; toutes les deux sont parfois très petites, et il y a des malades chez lesquels j'ai dû prendre successivement la saphène interne et la jugulaire externe, sans trouver que le calibre de l'une et de l'autre fut suffisant pour l'autoplastie que j'avais à faire.

Dès que la veine est ouverte, en effet, elle se vide et se réduit à rien pour ainsi dire ; pour réussir, il faudrait donc prendre des veines très grosses, de très gros calibre, comme la veine fémorale, mais dont la ligature pourrait présenter sinon de graves difficultés, au moins quelques dangers.

Aussi bien devons-nous y regarder à deux fois avant de faire une autoplastie veineuse. Des recherches nouvelles, sorties de mon laboratoire, et qui paraîtront sous peu, permettront peut-être de donner à l'autoplastie veineuse, une orientation nouvelle, dont il est encore prématuré de parler.

IV

L'*autoplastie muqueuse*, consiste à reconstituer l'urètre avec de la muqueuse vaginale.

La méthode est récente, elle date de 1910, et appartient à M. Tanton, qui en a tout le mérite : la première observation, qui concerne un malade de mon service, fut communiquée, par moi, à la Société de Chirurgie le 14 décembre 1910 (1).

Elle a trait à un homme de 34 ans qui, atteint de rétrécissement de l'urètre et de rétention complète d'urine, fut traité par l'électrolyse.

La première séance provoqua un abcès urineux au niveau de l'angle péno-scrotal, et il en résulta une très large fistule intéressant l'urètre, sur une largeur d'une pièce de cinquante centimes au moins, et une oblitération complète de tout l'urètre en avant de la fistule.

C'est dans cet état que le malade entrait dans mon service à l'hôpital Laënnec en 1910.

L'urètre pénien était absolument imperméable dans toute son étendue, ses parois étaient complètement accolées et soudées l'une à l'autre. Il n'y avait aucune lumière urétrale, le méat lui-même était complètement oblitéré ; c'est par la fistule très large que le malade urinait.

M. Tanton m'avait parlé de son désir de faire une autoplastie muqueuse ; je pensai que ce malade constituait un terrain favorable à l'application de cette méthode nouvelle, et d'un commun accord nous décidâmes de réparer son urètre par greffe muqueuse.

Dans un premier temps, je pratiquai au niveau du périnée une urétrostomie ; en mars 1910, quatorze jours après nous pûmes tenter l'autoplastie urétrale.

L'urètre pénien scléreux fut extirpé dans toute sa longueur, de l'orifice fistuleux, jusqu'à la base du gland, à la faveur d'une incision longitudinale pratiquée sur la face inférieure de la verge, puis le gland tunnellisé au moyen d'un trocart

(1) TANTON. Autoplastie de l'urètre pénien par greffe tubulaire de muqueuse vaginale intégrale. Rapport par F. LEGUEU. *Bull. et Mém. de la Soc. de Chir. de Paris*, t. XXXVI, 1910, p. 1256.

de la grosseur d'une bougie 26. L'extrémité antérieure de l'urètre vrai fut libéré au niveau de la fistule et l'opération poursuivie sur une longueur d'environ 1 centimètre et demi.

Pendant le même temps, je prélevais sur une malade de mon service, au cours d'une colpopérinéorraphie, un fragment rectangulaire de muqueuse vaginale, destinée à fournir le transplant. Ce fragment conservé pendant quelques minutes dans du sérum artificiel chaud, fut alors enroulé, autour d'unc bougie numéro 26, et ses bords suturés l'un à l'autre au catgut fin, de façon à former un tube d'environ 8 à 9 centimètres de long.

La bougie, munie de sa greffe veineuse, est alors introduite dans le tunnel balanique, placée dans la gouttière infra-caverneuse au contact de l'aponévrose, de telle manière que les lignes de sutures de la greffe, soient bien placées dans l'angle de réunion des corps caverneux.

La greffe est alors amenée jusqu'à l'extrémité antérieure de l'urètre vrai, dans lequel l'extrémité inférieure de la bougie est introduite.

Les deux urètres sont suturés bout à bout, par des points au catgut; les téguments suturés sur deux plans au-devant de la greffe, un petit drain placé en avant de la suture d'abouchement et l'extrémité supérieure de la greffe suturée également aux lèvres du méat.

Le porte-greffe ne fut laissé à demeure que quarante-huit heures, et enlevé le matin du troisième jour; le quatrième jour le malade fit une ascension de température, puis de l'infection au niveau de la suture d'abouchement, et une fistule urétrale se produisit à l'angle pénien.

On ne s'occupa pas de cette fistule qui se détergea peu à peu, et se rétrécit spontanément, jusqu'à n'avoir plus que le diamètre d'une petite lentille.

Au niveau du méat balanique, par suite de la pression exercée par la sonde un peu grosse pour la largeur du méat, il se produisit un sphacèle partiel, ne dépassant pas un demi-centimètre.

Malgré ces incidents la greffe prit; le 14 juin, on passait sans difficulté une bougie numéro 15 dans le nouvel urètre; le 16, une bougie 19 introduite d'emblée, fut admise également sans difficultés, puis une dilatation fut pratiquée tous les trois jours. Le 15 juin, on passait facilement le Béniqué 53.

Dans un troisième temps, exécuté le 7 juillet, sous anesthésie locale à la cocaïne, M. Tanton ferma la fistule d'abouchement par une urétrorraphie moyenne, les lambeaux de peau étant maintenus par des tubes de Galli.

A l'ablation des fils le 12 juillet, la réunion était parfaite, la fistule complètement fermée, la dilatation était alors reprise à partir du 15 juillet, et pratiquée tous les trois jours; on maintint le calibre 25, sans chercher à le dépasser.

Le 21, on fermait la fistule périnéale sous anesthésie locale, par une suture à plusieurs plans; une sonde à demeure numéro 20 fut maintenue dans l'urètre pendant quelques jours.

Dès sa sortie de l'hôpital le 2 août, le malade a pu reprendre ses occupations; il vint pendant longtemps toutes les semaines à Paris pour se faire dilater. Le calibre de l'urètre s'est maintenu et chaque fois on a pu passer sans difficulté, les bougies 25 et 26, les Béniqués 53 et 54.

J'ai revu cette année encore ce malade; il est impossible de trouver sur son urètre la trace de l'opération qui lui fut faite, le méat en particulier est irréprochable et l'on peut passer dans son urètre et d'emblée le Béniqué 53.

C'est un des meilleurs résultats d'autoplastie urétrale que j'ai jamais vus, et je puis dire qu'avec ce cas, l'autoplastie urétrale muqueuse est entrée d'emblée dans la perfection.

La chirurgie de guerre devait nous donner de nouvelles occasions de mettre en pratique ce procédé.

Je n'ai eu l'occasion jusqu'ici de l'utiliser que deux fois dans ces dernières semaines, l'un des blessés est encore trop récent, et je n'en parlerai pas aujourd'hui, bien que le résultat s'annonce très favorable.

L'autre au contraire est presque guéri, le résultat est acquis, et je puis en faire mention.

Il s'agit d'un blessé qui entra dans notre service le 12 juin 1916, pour une plaie de l'urètre : sa blessure datait du 28 septembre 1915. Le projectile avait perforé la partie inférieure de la racine de la cuisse, fracturé la branche ischio-pubienne, détruit l'urètre pénien, et blessé le testicule droit. Transporté à l'ambulance d'Arc, le blessé subit le 30 septembre 1915, l'ablation du testicule droit et la ponction de la vessie, car il était en rétention, on lui retira un litre d'urine. Quelques jours plus tard dans une autre ambulance on lui faisait une cystostomie suspubienne.

A son arrivée dans mon service, il présentait à l'hypogastre l'ouverture de sa cystostomie avec un tube à demeure, et à la face inférieure de la verge, il y avait une fistule urinaire.

Une bougie introduite par le méat s'arrête avant la fistule, le bout antérieur de l'urètre paraît donc complètement oblitéré.

Au contraire, une bougie introduite par la fistule, s'enfonce sans difficulté jusqu'à la vessie.

Le 21 janvier sous chloroforme, je pratiquais l'excision du noyau cicatriciel qui oblitérait l'urètre en avant de la fistule et je pratiquais l'abouchement des deux bouts à la peau.

Les deux orifices de stomie restaient distants l'un de l'autre de 2 centimètres 1/2 environ.

Lorsque quelques semaines plus tard, les orifices présentèrent la souplesse voulue, je me décidai à faire une réparation de la portion manquante du canal, et je pensai d'abord, étant donnée la brièveté de la partie à réparer, à utiliser une veine.

Le 5 avril 1916, sous chloroforme, je découvris la saphène interne au triangle de Scarpa, et l'excisai après ligature, au-dessus et au-dessous, sur une étendue de huit centimètres environ.

Une bougie fut introduite dans la lumière de la veine, le greffon fut fixé par deux ligatures sur la bougie.

Puis à l'aide d'un trocart, je creusai un canal sous la peau de la verge ; ce canal partait de la stomie et arrivait à l'orifice postérieur. Dans le canal ainsi constitué, je glissai la sonde avec un transplant veineux, je retirai la sonde et adaptai par de petits points de suture les deux bouts de la veine aux deux bouts de l'urètre, séparés préalablement de la peau.

Malheureusement, le transplant veineux ne prit pas, et quelques jours après on le retrouva éliminé dans le pansement.

C'est alors que je me décidai, après les délais nécessaires, à procéder à l'autoplastie *muqueuse*.

Le 5 juin 1916, sur une malade au cours d'une perinéorraphie, je prélevai un lambeau rectangulaire de muqueuse vaginale, d'environ six centimètres de long sur trois centimètres de large. Pendant que je termine la première opération, mon assistant M. Morel, réduit l'épaisseur de ce transplant à celle d'une pièce de 1 franc, le roule autour d'une bougie numéro 18, et forme ainsi autour de la sonde, un cylindre avec des points séparés à la soie fine et de petites aiguilles.

Les deux extrémités du cylindre sont liées sur une sonde par deux catguts dont on conserve les chefs: pendant toutes ces préparations, le transplant est arrosé avec du sérum tiède, et quand il est complètement préparé, on l'abandonne dans un bain de ce même sérum.

Cependant le malade qui va être l'objet de la greffe, est amené endormi sur la table d'opération; l'urètre pénien est libéré et disséqué sur un centimètre environ au niveau des deux bouts de la stomie; puis entre les deux je fais une tunnellisation par transfixion sous-cutanée, d'une stomie à l'autre.

Le trocart est retiré de sa chemise qui est laissée en place, et dans cette canule, j'introduis la bougie porte-greffe: mais le cylindre est trop gros et ne passe pas. Alors j'enlève la bougie, et avec le catgut terminal, je tire doucement la greffe dans le tunnel.

Puis la chemise est retirée ; cinq points à la soie fine unissent chaque extrémité du cylindre vaginal, aux deux bouts de l'urètre correspondant, et les deux sutures urétro-vaginales sont enfouies sous la peau ; on ne met pas de sonde à demeure, on fait un pansement.

Telle fut l'opération. Quel en fut le résultat?

Le tranplant a très bien pris, et quelques jours après on commença à passer une bougie par l'urètre.

Le 22 septembre 1916, sous chloroforme, M. Morel faisait une autoplastie cutanée des deux fistules, et à la suite de cette opération l'urètre se fermait complètement, et la dilatation pouvait être poursuivie régulièrement.

Actuellement, 30 octobre 1916, le malade reçoit facilement la bougie numéro 18, la dilatation se fait facilement, sans obstacle, les fistules sont fermées, le résultat s'annonce ainsi comme très favorable. Nous avons toutes raisons de penser que ce résultat se complètera dans l'avenir, et se perfectionnera, comme nous l'avons vu pour le premier.

Ces premiers faits sont donc très encourageants, et nous permettent de penser qu'il y a dans l'autoplastie muqueuse, une méthode nouvelle du plus brillant avenir.

Elle est relativement facile d'application, et se prête à toutes les nécessités ; la réunion s'obtient facilement, puisque dans nos trois cas, le transplant a parfaitement pris. Aussi, par quelques-uns de ces côtés, cette nouvelle autoplastie se montre-t-elle sensiblement supérieure à l'autoplastie veineuse.

Sans doute je ne puis tirer une conclusion définitive de ces premières observations, mais elles sont assez favorables pour fixer très sérieusement notre attention, et pour permettre à l'autoplastie muqueuse de prendre dès maintenant une place de premier choix, dans les méthodes qui sont à notre disposition pour la réparation de l'urètre détruit.

PLANCHE I.

Fig. 1. — Balle allemande incrustée dans le bas-fond vésical.

Fig. 2. — Séquestre osseux implanté dans la paroi vésicale.

Fig. 3. — Fistule ostéopathique borgne externe de la vessie.

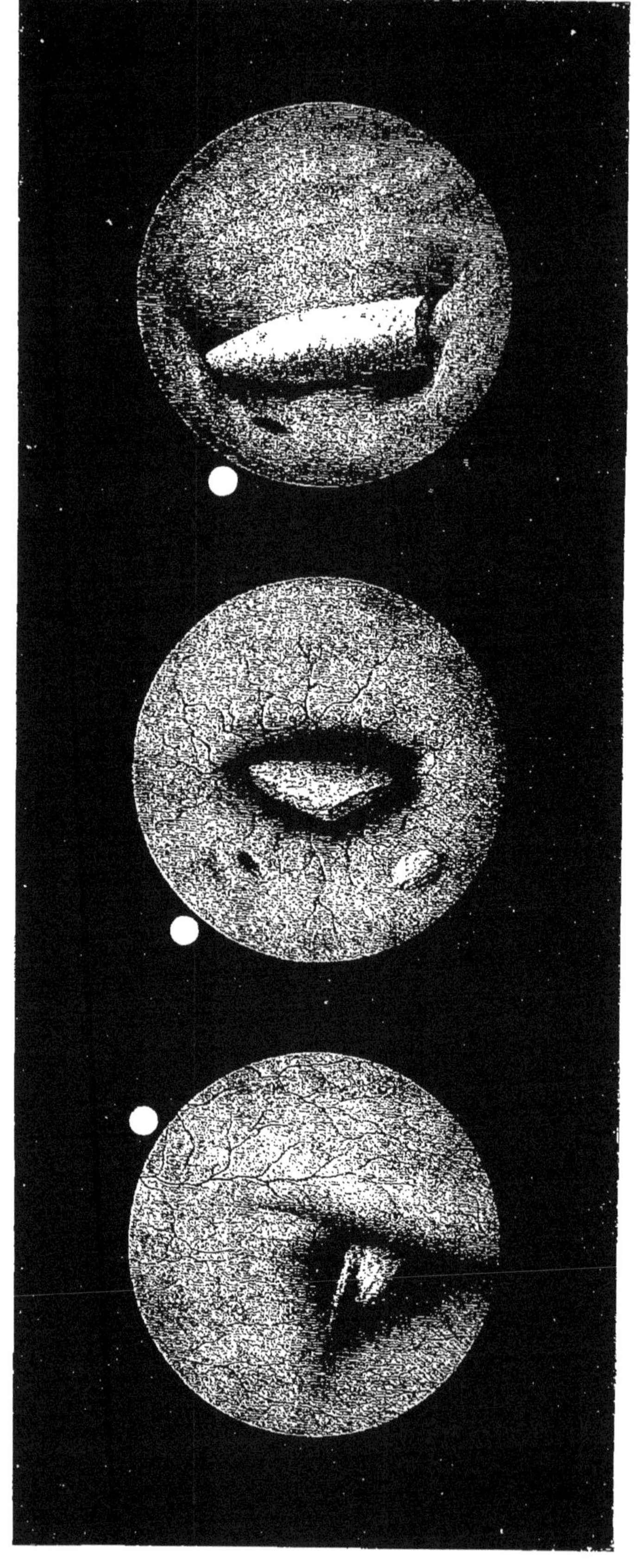

TABLE DES MATIÈRES

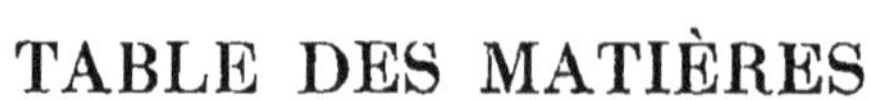

L'ADÉNOME PROSTATIQUE

UROLOGIE DE GUERRE

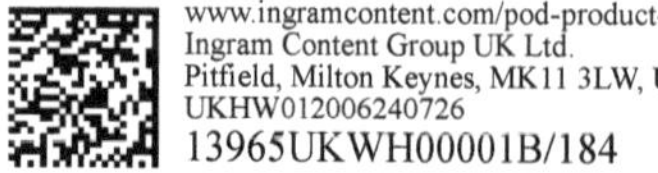
www.ingramcontent.com/pod-product-compliance
Ingram Content Group UK Ltd.
Pitfield, Milton Keynes, MK11 3LW, UK
UKHW012006240726
13965UKWH00001B/184

9 782013 414005